Muitas figueiras: a enciclopédia global

1.Botânica e classificação da figueira

2.O simbolismo da figueira ao longo da história

3.A busca pela variedade perfeita de figo

4.Os primeiros vestígios históricos da figueira

5.A migração global da figueira

6.A propagação e multiplicação das figueiras

7.Figs na arte e na literatura

8. A anatomia detalhada de uma figueira

9.As diferentes espécies de figueiras selvagens

10.A figueira e os ecossistemas circundantes

11.A polinização das figueiras e o nascimento dos figos

12. As estações de crescimento da figueira

13.Os mistérios do figo: lendas e crenças

14.A importância cultural da figueira nas sociedades antigas

15.Fig como fonte de nutrição e saúde

16.O figo na gastronomia internacional

17.Receitas tradicionais à base de figos

18.A arte do cultivo de maconha para figueiras

19. O tamanho e a formação das figueiras

20.Os desafios do cultivo de figueiras em climas frios

21.A interação entre a figueira e as abelhas

22.Fig na medicina tradicional

23. Figo em rituais de cura

24. Figueiras notáveis em todo o mundo

25.Mitos e lendas ligadas à figueira

26.Os segredos da conservação de figos frescos

27.Produtos derivados da figueira: óleos, loções, etc.

28.O figo como símbolo religioso e espiritual

29.Figueiras em renomados jardins botânicos

30.O futuro do cultivo de figueiras face às alterações climáticas

31.O figo e a biodiversidade

32. As diferentes cores e formatos dos figos

33.Figs na cultura popular contemporânea

34.Fig em cosméticos modernos

35. Doenças comuns da figueira e seu tratamento

36.Os inimigos naturais da figueira

37.Figos e culinária vegana

38.A arte de enxertar figueiras

39.Festas tradicionais em comemoração ao figo

40.O figo como fonte de inspiração artística

41.Figueiras e permacultura

42. Lendas urbanas em torno da figueira

43.Figos na cultura mediterrânea

44.O figo na literatura contemporânea

45.O figo nas práticas culinárias regionais

46.Figueiras e espiritualidade oriental

47.As variedades mais raras de figos

48.O figo e a indústria de confeitaria

49.O uso de folhas de figueira em remédios tradicionais

50.Figo e cozinha de fusão moderna

51.Festas religiosas e o simbolismo da figueira

52.Figueiras na arte da caligrafia

53.O figo nas histórias e lendas infantis

54.Figo como fonte de antioxidantes e nutrientes

55.O uso de raízes de figo na medicina tradicional

56.Figueiras nos jardins reais e imperiais

57.Fig em cosméticos caseiros naturais

58.O figo na cultura culinária asiática

59. Figueiras em diários de viagem históricos

60.O figo e a viticultura: a arte do vinho de figo

61. Figueiras nas tradições de casamento e nascimento

62.A influência da figueira na arquitetura e no design

63.Figos secos: história, preparo e uso

64.O figo e a espiritualidade indígena

65.O uso de folhas de figueira na alimentação

66.Figueiras em jardins Zen e espaços meditativos

67.Figos e práticas de medicina alternativa

68. O figo na poesia e na canção folclórica

69.Figueiras nas lendas dos povos indígenas

70.O figo e a cozinha molecular contemporânea

71.O uso de raízes de figo no artesanato

72.Figueiras na cultura do Oriente Médio

73.O figo e a sustentabilidade alimentar

74.Figueiras e práticas de cura chinesas

75.A arte de fazer geléia de figo

76.O figo nas crenças esotéricas

77.Figueiras na cultura tradicional africana

78. Os rituais do figo e da purificação

79.Figueiras na arquitetura sagrada

80.O figo na gastronomia de fusão asiática

81.O uso de folhas de figueira no artesanato tradicional

82.Figueiras em jardins botânicos contemporâneos

83.Figos e cosméticos à base de ervas

84.Figos e cozinha mediterrânea moderna

85. O figo nos antigos ensinamentos espirituais

86.Figueiras e preservação do solo

87.O figo nas tradições culinárias latino-americanas

88. Práticas de figo e medicina ayurvédica

89.Figueiras nos mitos nórdicos e celtas

90.O figo na gastronomia vegetariana

91. Figos e restauração do ecossistema

92.A arte da escultura em madeira de figo

93.O figo na literatura fantástica contemporânea

94.Figueiras em jardins urbanos

95.Figo e cuidados naturais com a pele

96.Figos nas tradições culinárias asiáticas

97.Figueiras e regeneração de zonas áridas

98.O figo nos contos de sabedoria oriental

99.Figueiras e agrossilvicultura sustentável

100.Figueiras na arte do bonsai

101.O figo e as tradições culinárias indianas

102.Métodos tradicionais de cultivo de figueiras

103.O figo na cultura culinária norte-africana

Capítulo 1: Botânica e classificação da figueira

Botânica e Classificação da Figueira

A figueira, cientificamente conhecida como Ficus carica, é uma planta fascinante que há séculos cativa a atenção de botânicos, horticultores e entusiastas da natureza. Pertencente à família Moraceae, a figueira é uma espécie que se distingue pela sua morfologia distinta, pela sua história rica cultura e sua contribuição para o ecossistema circundante.

Classificação Botânica

A figueira pertence ao gênero Ficus, que inclui mais de 800 espécies diferentes. A classificação botânica da figueira é a seguinte:

- **Reino:**Plantae
- **Divisão:**Angiospermas (plantas com flores)
- **Aula :**Eudicotiledôneas
- **Ordem:**Rosales
- **Família :**Moráceas
- **Gênero :**Figueira
- **Espécies:**Ficus carica

A figueira é uma planta lenhosa, caducifólia e de crescimento relativamente rápido. É caracterizada por folhas palmadas, lobadas e dentadas, além de flores não visíveis a olho nu. As flores se desenvolvem dentro de uma estrutura chamada sicone, que na verdade é um receptáculo protuberante que envolve de forma única a flor, o fruto e as sementes.

Morfologia e Características

A figueira apresenta-se em forma de árvore ou arbusto, geralmente de tamanho médio. Suas folhas medem entre 4 e 25 cm de comprimento e são profundamente lobadas, o que lhes confere um aspecto característico em forma de mão. As bordas dos lóbulos podem ser lisas ou levemente dentadas, e a cor das folhas varia do verde escuro ao verde mais claro dependendo da variedade.

O fruto da figueira, claro, é o figo. Este fruto único é na verdade um receptáculo carnudo resultante da expansão do sicônio. O figo é uma fruta de tipo múltiplo, o que significa que contém muitas flores pequenas em seu interior. Ele vem em uma variedade de formas, cores e tamanhos, variando do verde ao roxo, marrom e preto.

Distribuição Geográfica e História

Nativa da região mediterrânica, a figueira tem uma longa história de cultivo que remonta aos tempos antigos. As figueiras foram cultivadas em regiões desde o antigo Egito até a Grécia e Roma e desempenharam um papel importante nas culturas e rituais religiosos dessas civilizações. Com o tempo, a figueira se espalhou pelo mundo através da migração humana e do comércio, adaptando-se a uma variedade de climas e solos.

A botânica e a classificação da figueira revelam uma planta que encarna a diversidade e complexidade do reino vegetal. Do género Ficus à família Moraceae, incluindo as características morfológicas únicas das suas folhas e frutos, a figueira representa uma fusão harmoniosa entre a natureza e a cultura humana. A sua rica história cultural, propriedades ecológicas e contribuição para a nutrição humana fazem dele um fascinante tema de estudo para botânicos e amantes da natureza.

Capítulo 2: O Simbolismo da Figueira ao Longo da História

A figueira, Ficus carica, sempre foi muito mais do que apenas uma planta na história da humanidade. Estabeleceu-se como um símbolo poderoso, carregando consigo significados profundos que transcendem culturas e épocas. Dos mitos antigos às tradições religiosas, a figueira capturou a imaginação e expressou conceitos universais através das suas folhas, frutos e silhueta icónica.

Uma presença sagrada em mitos e lendas

A figueira tem sido frequentemente associada a histórias mitológicas, conferindo uma aura de mistério ao seu simbolismo. Na mitologia grega, a figueira está associada a Dionísio, deus do vinho e da fertilidade. Segundo a lenda, Dionísio nasceu debaixo de uma figueira, e a árvore foi considerada sagrada em sua homenagem. Da mesma forma, na Bíblia, a figueira está presente em histórias significativas, como a da maldição da figueira estéril por Jesus, símbolo de inutilidade e esterilidade espiritual.

O figo como metáfora cultural

O fruto da figueira, o figo, é uma metáfora poderosa usada em muitas culturas para ilustrar ideias complexas. No budismo, o figo às vezes é usado para simbolizar a ilusão do mundo material. Devido à sua natureza efêmera e textura macia que mascara um interior carregado de sementes, o figo pode evocar a ideia de uma aparência externa enganosa.

A figueira nas religiões e crenças espirituais

A figueira desempenha um papel significativo nas religiões e crenças espirituais em todo o mundo. No Islã, diz-se que o Profeta Muhammad tinha uma figueira sob a qual meditava, conectando-o assim à contemplação e à conexão espiritual. A figueira também é mencionada na tradição judaica, simbolizando fertilidade e prosperidade.

Uma analogia de crescimento e transformação

A figueira, com seu ciclo de crescimento, frutificação e queda das folhas, pode ser interpretada como uma metáfora da vida humana. A sua passagem pelas estações pode ser comparada às diferentes fases da existência, do nascimento à morte, passando pelo crescimento e maturidade.

O simbolismo da figueira ao longo da história é uma ilustração notável de como as plantas podem transcender o seu estatuto de simples organismos vivos para se tornarem símbolos culturais e espirituais. Do misticismo dos mitos antigos à sabedoria das religiões e crenças, a figueira deixou uma marca indelével na forma como a humanidade percebe o mundo natural e expressa conceitos intangíveis.

Capítulo 3: A busca pela variedade perfeita de figos

Durante milénios, a humanidade tem-se empenhado numa busca perpétua para melhorar as variedades de figo, procurando incansavelmente pelo figo perfeito. Esta fascinante busca combina arte, ciência e tradição e testemunha o fascínio que os figos exerceram no paladar e na mente dos indivíduos ao longo dos tempos. A busca pela variedade perfeita de figo é uma exploração que transcende o simples culto ao sabor e mergulha na riqueza da diversidade botânica, cultural e gastronómica.

O Legado da Seleção e Cultivo

Desde os primórdios do cultivo agrícola, o ser humano percebeu que certos figos apresentam qualidades superiores a outros. Os figos silvestres foram os precursores desta exploração, oferecendo pistas sobre quais características procurar para conseguir o figo perfeito. Os primeiros produtores começaram a selecionar espécimes que tivessem o sabor mais suave, a textura mais agradável e a melhor adaptabilidade ao ambiente.

A Arte da Hibridização e Seleção

Com o advento da agricultura sistemática, desenvolveu-se a arte da hibridização e seleção de variedades de figo. Os horticultores começaram a cruzar diferentes variedades para combinar as melhores características de cada espécie, buscando melhorar a doçura, o tamanho, a cor e a textura dos figos. Essa busca exigia conhecimento científico e intuição cultivada ao longo de gerações.

Cultura e Transmissão de Conhecimento

A busca pela variedade perfeita de figo também foi moldada pela transmissão oral e escrita de conhecimentos. As comunidades agrícolas partilharam as suas observações, técnicas de cultivo e segredos de criação ao longo das gerações. Histórias de sucesso e fracasso enriqueceram a compreensão colectiva do cultivo do figo e inspiraram novas explorações.

Diversidade Cultural e Gastronómica

A busca pela variedade perfeita de figo não se limitou às fronteiras geográficas. Cada cultura trouxe a sua própria abordagem ao melhoramento dos figos, resultando numa surpreendente diversidade de variedades em todo o mundo. Dos figos roxos aveludados da Provença aos figos dourados do Médio Oriente, cada variedade reflete as preferências culinárias e os terroirs únicos da sua região de origem.

A busca infinita

No entanto, apesar de milénios de selecção e cruzamentos, a busca pela variedade de figo perfeita permanece inacabada. Cada nova descoberta, cada nova variação ultrapassa os limites da experiência gustativa e alimenta a imaginação coletiva. A própria natureza continua a oferecer surpresas e as gerações futuras terão sempre novas variedades para explorar e desfrutar.

A busca pela variedade perfeita de figo é uma prova da relação profunda e complexa entre o ser humano e o mundo natural. Revela a nossa vontade de exploração, inovação e ligação com a terra que nos nutre. Esta busca continua a convidar-nos a celebrar a diversidade dos figos e a saborear os resultados da nossa perseverança e criatividade.

Capítulo 4: Os primeiros vestígios históricos da figueira

A figueira, Ficus carica, tem uma história profundamente enraizada que remonta aos primórdios da civilização humana. Ao longo dos séculos, testemunhou a evolução da sociedade, do comércio, da cultura e da religião, deixando fascinantes vestígios históricos que revelam o seu papel central no desenvolvimento da sociedade.

Origens Distantes e Domesticação

Os primeiros registros históricos da figueira datam de cerca de 9.400 aC. AC, durante o período Neolítico, na região do Crescente Fértil, que se estendia da Mesopotâmia ao antigo Egito. As figueiras selvagens foram domesticadas pela primeira vez nestas regiões, marcando o início de uma estreita relação entre o homem e esta valiosa planta. Os figos selvagens foram uma fonte alimentar essencial para as primeiras comunidades agrícolas.

Figos na Antiguidade

A figueira foi reverenciada em culturas antigas, desempenhando um papel importante em mitos e lendas. Na mitologia grega, as figueiras eram associadas a divindades como Dionísio e Hermes. Os gregos e os romanos também adotaram o figo em sua dieta, e os figos eram frequentemente dados como oferendas aos deuses.

Figos em Escritos Religiosos

As figueiras ocupam um lugar significativo nos textos religiosos. Na Bíblia, as figueiras são mencionadas diversas vezes, simbolizando o conhecimento (a história de Adão e Eva) e a fertilidade. As figueiras também aparecem no Islã, principalmente nos escritos do Profeta Maomé, que as elogiou por sua abundância e utilidade.

Figos no Comércio e na Diplomacia

Com o tempo, os figos ganharam considerável importância comercial. Os figos secos eram uma valiosa fonte de alimento e eram frequentemente comercializados ao longo das rotas comerciais. A história conta que a rainha Cleópatra do Egito usou figos para negociar o acesso à água para o seu reino com o líder romano Marco Antônio.

Figos e Simbolismo Social

Os figos também estavam ligados a normas e costumes sociais. Na Grécia antiga, os figos eram um presente preferido dos anfitriões e eram frequentemente servidos em banquetes. Os figos também eram considerados um símbolo de riqueza e prosperidade.

Os primeiros vestígios históricos da figueira evocam uma história rica e complexa que transcende fronteiras geográficas e épocas. Desde as suas origens humildes no Crescente Fértil até à sua propagação por todo o mundo, a figueira teceu a sua própria história na história humana. Os figos alimentaram os corpos e as mentes dos antigos e continuam a ser um elo vivo entre o nosso passado e o nosso presente, ilustrando como uma simples planta pode deixar uma marca indelével na cultura, na religião e na sociedade.

Capítulo 5: A migração global da figueira: uma jornada botânica e cultural

A figueira, Ficus carica, empreendeu uma viagem extraordinária através de continentes e séculos, tornando-se uma das árvores de fruto mais amadas e cultivadas universalmente. A migração global da figueira é ao mesmo tempo uma história de difusão botânica e um testemunho da influência cultural e gastronómica que esta planta teve nas diferentes sociedades humanas.

Origens Mediterrâneas

A história da figueira começa na região do Mediterrâneo, onde as figueiras selvagens evoluíram e foram domesticadas há milhares de anos. Civilizações antigas, dos gregos e romanos aos egípcios, cultivavam figueiras pelos seus frutos doces e folhas versáteis. Os figos não eram apenas uma fonte de alimento, mas também um recurso medicinal, bem como um símbolo cultural e religioso.

Rumo a Novos Horizontes

À Ao longo da história, os figos viajaram muito além da sua terra de origem. Os movimentos populacionais, o comércio e a exploração ajudaram a espalhar as figueiras pela Eurásia, África e além. Viajantes e comerciantes carregavam mudas de figueiras, garantindo sua disseminação para novos territórios. Os impérios foram moldados em parte pela presença de prósperas culturas de figos, contribuindo para a ascensão de regiões inteiras.

Climas Diversificados

A figueira provou sua capacidade de adaptação a diversos climas. Do calor do Mediterrâneo à suavidade do Médio Oriente, passando pelos trópicos da Ásia, as figueiras encontraram nichos ecológicos em diversas regiões. Esta adaptabilidade permitiu que esta espécie se tornasse um elemento comum nas paisagens e culturas de muitos países.

Influência Cultural e Gastronômica

A migração global da figueira não só moldou os ecossistemas, mas também deixou uma marca indelével nas culturas e culinária locais. Os figos foram incorporados em pratos tradicionais, desde sobremesas requintadas a pratos salgados. Tornaram-se símbolos de prosperidade, generosidade e hospitalidade em muitas culturas.

A troca de conhecimento

A migração da figueira também levou a uma troca de conhecimentos botânicos e agrícolas. Os métodos de cultivo, poda e preservação das figueiras foram partilhados e adaptados aos climas locais, fortalecendo as práticas agrícolas sustentáveis e a segurança alimentar.

A migração global da figueira é muito mais do que apenas uma extensão geográfica. É uma história viva de adaptação, intercâmbio cultural e conexão humana com a natureza. Ao atravessar fronteiras e integrar-se numa infinidade de sociedades, a figueira transcendeu o seu estatuto de planta para se tornar embaixadora da diversidade botânica, cultural e gastronómica mundial.

Capítulo 6: Propagação e Multiplicação de Figueiras: Uma Arte Antiga e uma Ciência Moderna

A propagação e multiplicação da figueira constitui um campo fascinante que combina tradição e inovação, saberes antigos e descobertas modernas. Estes processos evoluíram ao longo do tempo, reflectindo a paixão do homem por esta planta preciosa e a sua busca constante por variedades melhoradas. Do enraizamento de métodos ancestrais à integração de avanços científicos, a propagação e multiplicação das figueiras ilustram a interligação entre o património cultural e a investigação botânica.

Métodos Tradicionais de Multiplicação

Desde a antiguidade, técnicas de propagação vegetativa têm sido utilizadas para propagar figueiras. Entre os métodos tradicionais, as estacas têm sido um dos mais comuns. As estacas de figueira, retiradas de ramos saudáveis, são enraizadas em solos adequados. Os agricultores experientes tinham um olhar atento para a escolha de mudas promissoras, garantindo assim a continuidade das variedades populares.

A arte do enxerto

A enxertia é outro método tradicional de propagação de figueiras, que foi sendo aperfeiçoado ao longo dos séculos. A enxertia de gemas, onde uma gema é implantada num porta-enxerto, tem permitido manter as características desejadas das variedades existentes e, ao mesmo tempo, promover o crescimento. Os mestres enxertadores conseguiram criar árvores a partir de diversas variedades enxertadas no mesmo tronco.

Inovação Científica

Com os avanços da ciência, surgiram novos métodos de propagação de figueiras. A micropropagação, uma técnica de cultivo de tecidos vegetais em laboratório, permitiu a produção em massa de figueiras geneticamente idênticas. Este método oferece uma alternativa mais rápida à propagação tradicional, especialmente para variedades raras ou difíceis de propagar.

Hibridização para Novas Variedades

A hibridização também desempenhou um papel crucial na propagação das figueiras. Ao cruzar diferentes variedades de figueiras, os criadores podem criar novas variedades com características melhoradas, tais como rendimentos mais elevados, resistência a doenças ou qualidades de sabor melhoradas. Esta combinação de métodos de criação antigos e técnicas modernas diversificou ainda mais as opções disponíveis.

Preservação da Biodiversidade

A propagação e multiplicação das figueiras também desempenham um papel essencial na preservação da biodiversidade vegetal. Embora algumas variedades de figueiras estejam ameaçadas pela perda de habitat ou pelas alterações climáticas, os esforços de propagação ajudam a preservar e partilhar estes tesouros genéticos para as gerações futuras.

A propagação e multiplicação das figueiras é uma fusão harmoniosa entre tradição e modernidade. Ao combinar o conhecimento antigo com a tecnologia contemporânea, botânicos, agricultores e entusiastas do figo conseguiram preservar e melhorar esta planta icónica. Este processo reflecte a simbiose entre a cultura humana e o reino vegetal, onde se destaca a diversidade das figueiras.

cuidadosamente mantido para continuar a surpreender os sentidos e nutrir os corpos.

Capítulo 7: Figos na Arte e na Literatura: Uma Exploração Sensorial e Simbólica

Os figos, frutas doces e carnudas, há muito cativam a imaginação de artistas e escritores. Sua forma sensual, cores ricas e sabor cativante fizeram deles um tema popular na arte e na literatura ao longo dos tempos. Para além da beleza visual e gustativa, os figos também têm sido carregados de simbolismo, evocando temas que vão da sensualidade à abundância, ao conhecimento e à transformação.

Figuras de Arte

Os figos têm sido frequentemente representados em obras de arte, sejam pinturas, esculturas ou fotografias. Sua aparência distinta, com formato oval e interior carnudo exposto, inspirou artistas a capturar sua essência em uma variedade de estilos artísticos. De suntuosas naturezas mortas a representações mais simbólicas, os figos tornaram-se temas icônicos que refletem a natureza sensual da vida.

Figuração Literária

Os figos também encontraram seu lugar na literatura, como símbolos complexos e evocativos. Na poesia, às vezes são usados para evocar paixão, luxúria e experiência sensorial. As descrições de sua doçura, suculência e textura tornaram-se metáforas de emoções profundas e relacionamentos íntimos.

Símbolos e Metáforas

Os figos foram dotados de significados simbólicos ricos e variados. Em algumas culturas, representam abundância e fertilidade, evocando a generosidade da natureza. Noutros, estão ligados ao conhecimento, talvez pela sua associação com a história bíblica de Adão e Eva. Os figos também podem simbolizar a transformação, passando de uma fruta aparentemente despretensiosa a uma fonte de doce prazer.

O poder da evocação

O uso de figos na arte e na literatura mostra a capacidade dessas frutas de evocar uma gama complexa de emoções e ideias. O simples ato de morder um figo suculento pode evocar uma infinidade de sensações e memórias. Esta poderosa evocação inspirou autores e artistas a incorporá-los nas suas criações, criando obras que provocam respostas emocionais e intelectuais.

Os figos, com sua beleza, sabor e simbolismo, teceram um fio de ouro na arte e na literatura. Lembram-nos que as coisas simples podem ter significados profundos e múltiplos, seja na representação visual de uma natureza morta ou na metáfora poética de uma emoção humana. Os figos continuam a inspirar, nutrir e mover, fazendo da sua presença na arte e na literatura uma celebração da própria vida.

Capítulo 8: A anatomia detalhada de um figo: um mundo oculto de formas e sabores

O figo, fruto doce e carnudo, esconde em si uma anatomia complexa que revela uma sinfonia de texturas, cores e sabores. Com apenas um relance, pode-se subestimar a profundidade desta estrutura, mas mergulhar na sua anatomia revela um mundo de complexidade botânica e experiências sensoriais.

Exterior macio e pele distinta

O figo começa pelo seu exterior, uma pele lisa e muitas vezes aveludada que protege este doce tesouro. A cor varia dependendo da variedade, variando do verde ao roxo, do marrom ao preto. A pele não só tem um aspecto esteticamente agradável, mas também atua como uma barreira protetora contra parasitas e desidratação.

O receptáculo robusto e carnudo

Cortar um figo ao meio revela seu fascinante interior. A fruta é na verdade um receptáculo carnudo chamado sicônio. Esta protuberância única envolve flores, sementes e tecidos comestíveis. É aqui que acontece a magia do amadurecimento e da transformação dos frutos.

A Cavidade Central e as Flores Pequenas

A cavidade central do sicônio abriga as pequenas flores. Estas flores não são visíveis a olho nu, mas são essenciais para a reprodução da planta. É aqui que ocorre o processo de polinização, onde pequenos insetos podem desempenhar um papel crucial na fertilização.

Polpa Suculenta e Néctar Doce

A polpa carnuda que envolve as pequenas flores é o que conhecemos como parte comestível do figo. Pode variar em cor e sabor dependendo da variedade. A textura varia de macia a em borracha, e o sabor é uma combinação complexa de doçura e, às vezes, notas levemente ácidas. Essa polpa também é rica em nutrientes e fibras.

Sementes Pequenas Crocantes

Indo um pouco mais fundo no figo, descobrimos pequenas sementes crocantes espalhadas pela polpa. Estas sementes não são apenas comestíveis, mas também acrescentam uma textura interessante à experiência de comer um figo. Geralmente são pequenos e muitas vezes esquecidos, mas são uma parte essencial da anatomia do figo.

A magia do sabor e da experiência

A anatomia de um figo revela uma sinfonia de texturas e sabores que se combinam numa experiência sensorial única. As diferentes camadas, desde as pétalas escondidas até às sementes crocantes, combinam-se para criar este sabor inimitável que varia de uma variedade para outra. O ato de comer um figo torna-se uma exploração gustativa e tátil, uma ligação com a natureza e uma apreciação da sua diversidade.

A anatomia de um figo é muito mais do que apenas uma estrutura botânica. É uma obra de arte da natureza, uma composição complexa de formas, cores e sabores que intriga os sentidos e evoca um profundo apreço pela diversidade e beleza do mundo vegetal. Cada vez que provamos um figo, testemunhamos esta anatomia fascinante e participamos numa experiência que transcende os limites da ciência para tocar o coração da experiência humana.

Capítulo 9: As diferentes espécies de figueiras selvagens: uma diversidade botânica surpreendente

As figueiras selvagens, pertencentes ao gênero Ficus, são uma família diversificada de árvores e arbustos que habitam diversos ecossistemas ao redor do mundo. Durante milénios, estas espécies coexistiram com a natureza, desempenhando papéis essenciais nos ecossistemas e influenciando as culturas humanas. Da África à Ásia, das Américas à Oceania, as diferentes espécies de figueiras selvagens são uma fonte de maravilhas botânicas e um testemunho da engenhosidade da vida vegetal.

Biodiversidade Estendida

O gênero Ficus é vasto, reunindo mais de 800 espécies diferentes. Destas, algumas são pequenas plantas rasteiras, enquanto outras se transformam em árvores majestosas. Cada espécie possui características próprias, adaptando-se aos diversos climas e habitats do planeta.

Ficus Carica: a figueira domesticada

Ficus carica, a figueira comumente cultivada, é uma das espécies mais conhecidas do gênero. Nativa da região mediterrânea, é amplamente cultivada por seus deliciosos frutos doces. Esta espécie tem desempenhado um importante papel histórico e cultural, sendo mencionada em textos antigos e sendo parte integrante da culinária e dos rituais de diferentes culturas.

Ficus Benghalensis: a figueira gigante

Ficus benghalensis, também chamada de figueira-da-índia ou figueira-da-índia gigante, é uma espécie impressionante que é reverenciada em muitas culturas. Originária da Índia, é conhecida pela sua modo de crescimento aéreo, onde suas raízes aéreas descem do tronco e se enraízam no solo para formar uma rede complexa. Estas enormes árvores são frequentemente consideradas sagradas e têm grande significado espiritual.

Ficus Elastica: a seringueira

A espécie Ficus elastica, ou seringueira, é nativa da Ásia tropical. É valorizado pelo látex, que historicamente tem sido utilizado para fazer borracha. Além disso, suas folhas grandes e brilhantes a tornam uma planta de casa popular em áreas onde o clima não permite o crescimento ao ar livre.

Interações Ecológicas e Sustentabilidade

As figueiras selvagens ocupam um lugar único nos ecossistemas devido à sua relação simbiótica com insetos polinizadores específicos, chamados figueiras. As figueiras e as figueiras selvagens dependem umas das outras para a sobrevivência e a reprodução. Esta interação demonstra como a natureza evoluiu para criar conexões complexas entre espécies.

As diferentes espécies de figueiras selvagens ilustram a extraordinária diversidade do mundo vegetal e como as plantas evoluíram para ocupar nichos ecológicos específicos. Desde o seu papel nos ecossistemas até às suas contribuições culturais, as figueiras selvagens oferecem uma visão fascinante sobre a coexistência harmoniosa entre a natureza e a humanidade. Estas espécies merecem a nossa atenção e preservação porque são um testemunho vivo da engenhosidade da vida na Terra.

Capítulo 10: A figueira e os ecossistemas circundantes: um pilar da biodiversidade e do equilíbrio

A figueira, Ficus carica, não é simplesmente uma árvore frutífera, mas um ator vital nos ecossistemas circundantes. O seu impacto na biodiversidade, na regulação ecológica e na sustentabilidade ambiental é profundo. Sendo uma espécie venerada pelo homem e harmoniosamente integrada na natureza, a figueira desempenha um papel essencial na preservação da vida e no equilíbrio dos ecossistemas.

Estreita conexão com a vida selvagem

As figueiras são conhecidas pelo seu papel crucial na manutenção da biodiversidade. Seus frutos carnudos e doces são fonte de alimento para diversos animais, como pássaros, mamíferos e insetos. Ao atrair estas espécies, as figueiras contribuem para a polinização cruzada, promovendo assim a diversidade genética das plantas do seu ambiente.

Abrigo e Refúgio

As figueiras também fornecem abrigo e refúgio essenciais para muitas criaturas. A folhagem densa da árvore fornece proteção contra os elementos e predadores. Pequenos animais podem encontrar abrigo entre os galhos, enquanto os pássaros podem construir seus ninhos com segurança nas reentrâncias das árvores.

Ciclo de Vida Integrado

A figueira também é um ator fundamental na reciclagem de nutrientes nos ecossistemas. As folhas caídas e os frutos decompostos enriquecem o solo com matéria orgânica, que nutre outras plantas e cria um ciclo de vida integrado. Esta contribuição para a ciclagem de nutrientes ajuda a manter a saúde geral do ecossistema.

Papel da Regulamentação Ecológica

As figueiras têm um papel regulador nos ecossistemas, ajudando a controlar a população de animais e plantas. Por exemplo, a presença de figueiras pode influenciar a distribuição das populações de insectos, fornecendo habitat para predadores naturais. Além disso, ao fornecer uma fonte de alimento para uma variedade de animais, as figueiras ajudam a manter as cadeias alimentares equilibradas.

Cultura e Natureza em Harmonia

A interação entre a figueira e os ecossistemas circundantes ilustra como a natureza e a cultura podem coexistir harmoniosamente. As figueiras têm sido apreciadas e cultivadas pelo homem há milénios, mas também seguiram o seu próprio caminho ecológico, interagindo com outras espécies para sustentar todo o ecossistema.

A figueira não é apenas fornecedora de doces, mas também um pilar da vida nos ecossistemas. Desde o fornecimento de alimento e abrigo até à regulação ecológica e à preservação da biodiversidade, a figueira demonstra como as plantas podem moldar e apoiar a natureza que as rodeia. Ao compreender e preservar o papel vital das figueiras nos ecossistemas, contribuímos para a saúde e a sustentabilidade do nosso ambiente global.

Capítulo 11: A Polinização das Figueiras e o Nascimento dos Figos: Um Balé Natural da Vida e **Transformação**

O nascimento dos figos é uma maravilha da natureza que surge de um complexo e íntimo processo de polinização. As figueiras, pertencentes ao gênero Ficus, evoluíram com uma relação simbiótica única com insetos específicos, criando um balé natural de vida e transformação que resulta na criação de figos. A polinização das figueiras é um exemplo revelador de como a natureza orquestra interações delicadas para garantir a reprodução e sobrevivência das espécies vegetais.

O papel essencial das figueiras

A polinização das figueiras depende principalmente de pequenos insetos específicos, como figueiras ou vespas da figueira. Esses insetos têm uma relação estreita com as figueiras, pois dependem dos figos para reprodução e alimentação. Em troca, as figueiras dependem destes insetos para garantir a sua polinização. Este é um exemplo poderoso de coevolução, onde as duas partes desenvolveram dependência mútua ao longo de milhões de anos.

A Dança da Polinização

O processo de polinização das figueiras começa quando as vespas fêmeas procuram figos maduros para depositar seus ovos. Ao entrarem no figo, cobrem-se com o pólen da flor masculina, que visitaram anteriormente. Durante a permanência no figo, as vespas põem seus ovos e polinizam as flores femininas dispersando o pólen que carregam em seus corpos.

A transformação de flores em frutas

Depois que os figos são polinizados, as flores femininas começam a se transformar em frutos. As vespas que põem os seus ovos geralmente não sobrevivem nos figos maduros porque não têm recursos suficientes para se alimentarem e crescerem. No entanto, os processos de polinização e postura dos ovos das vespas desencadearam o crescimento dos figos e o desenvolvimento das sementes no seu interior.

O amadurecimento e nascimento dos figos

Com o tempo, os figos amadurecem e se transformam nas doces delícias que conhecemos. As sementes em seu interior também amadureceram, prontas para serem dispersas e germinarem se encontrarem condições adequadas. Os figos proporcionam assim um banquete para uma variedade de animais e garantem a dispersão das sementes para novos locais, ajudando a espalhar as figueiras.

Reflexões sobre a coexistência natural

A polinização das figueiras e o nascimento dos figos são um testemunho vivo da convivência harmoniosa entre plantas e insetos. Este bailado natural, que se passa no segredo de cada figo, relembra a interligação subtil e por vezes surpreendente que mantém o equilíbrio dos ecossistemas. Mostra-nos também como a natureza desenvolveu soluções engenhosas para garantir a reprodução das espécies vegetais, criando um mundo de beleza e sustentabilidade.

A polinização das figueiras e o nascimento dos figos é um poderoso lembrete da complexidade e da beleza da vida na Terra. Este processo íntimo de reprodução e transformação, graciosamente orquestrado pela natureza, convida-nos a contemplar a dança invisível que se realiza em cada figo que provamos. É um lembrete humilde da magia que reside nas interações naturais e do papel vital que cada espécie desempenha na preservação da vida.

Capítulo 11: A Polinização das Figueiras e o Nascimento dos Figos: Um Conto de Simbiose e

Fertilidade

Nas paisagens tranquilas onde florescem as figueiras, desenrola-se silenciosamente um extraordinário espetáculo natural: a polinização das figueiras e o nascimento dos figos. É uma história de estreita simbiose entre figueiras e insetos polinizadores, uma dança complexa que resulta na criação dessas frutas carnudas e doces que são apreciadas pelos humanos há milênios. Este processo, tanto biológico como poético, ilustra como a natureza cria abundância através da interação harmoniosa entre plantas e criaturas.

Simbiose Íntima

A polinização das figueiras depende de uma relação íntima entre as figueiras e insetos específicos, como as figueiras e as vespas da figueira. As figueiras dependem desses insetos para se reproduzir, enquanto os insetos dependem dos figos para se reproduzir. Os figos, na verdade, são inflorescências transformadas dentro das quais pequenas flores e insetos vivem em harmonia, criando uma simbiose equilibrada.

O Processo de Polinização

O processo de polinização começa quando as figueiras machos produzem flores que contêm pólen. Dessas flores emergem vespas machos da figueira e saem das figueiras para encontrar as figueiras fêmeas que estão amadurecendo. Enquanto procuram figos fêmeas, as vespas do figo carregam pólen, polinizando assim as flores femininas dentro dos figos.

O Nascimento dos Figos

Quando as vespas fêmeas encontram figos fêmeas maduros, elas entram para depositar seus ovos. Durante esse processo, as vespas transferem o pólen coletado para os figos machos, permitindo a polinização das flores femininas. Os figos fêmeas, uma vez polinizados, começam a se desenvolver e amadurecer criando condições favoráveis para a formação de sementes.

Apoio à Biodiversidade

A polinização das figueiras também ajuda a sustentar a biodiversidade do ecossistema. Os figos atraem diversos tipos de animais, como pássaros e pequenos mamíferos, que se alimentam dos frutos. Ao comerem os figos, esses animais ajudam a dispersar as sementes, ajudando as figueiras a colonizar novos lugares e a manter sua população.

Equilíbrio Natural

A polinização das figueiras e o nascimento dos figos são uma ilustração vívida do equilíbrio natural e das interações complexas que sustentam a vida na Terra. Esta narrativa, embora aparentemente simples, revela uma profundidade de interdependência que mantém os ecossistemas em harmonia. As figueiras e os seus polinizadores estão entrelaçados numa trama delicada que nos lembra que a beleza e a abundância surgem frequentemente da cooperação subtil entre diferentes formas de vida.

A polinização das figueiras e o nascimento dos figos é um testemunho eloquente de como a natureza orquestra conexões complexas para sustentar a vida e a fertilidade. Esta dança simbiótica entre figueiras e insetos polinizadores é um exemplo fascinante de como as espécies interagem para garantir a sua sobrevivência e reprodução. Os figos, essas frutas deliciosas e doces, carregam dentro de si o segredo de uma história de colaboração, transformação e perpetuação da vida.

Capítulo 12: As estações de crescimento da figueira: uma viagem pelos ritmos da natureza

A figueira, testemunha silenciosa da passagem do tempo, segue um ciclo de crescimento que reflete as mudanças das estações e as pulsações da natureza. Da dormência no inverno ao florescimento no verão, as estações de crescimento da figueira fornecem uma janela cativante sobre como a vida das plantas se adapta e prospera ao longo dos meses. Este ciclo, marcado por fases distintas, ilustra a forma como a figueira interage com o seu ambiente e os elementos que influenciam o seu desenvolvimento.

Dormência de inverno: espera do paciente

Durante os meses de inverno, a figueira entra em período de dormência. Temperaturas mais frias e dias mais curtos reduzem a atividade metabólica da árvore. As folhas caem, deixando os galhos nus e vulneráveis. É um momento de descanso e recuperação para a figueira, onde conserva a sua energia para as estações que virão.

A Primavera Emergente: O Despertar da Vida

Com a chegada da primavera e o prolongamento dos dias, a figueira sai da dormência. Novas folhas verdes e suaves começam a crescer nos galhos, anunciando a renovação da vida. Os botões florescem em inflorescências magníficas, preparando o terreno para o processo de polinização. É um momento de antecipação, onde a árvore se prepara para dar os frutos do seu trabalho.

Verão frutífero: o florescimento dos figos

O verão é a época de floração da figueira. As flores polinizadas transformam-se em figos jovens que crescem e amadurecem com o sol generoso. As folhas proporcionam uma sombra bem-vinda ao fruto em desenvolvimento e os figos ganham tamanho e sabor a cada dia. É nesta fase que a magia acontece, transformando as flores em frutos carnudos e doces.

Outono maduro: colheita e declínio

À À medida que o outono se aproxima, os figos atingem a maturidade total. É época de colheita, onde as frutas são cuidadosamente colhidas à mão para serem saboreadas frescas ou transformadas em diversas iguarias. As folhas estão começando a apresentar tons quentes de laranja e vermelho, sinais de uma mudança iminente para a dormência de inverno. As figueiras podem produzir uma segunda colheita menor no outono, proporcionando uma recompensa prolongada.

Celebração da Vida Cíclica

O ciclo de crescimento da figueira ilustra como a natureza segue um ritmo sazonal que reflete o equilíbrio entre descanso e atividade. Cada estação tem seu significado na vida da figueira, e juntos formam uma história de renovação, crescimento, frutificação e preparação para o inverno. As estações de crescimento da figueira lembram aos observadores atentos a beleza da vida cíclica, onde cada fase tem o seu papel a desempenhar no grande quadro da natureza.

Os períodos de crescimento da figueira são um convite para nos conectarmos mais profundamente com o ritmo natural da Terra. Este ciclo oferece a oportunidade de celebrar o surgimento de novas folhas, o florescimento dos figos e a transformação contínua que caracteriza a vida das plantas. Ao observarmos os períodos de crescimento da figueira, testemunhamos como a natureza guia cada etapa desta jornada, desde o sono invernal até ao esplendor do verão e ao renascimento perpétuo.

Capítulo 13: Os Mistérios da Fig: Entre Lendas e Crenças

O figo, fruto doce e carnudo, está envolto em mistérios que cativaram o imaginário das culturas ao longo dos séculos. Além do sabor adocicado, o figo está imbuído de lendas, crenças e profundo simbolismo. Da mitologia antiga ao significado espiritual, os mistérios que cercam o figo acrescentam uma camada extra de fascínio a esta fruta humilde e deliciosa.

Na sombra dos mitos antigos

Os figos têm sido frequentemente associados a mitos e lendas em várias culturas. Na mitologia grega, as figueiras eram consideradas sagradas para Dionísio, o deus do vinho e da fertilidade, e os figos eram frequentemente associados ao conhecimento místico e à generosidade da natureza. Na história bíblica da Criação, o figo simbolizava a compreensão da verdade e da dualidade, conforme ilustrado na história de Adão e Eva.

O Simbolismo da Folha de Figueira

A folha de figueira também tem um significado simbólico notável. Em muitas culturas tem sido usado para representar proteção, modéstia e cobertura. No contexto bíblico, Adão e Eva usaram folhas de figueira para se cobrirem após tomarem consciência de sua nudez. Esse

O simbolismo da folha de figueira expandiu-se então para representar a modéstia e a necessidade de se proteger.

O figo nas crenças espirituais

Em algumas crenças, o figo tem sido associado à espiritualidade e à transformação interior. A sua forma carnuda e suculenta tem sido interpretada como um símbolo da alma humana e da sua profundidade oculta. O figo tornou-se muitas vezes uma metáfora para expressar ideias sobre autodescoberta, conhecimento interior e jornada espiritual.

Rituais e usos tradicionais

Os figos também desempenharam um papel em vários rituais e usos tradicionais. Em algumas culturas, eles eram dados como oferendas aos deuses em troca de bênçãos e colheitas abundantes. Os figos também eram utilizados no preparo de unguentos e poções na medicina tradicional, sendo associados a propriedades curativas e vitalidade.

Entre o misticismo e a realidade

Os mistérios que cercam o figo acrescentaram uma dimensão mística a este fruto comum. Quer seja pela sua ligação a divindades antigas, pelos seus papéis simbólicos ou pelas suas associações com a espiritualidade, o figo é muito mais do que apenas uma guloseima deliciosa. Ela incorpora as profundezas ocultas da história humana, da mitologia e das crenças, oferecendo uma visão sobre como as culturas encontraram significados profundos nos elementos mais simples da vida cotidiana.

Os mistérios do figo revelam como os seres humanos encontraram significados profundos na natureza ao seu redor. Essas lendas, crenças e simbolismos nos lembram que as frutas não são apenas fontes de nutrição, mas também portadoras de significado cultural e espiritual. O figo, com a sua longa história de mistério e significado, convida-nos a olhar para além da sua doçura e a descobrir as histórias encantadoras que há séculos se tecem em torno desta fruta.

Capítulo 14: A importância cultural da figueira nas sociedades antigas: um elo inabalável **entre o homem e a natureza**

Nos recantos da história antiga, a figueira ocupou um lugar de honra em culturas de todo o mundo. Muito mais do que uma simples árvore frutífera, a figueira tem sido testemunha e ator de histórias, mitos e crenças que moldaram sociedades antigas. O seu papel como fonte de alimento, símbolo espiritual e elemento cultural é uma ilustração cativante da relação íntima entre o homem e a natureza.

Alimento abundante e vital

Nas sociedades antigas, a figueira era uma fonte alimentar essencial. O figo, rico em nutrientes e açúcares naturais, era fonte de vitalidade para as populações, servindo como complemento nutricional nas variadas dietas da época. Os figos secos, fáceis de armazenar, eram fonte de provisões para as épocas de escassez, garantindo assim a segurança alimentar.

Símbolo de Prosperidade e Fertilidade

A figueira era frequentemente associada a ideias de prosperidade e fertilidade. Em muitas culturas, suas folhas verdes e frutos carnudos eram vistos como sinal de crescimento e abundância. As figueiras em plena floração e carregadas de frutos eram frequentemente vistas como um símbolo de bênção e sucesso, representando a capacidade da natureza de apoiar e nutrir a vida humana.

Mitologia e Religiosidade

Na mitologia e na religiosidade de diversas civilizações antigas, a figueira desempenhou um papel central. Na Grécia antiga, por exemplo, a figueira era dedicada a Dionísio, o deus do vinho e da fertilidade. No contexto bíblico, a figueira é mencionada diversas vezes, principalmente na história de Adão e Eva. A sua importância como elemento espiritual aumentou o seu significado cultural, ligando-o às crenças fundamentais e à vida espiritual dos povos antigos.

Artesanato e Indústria

As figueiras também contribuíram para o artesanato e a indústria das sociedades antigas. As fibras da figueira eram utilizadas para fazer tecidos e cordas, enquanto as folhas eram utilizadas para criar objetos utilitários e decorativos. Esses usos variados de diferentes partes da árvore fortaleceram a relação entre as figueiras e o cotidiano dos antigos.

Um pilar cultural e social

A figueira tem sido mais do que apenas um elemento de subsistência nas sociedades antigas. Tem testemunhado reuniões sociais à sua sombra, rituais espirituais em torno dos seus ramos e transações comerciais à sombra das suas folhas. As figueiras tornaram-se marcos culturais, um elo entre gerações e costumes.

A importância cultural da figueira nas sociedades antigas transcende o seu papel como fornecedora de frutas. Foi entrelaçado na vida humana, trazendo histórias de fertilidade, crenças e tradições. Este humilde fruto adquiriu um significado que vai muito além da sua doçura, mostrando como os elementos naturais podem se tornar ícones culturais, conectando o ser humano às suas raízes e à terra que o alimentou.

Capítulo 15: O figo como fonte de nutrição e saúde: um tesouro natural de benefícios

Durante milênios, o figo foi reconhecido como uma joia da natureza, oferecendo não apenas um sabor requintado, mas também uma abundância de benefícios à saúde. Por ser uma fruta carregada de nutrientes e compostos benéficos, o figo conquistou seu lugar nas dietas e práticas de bem-estar em todo o mundo. O seu perfil nutricional rico em nutrientes essenciais torna-o muito mais do que apenas uma guloseima – é uma valiosa fonte de vitalidade e saúde.

Uma abundância de nutrientes essenciais

O figo é uma riqueza de nutrientes essenciais que contribuem para a saúde geral do corpo. É fonte de fibra alimentar, vitaminas (principalmente A, C e K), minerais (como potássio, magnésio, cálcio e ferro) e antioxidantes. Esses elementos atuam em sinergia para apoiar vários aspectos da saúde, desde o crescimento celular até a função imunológica e a regulação da pressão arterial.

Fibra para digestão e saciedade

Os figos são ricos em fibras alimentares, o que os torna um grande aliado para uma digestão saudável e regular. A fibra promove a saúde intestinal, prevenindo a constipação e promovendo o trânsito intestinal. Além disso, contribuem para a sensação de saciedade, o que pode ajudar a controlar o apetite e a manter um peso corporal equilibrado.

Antioxidantes para proteção celular

Os antioxidantes encontrados nos figos, como polifenóis, flavonóides e carotenóides, têm um papel crucial na proteção das células contra danos oxidativos. Eles ajudam a neutralizar os radicais livres, moléculas instáveis associadas ao envelhecimento prematuro e a diversas doenças crônicas, como doenças cardíacas e certos tipos de câncer.

Potássio para a saúde cardiovascular

O potássio, um mineral abundante nos figos, é essencial para manter o equilíbrio eletrolítico e regular a pressão arterial. O consumo adequado de potássio está associado à diminuição do risco de doenças cardiovasculares e hipertensão. Os figos, ricos em potássio e pobres em sódio, são uma opção nutritiva para apoiar a saúde do coração.

Os benefícios dos figos secos

Os figos secos, com maior concentração de nutrientes, também são uma opção nutricional atraente. Eles retêm a maior parte dos benefícios nutricionais dos figos frescos e podem ser consumidos como lanches energéticos, ingredientes de panificação ou suplementos dietéticos.

O figo representa muito mais do que uma simples iguaria; é um tesouro natural de nutrição e saúde. Sua combinação única de nutrientes, fibras, antioxidantes e minerais o torna uma opção dietética valioso para apoiar a vitalidade, digestão, saúde cardiovascular e proteção celular. As gerações passadas e presentes têm desfrutado dos muitos benefícios desta deliciosa fruta, atestando o seu valor como um valioso recurso natural para um estilo de vida saudável e equilibrado.

Capítulo 16: O figo na gastronomia internacional: uma viagem de sabores entre culturas O figo, uma fruta deliciosamente doce e carnuda, conquistou os corações dos gourmets de todo o mundo. Da Ásia à América, passando pela Europa e África,

o figo entrou nas mesas gastronómicas internacionais, oferecendo uma experiência gustativa rica e diversificada. A versatilidade de uso e o sabor característico fazem do figo um ingrediente valioso na cozinha tradicional e contemporânea, conferindo um toque especial a diversos pratos.

Mediterrâneo: O Berço do Figo

A região mediterrânica tem um longo caso de amor com o figo. Majestosas figueiras revestem as paisagens da Grécia, Itália, Turquia e outros países desta região. Os figos frescos ou secos costumam ser consumidos simplesmente como sobremesa, mas também podem ser transformados em geléias, doces e acompanhamentos de queijos, criando uma sinfonia de sabores doces e salgados.

Ásia: Fusão de Sabores

Na Ásia, o figo encontra lugar em diversos pratos, trazendo um toque doce e exótico. Na Índia, os figos são usados para fazer chutneys agridoces, enquanto no Oriente Médio são frequentemente incorporados em pratos de carne ou arroz, equilibrando os perfis de sabor. O figo seco também é um ingrediente popular nos pratos da culinária iraniana.

Europa: a figuração da gula

Na Europa, o figo é símbolo de gula e requinte. Em Espanha, figos frescos ou os secos são combinados com travessas de queijos, criando um equilíbrio entre doce e salgado. Na França, o figo costuma aparecer em saladas com queijos, nozes e vinagretes.

América: Integração Criativa

Embora o figo não seja nativo da América, ele chegou às cozinhas criativas do continente. Nos Estados Unidos, figos frescos ou secos são frequentemente adicionados a saladas e pratos de carne, acrescentando uma nota doce e textural. No Brasil, são utilizados no preparo de geléias e sobremesas tradicionais.

África: um gostinho de luxo

Na África, o figo é frequentemente visto como um ingrediente luxuoso e refinado. Os figos secos são utilizados no preparo de confeitaria e pratos doces, agregando uma riqueza natural à culinária local. No Egito, por exemplo, os figos às vezes são recheados com frutas secas e nozes para criar guloseimas populares durante as celebrações.

Um toque contemporâneo

Na cozinha contemporânea, o figo continua a inspirar chefs e amantes da gastronomia. Pode ser transformado em molhos elegantes, reduções para carnes grelhadas, coberturas para pizzas ou até mesmo ingrediente para coquetéis e sobremesas sofisticados.

O figo, de sabor adocicado e textura carnuda, transcendeu as fronteiras geográficas para se tornar uma estrela incontornável da gastronomia internacional. A sua utilização versátil em pratos doces e salgados, bem como a sua adaptação criativa a diversas cozinhas, fazem dele um ingrediente valioso e apreciado. Para além dos seus benefícios para a saúde, o figo tem um poder especial: o de reunir diferentes culturas em torno de uma paixão comum pela comida deliciosa e pela criatividade culinária.

Capítulo 17: Tradições saborosas: receitas autênticas com figos

As receitas tradicionais à base de figos são tesouros culinários que foram transmitidos de geração em geração, enriquecendo os paladares com sabores autênticos e memoráveis. Da simplicidade mediterrânica à elegância asiática, estas criações culinárias demonstram a versatilidade do figo e o seu papel essencial na cozinha mundial. Aqui fica uma viagem gustativa por algumas das receitas tradicionais que celebram o figo em todo o seu esplendor.

1. Figuras e números Presunto (Itália)

Uma das combinações mais icônicas da culinária italiana, figo e presunto, combinam perfeitamente doçura e salgado. Os figos frescos, envoltos em rodelas de presunto, oferecem uma harmonia de sabores que agradam às papilas gustativas. Servido como antepasto ou entrada, este prato simples mas elegante é uma homenagem à sofisticada simplicidade da cozinha italiana.

2. Pudim de Figgy (Reino Unido)

Pudim de Figgy, uma sobremesa tradicional britânica, é um bolo denso e úmido feito de figos secos. Aromatizado com especiarias quentes e servido com molho doce, este pudim é frequentemente associado às celebrações do Natal e do inverno. Incorpora o conforto caloroso da estação ao mesmo tempo que homenageia a importância histórica do figo na culinária britânica.

3. Compota de Figo (Grécia)

A geléia de figo é uma especialidade grega apreciada pela sua simplicidade e delicadeza. Os figos são combinados com açúcar e às vezes limão para criar uma geléia doce e perfumada. Muitas vezes é apreciado com iogurte grego ou queijo, acrescentando um toque doce e picante a estes pratos cremosos.

4. Mrouzia (Marrocos)

Mrouzia é um prato marroquino feito com cordeiro, figos secos, amêndoas e especiarias. Este prato doce e salgado é cozido lentamente, permitindo que os sabores se misturem harmoniosamente. O figo dá doçura natural que contrasta com as especiarias, criando uma sinfonia de sabores complexos típicos da cozinha marroquina.

5. Figos em calda (Grécia)

Na Grécia, os figos são frequentemente preparados numa calda delicada. Os figos frescos são escalfados em uma calda doce aromatizada com especiarias como canela e baunilha. Esta sobremesa é servida com iogurte grego ou gelado, criando uma mistura de texturas e sabores que evocam a riqueza do Mediterrâneo.

6. Pudim de arroz com figo (Türkiye)

Pudim de Arroz de Figo, um doce turco, combina a familiaridade cremosa do arroz doce com o sabor característico do figo. Os figos secos são reidratados em leite durante o cozimento, infundindo cada mordida nesta doçura clássica com uma nota doce e frutada.

As receitas tradicionais à base de figos são um testemunho da riqueza e diversidade da culinária global. Cada prato conta uma história, conectando as pessoas às terras onde as figueiras prosperam há séculos. Das entradas às sobremesas, dos pratos doces aos salgados, o figo oferece um leque de possibilidades culinárias que honram a sua doçura e o seu carácter único. Estas receitas tradicionais, cheias de sabor e memórias, lembram que o figo é mais do que uma fruta – é uma fonte inestimável de inspiração e deleite na cozinha internacional.

Capítulo 18: A Arte de Cultivar Figueiras: Uma Pequena Tela para Grande Beleza

A arte de cultivar figueiras em vasos é uma maneira fascinante de capturar a majestade e o sabor das figueiras em um espaço pequeno. Transformando um vaso em um cenário próspero, esta prática permite que os entusiastas da jardinagem urbana e de pequenos espaços criem uma exibição impressionante de folhas exuberantes e figos doces. É uma celebração da engenhosidade hortícola e da beleza concentrada, onde um pequeno vaso se torna a moldura de uma árvore em miniatura.

A seleção da figueira em vaso

Escolher a figueira certa para cultivar em vasos é fundamental. As variedades anãs ou semianãs são geralmente as melhores opções porque se adaptam bem aos recipientes e são mais manejáveis em termos de tamanho. É fundamental escolher uma figueira que se adapte ao clima e às condições de cultivo do vaso da sua região.

O recipiente perfeito

A escolha do vaso é tão importante quanto a da própria figueira. Os potes de terracota são frequentemente recomendados porque permitem melhor circulação de ar e drenagem eficiente. Certifique-se de que o vaso seja grande o suficiente para acomodar o crescimento das raízes e manter um equilíbrio entre o tamanho da árvore e o tamanho do vaso.

O substrato ideal

Um substrato de qualidade é essencial para um cultivo bem-sucedido em vasos. Recomenda-se uma mistura bem drenada que retenha a umidade sem criar problemas de estagnação de água. Misturas para vasos feitas de composto, perlita e vermiculita são frequentemente usadas para fornecer condições ideais de cultivo.

Localização e cuidados adequados

O posicionamento da figueira em vaso é fundamental. Coloque-a em um local ensolarado, pois as figueiras gostam da luz solar direta para um crescimento vigoroso e uma frutificação ideal. As figueiras em vasos tendem a ter necessidades de água mais frequentes, por isso monitore o solo e regue regularmente para evitar o ressecamento.

Poda e Prevenção

A poda é uma parte essencial do cultivo de figueiras em recipientes. Como o espaço é limitado, é importante podar galhos mortos ou improdutivos para manter a forma e o vigor da árvore. Além disso, a poda regular pode ajudar a controlar o tamanho da árvore e prevenir problemas relacionados ao crescimento excessivo.

A recompensa da colheita

Uma das partes mais gratificantes do cultivo de figueiras em vasos é a colheita de figos frescos. Os figos geralmente estão prontos para a colheita quando estão macios ao toque e ligeiramente enrugados. Os figos frescos colhidos em seu vaso proporcionam uma experiência de sabor incomparável, reunindo o cuidado, a atenção e a paciência investidos no cultivo em vaso.

A arte do cultivo de vasos para figueiras é uma manifestação de criatividade e amor pela natureza em um espaço pequeno. É uma homenagem à adaptabilidade da natureza e à possibilidade de criar cenários magníficos em ambientes urbanos e limitados. O cultivo de figueiras em vasos não é apenas uma forma conveniente de obter figos frescos, é também uma forma de fundir beleza, ciência e paixão para criar um recanto verdejante de contemplação e indulgência no seu próprio espaço.

Capítulo 19: Poda e treinamento de figueiras: esculpindo o crescimento para maximizar a colheita

A poda e o adestramento da figueira são práticas essenciais para garantir um crescimento saudável, frutificação abundante e uma estética equilibrada. As figueiras, embora tendam a crescer naturalmente de forma arbustiva, respondem favoravelmente à poda criteriosa que estimula a produção de figos suculentos e os torna fáceis de cuidar. É uma arte hortícola que combina conhecimento, observação e domínio para obter resultados satisfatórios.

Os princípios básicos da poda de figueiras

A poda das figueiras geralmente começa com a remoção de galhos mortos, danificados ou doentes. Esta etapa promove a saúde geral da árvore, eliminando áreas de decomposição ou risco de doenças. A seguir, a poda visa criar uma estrutura aberta e arejada que permita a penetração da luz e do ar na árvore, promovendo assim a frutificação.

Tamanho de treinamento de árvores jovens

A poda de treinamento é especialmente importante para figueiras jovens. O objetivo é orientar o crescimento da árvore criando uma estrutura forte com galhos principais bem espaçados. Isto ajuda a distribuir uniformemente a carga de frutificação, estimula a produção de figos em toda a árvore e facilita a colheita. Em geral, são recomendadas figueiras em formato de vaso, com tronco central e galhos extensos.

Poda de figueiras estabelecidas

Para figueiras mais maduras, a poda geralmente visa controlar o crescimento excessivo e controlar o tamanho da árvore. Galhos que se cruzam ou se esfregam podem ser podados para evitar atrito e promover a circulação de ar. Os galhos que crescem em direção ao interior da árvore podem ser podados para expor a árvore à luz solar.

Poda de manutenção anual

A poda anual de manutenção é geralmente recomendada para figueiras. Isso envolve a poda de brotos não frutíferos e a remoção de galhos mortos ou danificados. A poda anual promove uma produção de figos mais robusta porque concentra a energia da árvore nos ramos frutíferos.

O equilíbrio entre tamanho e colheita

Um aspecto crucial da poda de figueiras é encontrar o equilíbrio entre a poda e a colheita. A poda excessiva pode reduzir a colheita porque limita os ramos frutíferos. Por outro lado, a falta de poda pode resultar num crescimento desordenado, fraca penetração da luz e numa colheita menos abundante.

Podar e treinar figueiras é uma arte de maestria que oferece recompensas na produção e na saúde das árvores. Ao compreender as necessidades específicas das figueiras, os jardineiros podem moldar o seu crescimento para maximizar a produção de figos saborosos e saudáveis. A poda e o adestramento, embora exigentes, são investimentos que resultam em figueiras que não só embelezam a paisagem, mas também oferecem uma abundância de suavidade deliciosa.

Capítulo 20: Os desafios do cultivo de figueiras em climas frios: a delicada arte de cultivar doçura
na Adversidade

Cultivar figueiras em climas frios é um desafio que testa a perseverança e a engenhosidade dos jardineiros. Embora as figueiras sejam frequentemente associadas a regiões quentes do Mediterrâneo, os entusiastas da jardinagem em climas mais frios esforçam-se por superar obstáculos para criar oásis suaves em ambientes menos tolerantes. É uma empreitada que exige um conhecimento profundo das necessidades das figueiras e criatividade na procura de soluções adaptadas às condições climáticas adversas.

Escolha de variedades resistentes

Um dos primeiros desafios para os jardineiros em climas frios é escolher variedades de figueiras tolerantes ao frio. Algumas variedades se adaptam melhor ao frio do que outras. As figueiras resistentes são geralmente preferíveis, pois têm a capacidade de suportar temperaturas mais baixas. A procura de variedades adaptadas ao clima é, portanto, um passo essencial para o sucesso do cultivo de figueiras num ambiente frio.

Proteção de inverno

A proteção no inverno é uma consideração crucial para as figueiras em climas frios. As figueiras são vulneráveis a geadas e ventos frios, que podem danificar partes frágeis da árvore, incluindo rebentos e botões. Os jardineiros podem usar métodos como envolver as árvores com materiais isolantes, cobrir o solo para proteger as raízes e criar estruturas temporárias para fornecer abrigo contra os elementos do inverno.

Cultivando em recipientes e em estufas

Em climas frios, o cultivo em recipientes e o cultivo em estufa oferecem soluções viáveis para cultivar figueiras. As figueiras em contêineres podem ser transportadas para dentro de casa durante os meses frios, proporcionando proteção contra geadas. As estufas, ao criarem um microclima mais quente, permitem que as figueiras prosperem mesmo em condições climáticas difíceis.

Manejo do Crescimento e Frutificação

Os climas frios podem retardar o crescimento e a frutificação das figueiras. A gestão cuidadosa da poda, fertilização e irrigação pode ajudar a estimular o crescimento das árvores e incentivar a produção de figos. A poda regular para remover galhos mortos ou improdutivos, juntamente com uma fertilização balanceada, podem ajudar a manter a saúde da árvore e otimizar a produção de frutos.

Adaptação e Criatividade

O cultivo de figueiras em climas frios requer uma certa adaptação e criatividade. Os jardineiros devem estar dispostos a experimentar diferentes abordagens para descobrir o que funciona melhor em seu ambiente específico. Os desafios podem parecer assustadores, mas também proporcionam uma oportunidade de ultrapassar os limites da cultura e explorar novos métodos para o sucesso.

Cultivar figueiras em climas frios é uma aventura exigente, mas oferece recompensas únicas para jardineiros persistentes. Apesar dos obstáculos climáticos, cada figo colhido torna-se um símbolo de sucesso e engenhosidade. Os desafios do cultivo em climas frios forçam os jardineiros a ultrapassar os limites da tradição e a explorar novas formas de cultivar a doçura em ambientes menos hospitaleiros. É uma demonstração da resiliência da natureza e da determinação humana em criar beleza onde menos se espera.

Capítulo 21: A interação entre a figueira e as abelhas: uma simbiose natural de realização
Mútuo

A interação entre a figueira e as abelhas ilustra perfeitamente a simbiose entre plantas e polinizadores. Estes dois intervenientes na natureza evoluíram ao longo de milénios para dependerem um do outro, criando uma dança harmoniosa que beneficia ambas as partes e o ecossistema como um todo. Esta relação complexa é uma verdadeira celebração da interconectividade da vida na Terra.

A relação do polinizador

A figueira e as abelhas desenvolveram uma relação estreita onde cada uma se beneficia das ações da outra. As figueiras são plantas polinizadas por insetos específicos, chamados agaonídeos ou "vespas da figueira". As flores da figueira são, na verdade, inflorescências invertidas nas quais ficam escondidas as minúsculas flores femininas. Os agaonídeos entram nas inflorescências para depositar seus ovos e, ao fazê-lo, transportam o pólen de uma flor para outra, permitindo a polinização cruzada e a formação de figos.

A mutualidade da polinização e da reprodução

Para as abelhas agaonídeos, o relacionamento é igualmente vital. As figueiras proporcionam um ambiente ideal para a postura e reprodução de ovos. As fêmeas dos agaonídeos entram nas inflorescências para depositar seus ovos e, no processo, transferem o pólen que permite a formação dos figos. As larvas de agaonídeos se desenvolvem dentro dos figos, consumindo algumas das sementes, preparando-as para carregar o pólen quando surgirem.

Biodiversidade Enriquecida

A interação entre a figueira e as abelhas não se limita apenas às figueiras e aos agaonídeos. Uma variedade de outros insetos, incluindo abelhas domésticas e selvagens, bem como outros insetos polinizadores, também são atraídos pelas flores do figo em busca de néctar e pólen. Esta biodiversidade enriquece o ambiente e contribui para a saúde geral do ecossistema.

Equilíbrio Ambiental

A interação entre figueiras e abelhas tem um impacto significativo no equilíbrio ambiental. Lá

A polinização das figueiras pelas abelhas promove a produção de frutos, que é vital para a vida selvagem que depende dos figos para se alimentar. Além disso, as figueiras servem como criadouros para agaonídeos, que são parte integrante da cadeia alimentar de outras criaturas.

Preservando a interação

Preservar a interação entre a figueira e as abelhas é fundamental para manter o equilíbrio do ecossistema. A degradação do habitat natural das abelhas e a perturbação antropogénica podem perturbar esta delicada relação. A protecção dos habitats naturais, a redução da utilização de pesticidas nocivos e a sensibilização para a importância dos polinizadores são acções essenciais para garantir a continuidade desta interacção benéfica.

A interação entre a figueira e as abelhas é um exemplo comovente de como a natureza criou laços estreitos entre plantas e animais para promover a sobrevivência mútua e o equilíbrio ecológico. As figueiras e as abelhas dançam ao ritmo de uma simbiose perfeita, onde cada uma contribui para a sustentabilidade da outra. Esta relação demonstra a beleza complexa da interação entre diferentes formas de vida e lembra-nos a necessidade de preservar a biodiversidade para o bem-estar do nosso planeta e dos seus habitantes.

Capítulo 22: O Figo na Medicina Tradicional: Um Tesouro Natural para a Saúde e o Bem-Estar
ser

Durante milénios, o figo foi reverenciado não só pelo seu sabor delicioso, mas também pelas suas propriedades promotoras da saúde em diversas tradições medicinais em todo o mundo. O figo, rico em nutrientes e compostos naturais, tem sido utilizado para tratar uma variedade de doenças e distúrbios, refletindo a sabedoria dos antigos na medicina natural e holística.

Equilíbrio e digestão

Em muitas culturas, o figo tem sido tradicionalmente associado à digestão e à regulação do sistema digestivo. A abundante fibra alimentar presente nos figos ajuda a aumentar o movimentos intestinais e prevenir a constipação. Os figos secos, ricos em fibras solúveis e insolúveis, têm sido frequentemente usados para aliviar problemas gastrointestinais e manter um sistema digestivo saudável.

O Coração e a Circulação

Os figos oferecem benefícios para a saúde cardiovascular. Eles contêm quantidades consideráveis de potássio, um mineral essencial que desempenha um papel na regulação da pressão arterial. Os antioxidantes encontrados nos figos, como os polifenóis, podem ajudar a proteger os vasos sanguíneos e reduzir o risco de doenças cardiovasculares.

Gerenciamento de diabetes

Em algumas culturas, os figos têm sido usados para ajudar a manter os níveis de açúcar no sangue. A fibra encontrada nos figos pode retardar a absorção de açúcares, o que pode beneficiar as pessoas com diabetes tipo 2. No entanto, é importante consultar um profissional de saúde antes de fazer qualquer mudança significativa na dieta para controlar o diabetes.

Fortalecimento imunológico

Os figos são fonte de vitaminas e minerais, incluindo vitamina C, que desempenha um papel fundamental no fortalecimento do sistema imunológico. Os antioxidantes encontrados nos figos podem ajudar a proteger as células dos danos causados pelos radicais livres, ajudando a fortalecer a resistência do organismo a infecções e doenças.

Bem-estar geral

Em muitas tradições, os figos têm sido usados como tônicos gerais para melhorar o bem-estar. Seu perfil nutricional diversificado os torna um alimento ideal para manter a energia, a vitalidade e a saúde geral. Os figos também são ricos em minerais como cálcio, magnésio e ferro, que apoiam a saúde óssea, muscular e sanguínea.

Advertências e Cuidados

Embora os figos ofereçam muitos benefícios à saúde, é importante lembrar que o seu consumo deve ser incluído numa alimentação equilibrada e variada. Os figos são naturalmente ricos em açúcar, por isso o consumo excessivo pode afetar os níveis de açúcar no sangue. Além disso, algumas pessoas podem ser alérgicas ao figo, por isso é aconselhável introduzi-lo na dieta de forma gradual.

O figo, tesouro natural rico em nutrientes e compostos bioativos, tem um lugar merecido na medicina tradicional. Culturas de todo o mundo reconheceram e aproveitaram as propriedades benéficas do figo para apoiar a saúde e o bem-estar. No entanto, é importante considerar estas utilizações tradicionais como complementares às práticas médicas modernas e procurar aconselhamento profissional caso surjam preocupações médicas. O figo, como fruta deliciosa e com virtudes terapêuticas, continua a ser uma lembrança da sabedoria da natureza e da harmonia entre o homem e a planta.

Capítulo 23: O Figo nos Rituais de Cura: O Antigo Poder do Fruto Sagrado

Desde os primórdios da humanidade, os figos têm sido muito mais do que apenas uma fonte de nutrição. Eles ocuparam um lugar especial nas crenças e práticas de cura de muitas culturas ao redor do mundo. O seu estatuto sagrado e as suas propriedades nutricionais únicas fizeram dos figos um elemento essencial nos rituais de cura, ilustrando o papel profundamente enraizado que desempenharam na busca pela saúde e pelo bem-estar.

O Simbolismo da Fig

O figo tem sido frequentemente visto como um símbolo de fertilidade, renovação e cura. A sua forma característica, textura carnuda e sabor suave fazem dela uma fruta rica em simbolismo, evocando vida, crescimento e vitalidade. Em muitas culturas, o figo é associado à deusa da fertilidade e da cura, enfatizando o seu papel na promoção da saúde e da regeneração.

Rituais de Purificação e Cura

Em algumas tradições, os figos eram usados em rituais de purificação e cura. Os figos frescos ou secos eram frequentemente consumidos ou usados para preparar infusões para remover toxinas do corpo, ajudar na digestão e aumentar a imunidade. Os figos eram considerados fonte de vitalidade e força, ajudando a restaurar o equilíbrio natural do corpo.

Amuletos e Talismãs

Os figos secos também têm sido usados como amuletos ou talismãs para proteção e cura. Usados ao pescoço ou colocados debaixo do travesseiro, acreditava-se que tinham o poder de afastar doenças e promover um sono reparador. As propriedades nutricionais dos figos foram associadas a qualidades curativas e protetoras que transcendiam o mundo físico.

Rituais Espirituais e Emocionais

Os figos têm sido envolvidos em rituais não apenas para curar o corpo, mas também para acalmar a mente e as emoções. Acreditava-se que a meditação e o consumo ritual de figos promoviam a paz interior, a clareza mental e o equilíbrio emocional. Os figos eram vistos como uma forma de fortalecer a conexão entre corpo e mente, incentivando a cura holística.

A abordagem moderna

Embora os rituais de cura do figo tenham sido frequentemente envoltos em mistério e espiritualidade, o conhecimento moderno sobre nutrição confirmou os benefícios para a saúde que os antigos reconheciam intuitivamente. Os figos são ricos em antioxidantes, fibras, minerais e vitaminas, o que os torna favoráveis à saúde digestiva, cardiovascular e imunológica.

O figo nos rituais de cura incorpora a antiga sabedoria da humanidade, conectando a natureza com a saúde física e espiritual. As crenças que cercam os figos nas práticas de cura destacam as maneiras pelas quais as culturas reconheceram e honraram os poderes curativos e regenerativos desta fruta. O figo continua a ser um lembrete da profunda interligação entre o homem e a natureza, bem como um testemunho de fé na capacidade intrínseca da Terra de guiar para a cura e o bem-estar.

Capítulo 24: Figueiras notáveis ao redor do mundo: os gigantes botânicos da Terra

As figueiras, com a sua silhueta majestosa e folhas exuberantes, cativam a imaginação humana há milénios. Em todo o mundo, estas árvores notáveis prosperaram em ambientes variados, deixando uma marca duradoura na história natural e cultural das suas respetivas regiões. Quer sejam reverenciadas pela sua idade, pelo seu tamanho imponente ou pelo seu papel central nos ecossistemas locais, as notáveis figueiras são testemunhas vivas do poder da natureza e da simbiose entre as plantas e o seu ambiente.

A figueira Banyan em Kalpavriksha, Índia

A figueira Banyan (Ficus benghalensis) é reverenciada na Índia sob o nome de Kalpavriksha, muitas vezes traduzido como "árvore dos desejos". Um dos exemplos mais famosos desse tipo é a figueira Banyan de Howrah, Calcutá. Com uma copa impressionante que se estende por aproximadamente 1,5 hectares, esta majestosa árvore é reverenciada como símbolo de fertilidade, força e cura. Os adoradores e visitantes locais se abrigam sob sua sombra relaxante, criando uma atmosfera de respeito e adoração.

A figueira de Moreton Bay, Austrália

A figueira Moreton Bay (Ficus macrophylla) é uma espécie icônica na Austrália. Um dos exemplares mais famosos é a figueira-cortina, localizada em Byron Bay. Este gigante botânico, também conhecido como "Figo Estrangulador" (figo estrangulador), envolve-se na árvore hospedeira em crescimento, sufocando suavemente a árvore subjacente ao longo do tempo. Apesar do seu nome sinistro, a figueira de Moreton Bay é uma parte vital do ecossistema australiano, fornecendo abrigo e alimento para muitas espécies animais.

A Figueira Pagode, Camboja

A figueira pagode (Ficus religiosa), também chamada de "Árvore Bodhi", ocupa um lugar central na espiritualidade budista. Acredita-se que a árvore seja o lugar onde Buda alcançou a iluminação. A figueira

Pagodes é um símbolo de conhecimento, sabedoria e iluminação espiritual. A notável árvore localizada em Wat Mahathat em Ayutthaya, na Tailândia, é famosa pela sua raiz que cresceu em torno de uma cabeça de Buda, criando uma imagem icónica que personifica a profunda ligação entre a natureza e a espiritualidade.

A Figueira Amaldiçoada, Madagascar

A maldita figueira (Ficus trichopoda) de Madagascar é um exemplo impressionante de como a natureza pode ser transformada em uma obra de arte escultural. As enormes raízes aéreas desta árvore entrelaçam-se e estendem-se dramaticamente, criando uma estrutura quase esculpida pelo tempo. Esta figueira única é um exemplo notável da engenhosidade da natureza para se adaptar e prosperar em ambientes adversos.

Figueiras notáveis em todo o mundo contam histórias de perseverança, simbiose e respeito pela natureza. Estes gigantes botânicos personificam a majestade e a complexidade da vida vegetal, ao mesmo tempo que deixam uma marca indelével nas culturas e nos ecossistemas que os rodeiam. A sua presença é um lembrete do poder da natureza para moldar paisagens surpreendentes e criar conexões profundas entre os humanos e o mundo natural que os rodeia.

Capítulo 25: Os mitos e lendas encantadas da figueira: a árvore sagrada da imaginação humana

A figueira, de estatura majestosa e folhas abundantes, sempre foi personagem central nos mitos e lendas das culturas de todo o mundo. Da fertilidade à espiritualidade, cura e criação, a figueira incorpora uma rica teia de símbolos e significados que capturam a imaginação humana há milénios.

A Figueira e a Criação

Em algumas culturas, a figueira é considerada a árvore da criação, a própria fonte da vida. Nas mitologias grega e romana, a figueira está associada à deusa Dionísio (Baco), deus do vinho e da fertilidade. A figueira também é reverenciada na tradição hindu como a árvore sagrada da deusa

Sarasvati, associada ao conhecimento, música e arte.

A figueira e a espiritualidade

A figueira é frequentemente associada a noções espirituais e religiosas. Na tradição budista, a figueira pagode (Ficus religiosa) é considerada sagrada porque foi sob esta árvore que Buda alcançou a iluminação. Esta figueira, também conhecida como "Árvore Bodhi", simboliza a busca pela sabedoria e pela verdade espiritual.

A figueira e a fertilidade

Devido à sua propensão para produzir grande quantidade de frutos, a figueira é frequentemente associada à fertilidade e à abundância. Nos antigos mitos gregos, a figueira estava ligada à deusa da fertilidade, Deméter, e à sua filha Perséfone. Os figos também foram dados como oferendas às divindades da fertilidade em muitas culturas.

A figueira e as transformações

Nas mitologias, a figueira é por vezes associada a transformações mágicas e misteriosas. As figueiras estranguladoras, que envolvem suas raízes em torno das árvores hospedeiras, são frequentemente cercadas por lendas de transformação e encantamento. Eles incorporam o conceito de vida que surge da morte, simbolizando a regeneração e o ciclo eterno.

A Figueira e os Lugares Sagrados

Muitas figueiras antigas são consideradas árvores sagradas, frequentemente associadas a locais de culto e religiosos. Estas árvores majestosas, com a sua presença imponente e carácter eterno, acrescentam uma dimensão espiritual aos locais onde crescem. Tornam-se centros de reunião e adoração, proporcionando uma ligação tangível entre o divino e o terreno.

Os mitos e lendas ligados à figueira comprovam o profundo impacto que esta árvore teve na imaginação humana. Cada cultura teceu a sua própria narrativa em torno desta árvore majestosa, reflectindo os valores, crenças e esperanças da sociedade. A figueira transcende fronteiras geográficas e temporais, unindo os seres humanos através de um fascínio partilhado pelos mistérios da natureza e pelos significados mais profundos que emergem da sua sombra abundante.

Capítulo 26: Segredos para Preservar Figos Frescos: Preservando a Doçura da Natureza

Os figos frescos, de polpa doce e textura deliciosa, são uma iguaria sazonal apreciada por muitos amantes da fruta. No entanto, a sua curta vida útil pode tornar a sua conservação um desafio. Descobrir os segredos para preservar o sabor e a qualidade dos figos frescos pode prolongar o prazer de degustá-los para além da época.

Escolhendo os figos certos

O primeiro passo para armazenar figos frescos é escolher frutas maduras, mas firmes. Evite figos muito moles ou manchados, pois podem estragar rapidamente. Procure figos levemente macios ao toque, mas não muito macios, com uma cor uniforme e vibrante.

Leve à geladeira imediatamente

Assim que levar os figos para casa, coloque-os na geladeira. Os figos frescos são sensíveis ao calor e à umidade, o que pode acelerar seu amadurecimento e deteriorar-se rapidamente. Coloque-os em um saco plástico perfurado ou em uma caixa plástica com uma toalha de papel no fundo para absorver a umidade.

Evite lavagem prematura

É melhor não lavar os figos antes de refrigerá-los. A umidade excessiva pode promover mofo e deterioração. Lave os figos antes de comê-los para mantê-los frescos.

Consumir rapidamente

Os figos frescos tendem a estragar rapidamente, mesmo quando refrigerados. Portanto, é aconselhável consumi-los dentro de dois a três dias após a compra. Quanto mais cedo você comê-los, mais poderá desfrutar de seu sabor doce e textura deliciosa.

Figos Congelados

Se você tiver figos frescos em excesso e quiser conservá-los por mais tempo, pode congelá-los. Lave-os, retire os caules e corte-os em pedaços se desejar. Coloque os pedaços em uma assadeira e congele até ficar firme. Em seguida, transfira os figos para sacos para freezer ou recipientes herméticos e coloque-os de volta no freezer. Eles podem ser usados em smoothies, assados e outras preparações depois de descongelados.

Uso criativo

Se você tem figos frescos que estão começando a amadurecer, mas não consegue consumi-los rapidamente, considere usá-los em receitas. Os figos podem ser transformados em compotas, compotas ou molhos para prolongar a sua vida e ao mesmo tempo adicionar um toque doce aos seus pratos.

Os figos frescos são um tesouro da natureza para ser apreciado na época. Ao compreender os segredos da sua preservação, pode maximizar a sua frescura e prolongar a sua delicadeza para apreciá-los para além do breve período de disponibilidade. Seguindo as recomendações de refrigeração, consumo rápido e congelamento, você poderá preservar a doçura natural dos figos frescos e saborear com satisfação cada mordida.

Capítulo 27: Tesouros Derivados da Figueira: Óleos, Loções e Mais

A figueira, além de oferecer frutos suculentos, apresenta uma riqueza escondida nos seus derivados. Dos óleos às loções, passando pelos produtos de beleza e bem-estar, os produtos provenientes da figueira têm cativado a atenção dos consumidores.

conhecedores que procuram cuidados naturais. Esses tesouros derivados da figueira têm o poder de trazer benefícios desta planta excepcional em novas formas e novas experiências.

Óleos essenciais de figo

Os óleos essenciais de figo são cada vez mais populares pelas suas propriedades benéficas para a pele e para a saúde. Ricos em antioxidantes e ácidos graxos, esses óleos podem hidratar e nutrir a pele, deixando-a macia e flexível. Eles também podem ser usados para criar aromas únicos e calmantes. Os óleos essenciais de figo prestam-se à aromaterapia, oferecendo aromas refrescantes que podem promover relaxamento e bem-estar.

Loções e cremes à base de figo

Loções e cremes à base de figo tornaram-se populares na indústria de cuidados com a pele. Graça à Com propriedades hidratantes e calmantes, esses produtos podem ajudar a manter a elasticidade e a saúde da pele. As vitaminas, minerais e antioxidantes encontrados nos figos ajudam a nutrir profundamente a pele e a proteger contra os danos ambientais.

Produtos de beleza naturais

Os figos são cada vez mais incorporados em produtos de beleza naturais, como máscaras faciais, esfoliantes e soros. Devido ao seu conteúdo de nutrientes essenciais, os figos podem revitalizar a pele, promover uma tez brilhante e reduzir os sinais de envelhecimento. Além disso, sua suavidade natural os torna adequados para peles sensíveis.

Produtos Alimentares Derivados

Além dos cuidados com a pele e da beleza, os figos também são utilizados em diversos produtos derivados de alimentos. Produtos como compotas, vinagres de figo, chás e infusões dão um toque doce e delicioso a diversas preparações culinárias. Os figos também são fonte de fibras e nutrientes, o que os torna uma ótima opção para produtos alimentares saudáveis e saborosos.

O apelo da natureza

A crescente popularidade dos produtos derivados da figueira reflete a tendência crescente de cuidados naturais para a pele e ingredientes autênticos. Os consumidores procuram alternativas naturais aos produtos químicos e sintéticos, e os produtos derivados da figueira oferecem uma solução que combina o poder da natureza com a inovação moderna.

Os produtos derivados da figueira personificam a diversidade de benefícios que esta extraordinária planta oferece à humanidade. Quer sejam utilizados para beleza, saúde ou gastronomia, estes tesouros derivados cativam a atenção ao proporcionar experiências sensoriais e benefícios holísticos. Eles são uma prova do poder da natureza em fornecer recursos versáteis e eficazes que atendem às necessidades do nosso corpo, mente e bem-estar.

Capítulo 28: O Figo: Um Símbolo Religioso e Espiritual Ancestral O figo, com suas ricas nuances de simbolismo religioso e espiritual, marcou as crenças e práticas espirituais de várias culturas ao longo dos tempos. Como árvore milenar e fruto nutritivo, o figo tornou-se um símbolo poderoso que evoca noções de conhecimento, espiritualidade, regeneração e profunda ligação entre o homem e o divino.

O figo nas Escrituras

Os figos desempenham um papel significativo em muitas tradições religiosas. Nos textos bíblicos, o figo é mencionado diversas vezes. No Antigo Testamento, o figo é considerado um sinal de prosperidade e bênção. A parábola da figueira estéril, contada nos evangelhos, é um exemplo do uso do figo como metáfora espiritual, enfatizando a importância da produtividade espiritual na vida do indivíduo.

O Simbolismo da Fig

O figo é frequentemente associado a noções de conhecimento e sabedoria. Na tradição judaico-cristã,

A folha de figueira é um símbolo do pecado original e da consciência do homem sobre sua própria vulnerabilidade e natureza imperfeita. Na tradição hindu, a figueira nos pagodes é o local onde Buda alcançou a iluminação, simbolizando a busca pela verdade espiritual.

O figo como metáfora espiritual

O crescimento do figo, do verde ao fruto maduro, é frequentemente usado como metáfora para o amadurecimento espiritual e o crescimento pessoal. Da mesma forma, o figo evoca a dualidade da experiência humana, representando doçura e amargura, alegria e sofrimento, luz e escuridão. Este simbolismo reflete a natureza complexa da vida espiritual e incentiva a compreensão do equilíbrio entre aspectos opostos.

O Figo e a Conexão com a Natureza

Em muitas tradições espirituais, o figo encarna a profunda ligação entre o homem e a natureza. Ao homenagear o figo, os indivíduos reconhecem a sabedoria da natureza e o papel que cada elemento desempenha no equilíbrio do universo. O figo torna-se assim um lembrete da harmonia entre o homem, a terra e o sagrado. O figo, como símbolo religioso e espiritual, transcende fronteiras culturais e temporais. Ressoa com o anseio humano por conhecimento, sabedoria, crescimento espiritual e conexão com algo maior do que si mesmo. O simbolismo do figo lembra-nos que, tal como o fruto amadurece ao longo das estações, a alma humana evolui e cresce na sua busca de significado e compreensão. O figo continua a ser um elo tangível entre a experiência humana e o divino, convidando todos a meditar nos mistérios profundos da vida e da espiritualidade.

Capítulo 29: As Figueiras Proeminentes: O Esplendor das Figueiras nos Jardins Botânicos

Renomado

Jardins botânicos renomados em todo o mundo são refúgios de biodiversidade e beleza natural, abrigando uma variedade impressionante de plantas de todos os cantos do planeta. Entre os tesouros verdes que povoam estes jardins, as figueiras destacam-se pela sua majestade, pela sua história e pela sua simbolismo. De uma época para outra, as figueiras prosperaram nos jardins botânicos, proporcionando aos visitantes uma visão cativante sobre a complexidade e diversidade do mundo vegetal.

O Jardim Botânico do Rio de Janeiro, Brasil

O Jardim Botânico do Rio de Janeiro, Brasil, abriga uma figueira Banyan (Ficus benghalensis) que se espalha por uma grande área. Esta árvore majestosa cria uma intrincada rede de raízes aéreas que envolvem a árvore hospedeira, criando uma estrutura visualmente deslumbrante. Os visitantes podem passear sob a sombra benéfica dos seus ramos emaranhados, descobrindo a magia da natureza que se desenrola diante dos seus olhos.

O Jardim Botânico de Singapura

O Jardim Botânico de Cingapura abriga uma espécie fascinante de figueira: a figueira pagode (Ficus religiosa). Esta variedade também é conhecida como "Árvore Bodhi" e é reverenciado por ter sido a árvore sob a qual Buda alcançou a iluminação. A árvore do Jardim Botânico de Singapura é descendente da árvore histórica, estabelecendo assim uma conexão espiritual com a sabedoria antiga.

Jardim Botânico do Brooklyn, Estados Unidos

O Jardim Botânico do Brooklyn, em Nova York, possui uma figueira Moreton Bay (Ficus macrophylla) de presença imponente. Com suas raízes aéreas suspensas no ar, esta árvore parece saída de um conto de fadas. Os visitantes ficam fascinados pela forma como a árvore evoluiu para coexistir com o seu ambiente, criando uma visão extraordinária de adaptação e beleza natural.

O Jardim Majorelle, Marrocos

O Jardin Majorelle em Marrakech, Marrocos, é famoso pelos seus jardins exóticos, cores vivas e atmosfera encantadora. Entre as plantas exuberantes, as figueiras acrescentam um toque de mistério e autenticidade. O jardim também abriga um cacto espinhoso (Opuntia ficus-indica), um cacto com figos carnudos, simbolizando resiliência e adaptação a ambientes áridos.

A importância das figueiras nos jardins botânicos

As figueiras não são apenas árvores imponentes nos jardins botânicos, elas personificam a história, a diversidade e a profunda relação entre o homem e a natureza. A sua presença evoca histórias antigas, conexões culturais e significados simbólicos. As figueiras em jardins botânicos renomados são mais do que apenas atrações visuais; são embaixadores vivos da complexidade e da beleza da vida vegetal, cativando os visitantes e inspirando um respeito renovado pelo mundo natural.

Capítulo 30: O Advento da Figueira: Cultivando o Futuro Diante das Mudanças Climáticas

As alterações climáticas, uma realidade inegável, têm impactos profundos na agricultura e na produção alimentar em todo o mundo. Neste contexto, o cultivo do figo, que tem uma longa história de relacionamento com a humanidade, enfrenta novos desafios e oportunidades. Ao explorar abordagens sustentáveis e inovadoras, o cultivo do figo poderá desempenhar um papel crucial na adaptação às alterações climáticas e na preservação dos recursos naturais.

Resiliência Climática

A figueira é reconhecida pela sua capacidade de adaptação às mais variadas condições climáticas. No entanto, as alterações climáticas podem alterar os padrões de temperatura, precipitação e sazonalidade, o que poderá afectar o crescimento e a frutificação das figueiras. Estudos sobre variedades de figo resistentes ao calor e à seca podem ser essenciais para garantir a sustentabilidade desta cultura.

Otimização de Recursos Hídricos

Num contexto de crescente escassez de água em muitas regiões, a gestão da água torna-se crucial para o cultivo do figo. Métodos de irrigação eficientes, como a irrigação por gotejamento, poderiam minimizar o desperdício de água e, ao mesmo tempo, fornecer às figueiras os recursos de que necessitam para prosperar. A busca por práticas agrícolas sustentáveis que reduzam a demanda de água e ao mesmo tempo maximizem os rendimentos serão cruciais para o futuro da figueira.

Diversidade genética como aliada

A diversidade genética das variedades de figueiras é um recurso inestimável para enfrentar os desafios climáticos. Ao identificar e preservar variedades resistentes às alterações climáticas, os agricultores podem garantir a sustentabilidade a longo prazo do cultivo do figo. Os programas de melhoramento destinados a desenvolver variedades adaptadas ao clima podem reforçar a resiliência desta cultura.

A transição para práticas sustentáveis

A mudança para práticas agrícolas sustentáveis é essencial para o futuro do cultivo do figo. A adoção da agroecologia, a redução do uso de agrotóxicos e fertilizantes químicos, bem como a promoção da biodiversidade nos pomares, podem ajudar a manter o equilíbrio ecológico e a minimizar os impactos negativos ao meio ambiente.

Educação e Conscientização

Educar os agricultores e as comunidades locais sobre as questões das alterações climáticas e as melhores práticas agrícolas é crucial para garantir a sustentabilidade do cultivo do figo. A sensibilização para a importância da preservação dos ecossistemas, da redução das emissões de carbono e da gestão dos recursos naturais pode inspirar ações positivas.

O futuro do cultivo do figo está intimamente ligado à sua capacidade de adaptação aos desafios das alterações climáticas. Ao combinar inovação científica, práticas agrícolas sustentáveis e sensibilização comunitária, é possível cultivar este símbolo antigo num novo contexto climático. O cultivo do figo tem a oportunidade de se tornar um modelo de adaptação e resiliência face às mudanças nas realidades climáticas, ao mesmo tempo que continua a nutrir as gerações futuras com os seus frutos suculentos e o seu rico simbolismo.

Capítulo 31: A Elegância da Fig: Preservação da Biodiversidade através da Árvore Antiga

O figo, fruta doce e suculenta, não faz só as delícias das papilas gustativas; também desempenha um papel crucial na preservação da biodiversidade. Como planta fundamental, o figo influencia os ecossistemas, fornecendo habitat vital para uma variedade de espécies, incentivando a polinização e contribuindo para o frágil equilíbrio da natureza. Além do sabor delicioso, o figo faz parte de uma complexa rede de interações biológicas que nutrem a diversidade e a sustentabilidade.

Habitat Ecológico para Vida Selvagem

As figueiras, com a sua estrutura espessa e ramos abundantes, criam habitats diversos para muitas criaturas, desde pequenos pássaros a insectos e morcegos. As aves, em particular, refugiam-se nos ramos e alimentam-se dos figos, contribuindo assim para a dispersão de sementes e para o crescimento de novas árvores. As figueiras tornam-se santuários onde a biodiversidade floresce.

Relações mutuamente benéficas com polinizadores

As figueiras, muitas vezes polinizadas por vespas específicas, estabelecem relações simbióticas únicas. As figueiras machos produzem flores que abrigam vespas polinizadoras, enquanto as figueiras fêmeas produzem os frutos. Esta dança subtil entre árvores e polinizadores é um exemplo de como a biodiversidade se entrelaça para garantir a reprodução e a sustentabilidade das espécies.

Promoção da Biodiversidade Vegetal

As figueiras também desempenham um papel na promoção da biodiversidade vegetal. Seus galhos grossos fornecem suporte para plantas epífitas, que crescem acima do solo sem parasitar a árvore hospedeira. Estas plantas acrescentam uma camada extra de diversidade ao ecossistema, criando um ambiente rico em espécies e habitats.

Significado para as comunidades indígenas

Em muitas regiões, as figueiras são reverenciadas pelos povos indígenas por suas funções ecológico e cultural. As figueiras sagradas são frequentemente consideradas pontos focais de biodiversidade e são protegidas em conformidade. Simbolizam a relação harmoniosa entre o homem e a natureza, relembrando a importância da preservação da riqueza biológica para as gerações futuras.

A Responsabilidade da Conservação

A figueira, como elemento-chave da biodiversidade, destaca a responsabilidade humana de preservar os ecossistemas e proteger as espécies. A desflorestação, as alterações climáticas e outros factores ameaçam estas delicadas interconexões. Ao tomar medidas para proteger as figueiras e os ecossistemas para os quais elas contribuem, honramos a complexidade da vida e ajudamos a manter a estabilidade do planeta.

O figo, com o seu papel fundamental na biodiversidade, lembra como cada elemento natural está entrelaçado na complexa teia da vida. Do menor inseto às árvores majestosas, cada ator desempenha um papel essencial na preservação da biodiversidade. Ao apreciar o figo mais do que pela sua delicadeza gustativa, honramos o seu contributo para a diversidade da vida e reforçamos o nosso compromisso de proteger e preservar a riqueza biológica que nutre o nosso planeta.

Capítulo 32: A incrível paleta de figos: uma dança de cores e formas

Os figos, frutas icónicas com sabores cativantes, não só encantam as nossas papilas gustativas, como também surpreendem os nossos olhos pela sua fascinante gama de cores e formas. Dos tons cintilantes às silhuetas variadas, os figos proporcionam um espetáculo visual cativante que reflete a diversidade da natureza e desperta o nosso apreço pela beleza em toda a sua riqueza.

Uma paleta de cores

Os figos vêm em uma variedade impressionante de cores que variam do verde brilhante ao roxo profundo e ao amarelo dourado. Os figos verdes costumam ser os primeiros a aparecer nas árvores, anunciando o início da temporada. À medida que os figos amadurecem, eles podem adquirir tons mais escuros e ricos, variando do roxo escuro, quase preto, ao vermelho bordô. Algumas variedades exibem até tons de marrom e laranja.

Formas elegantes e intrigantes

Os figos não são apenas atraentes pelas cores, mas também apresentam uma diversidade de formas que aumentam o seu charme. Alguns figos são redondos e carnudos, enquanto outros são mais alongados e cônicos. Figos "gota d'água" tem formato de lágrima, enquanto "turco" têm uma silhueta mais arredondada e achatada. Esta variedade de formas demonstra as muitas facetas da natureza e contribui para a experiência visual de degustação.

Obras de Arte Naturais

Os figos, com suas variações de cor e formato, são como obras de arte naturais que evoluem à medida que amadurecem. Cada nuance e contorno contam uma história de crescimento, transformação e ciclos de vida. Ao observá-los, lembramo-nos da magia da natureza e da complexidade da criação.

O Reflexo da Diversidade Natural

A diversidade de cores e formas dos figos é um reflexo da diversidade natural que caracteriza o nosso mundo. Cada variedade de figo carrega consigo a história do seu terroir, do seu ambiente e das forças que contribuíram para o seu crescimento único. Esta diversidade lembra-nos a importância de preservar variedades antigas e locais para manter a riqueza genética das plantas.

Os figos são mais do que um deleite para os sentidos, são uma celebração visual da criatividade da natureza. A sua paleta de cores e as suas formas variadas são testemunhos da beleza que se revela no mundo natural. Ao saborear figos, somos convidados a contemplar a sinfonia visual da natureza e a renovar o respeito pela diversidade que embeleza o nosso planeta.

Capítulo 33: Fascínio Frutado: Figos na Cultura Popular Contemporânea

Os figos, aquelas delícias doces e carnudas, não são apenas um deleite para as papilas gustativas, mas também entraram na cultura popular contemporânea. Seja através da comida, da moda, da arte ou mesmo das redes sociais, os figos continuam a captar a imaginação das pessoas e a despertar um interesse duradouro.

A Festa da Gastronomia

Os figos ganharam popularidade na cozinha contemporânea, sendo encontrados não só nas sobremesas tradicionais, mas também numa variedade de pratos salgados e doces. Das saladas aos queijos finos, das torradas às carnes grelhadas, os figos dão um toque sofisticado a uma infinidade de receitas. Sua combinação de doçura e amargor oferece uma paleta de sabores complexa e deliciosa, ampliando os horizontes culinários dos amantes da gastronomia.

Moda elegante

Os figos também dominaram o mundo da moda. Sua rica paleta de cores, que vai do roxo escuro ao vermelho profundo, inspirou designers a criar roupas e acessórios que refletem esse tom atraente. Dos vestidos de noite às joias, os figos transformaram-se numa fonte de inspiração visual para designers contemporâneos.

A Arte da Criatividade

Os figos não são apenas comidos, mas também inspiram os artistas a criar obras visuais cativantes. De pinturas a fotografias, de esculturas a ilustrações, os figos tornaram-se temas artísticos populares. Suas formas e cores únicas proporcionam uma tela de expressão criativa para artistas contemporâneos que buscam capturar a beleza da natureza em seu trabalho.

Mídias Sociais: Vitrine Virtual

Os figos também marcaram presença nas redes sociais, onde os amantes da gastronomia, fotografia e estilo de vida compartilham suas criações culinárias e estéticas. Hashtags dedicadas aos figos estão inundando plataformas, mostrando como esta fruta conquistou corações e estômagos em todo o mundo. Blogs de culinária, contas do Instagram e vídeos de receitas ajudaram a elevar os figos ao status de ícone na cultura popular contemporânea.

O figo, fruta milenar com rico simbolismo, conseguiu integrar-se harmoniosamente na cultura popular contemporânea. Eles personificam uma convergência entre tradição e modernidade, entre prazeres gustativos e expressões artísticas. Da comida requintada às criações artísticas, os figos continuam a inspirar, encantar e embelezar as nossas vidas, ao mesmo tempo que celebram o seu lugar num mundo em constante mudança.

Capítulo 34: Brilho Natural: Figo na Cosmética Moderna

A cosmética moderna abriu as portas a uma variedade de ingredientes naturais com propriedades benéficas e, entre eles, o figo destaca-se pelo seu potencial em proporcionar benefícios notáveis à pele e aos cabelos. De formulações inovadoras a produtos de beleza, o figo tornou-se uma estrela em ascensão no mundo da beleza, oferecendo um toque de elegância natural e requinte aos rituais de cuidado da pele.

Nutrição e Hidratação

Os figos são ricos em nutrientes essenciais, incluindo vitaminas, minerais e antioxidantes. Na cosmética, essas propriedades se traduzem em nutrição intensa e hidratação profunda da pele e dos cabelos. Os produtos de figo ajudam a prevenir a desidratação, acalmam a pele seca e condicionam os cabelos danificados, proporcionando brilho natural.

Antioxidantes e Antienvelhecimento

Os antioxidantes encontrados nos figos desempenham um papel crucial no combate aos efeitos do envelhecimento. Eles ajudam a proteger a pele contra os radicais livres e a prevenir sinais prematuros de envelhecimento, como linhas finas e rugas. Os produtos de beleza à base de figo proporcionam suporte natural à pele, promovendo a regeneração celular e mantendo uma aparência jovem e radiante.

Esfoliação Suave e Natural

O figo contém enzimas naturais que ajudam a esfoliar suavemente a pele, removendo as células mortas e revelando uma tez mais brilhante e uniforme. Os produtos esfoliantes à base de figo oferecem uma alternativa suave e não abrasiva aos tratamentos químicos, ao mesmo tempo que nutrem a pele e promovem a renovação celular.

Proteção capilar

Para os cabelos, os figos proporcionam proteção natural contra os danos ambientais, ao mesmo tempo que fortalecem a estrutura do cabelo e melhoram a elasticidade. Os produtos capilares de figo ajudam a prevenir pontas duplas, adicionar brilho e manter a saúde geral do cabelo.

Compromisso com a Sustentabilidade

A crescente popularidade dos produtos cosméticos à base de figo também faz parte do movimento em direção a uma beleza mais sustentável. Ingredientes naturais e renováveis como o figo são vistos como ecologicamente corretos e preocupados com a saúde da pele. Os consumidores procuram produtos que sejam eficazes e amigos do planeta, e fig preenche ambos os requisitos com elegância.

O figo, com as suas virtudes nutricionais e as suas propriedades regeneradoras, conquistou um lugar de eleição no mundo da cosmética moderna. De loções a máscaras e soros, traz um toque de naturalidade luxuosa aos rituais de beleza. Ao mesmo tempo que abraça a tradição e a ciência, o figo celebra o seu papel de cúmplice da pele e dos cabelos, proporcionando uma experiência sensorial prazerosa e benefícios duradouros para a beleza que irradia de dentro para fora.

Capítulo 35: Vigilância e Remédios: Gerenciando Doenças Comuns da Figueira

A figueira, símbolo de fertilidade e riqueza, apresenta desafios fitossanitários. Como

Todas as plantas, figueiras, estão sujeitas a certas doenças que podem comprometer o seu crescimento e produtividade. No entanto, com um conhecimento profundo e medidas de prevenção adequadas, é possível proteger estas preciosas árvores de doenças comuns e mantê-las saudáveis.

Oídio

O oídio é uma doença fúngica que aparece como uma camada pulverulenta branca nas folhas, caules e frutos da figueira. Para prevenir e tratar o oídio, é importante manter uma boa circulação de ar ao redor da árvore, podando galhos com folhas densas. A aplicação de um fungicida sulfuroso também pode ajudar a controlar a doença.

Podridão de frutas

A podridão dos frutos, muitas vezes causada por fungos ou bactérias, pode afetar os figos, especialmente em climas úmidos. Para evitar o apodrecimento dos frutos, é aconselhável colher os figos maduros assim que estiverem prontos, manuseá-los com cuidado para evitar ferimentos e armazená-los em local seco e bem ventilado. O uso de fungicidas apropriados também pode ajudar a prevenir esta doença.

Ferrugem

A ferrugem é uma doença fúngica que aparece como manchas marrons ou vermelhas nas folhas da figueira. A prevenção da ferrugem envolve manter as folhas secas, evitando regar a folhagem. Se infectado, podar as partes afetadas pode ajudar a limitar a propagação da doença. Os fungicidas de cobre também podem ser usados para tratar a ferrugem.

Necrose Bacteriana

A necrose bacteriana é uma doença que causa lesões marrom-escuras ou pretas nos caules e galhos da figueira. A prevenção da necrose bacteriana envolve praticar uma poda cuidadosa, removendo as partes infectadas e desinfetando as ferramentas entre cada corte para evitar a propagação de bactérias. Em casos de infecção grave, pode ser necessário remover a árvore infectada para prevenir doenças para se espalhar para outras figueiras.

O manejo de doenças comuns nas figueiras requer vigilância contínua e uma abordagem proativa. A chave reside na prevenção, na promoção de um ambiente saudável e na implementação de práticas de cultivo adequadas. A identificação precoce dos sintomas e o uso direcionado de métodos de tratamento, como fungicidas e práticas de poda, podem desempenhar um papel vital na manutenção da saúde das figueiras. Ao combinar o conhecimento das doenças com medidas de precaução adequadas, os amantes do figo podem manter a vitalidade das suas árvores e continuar a desfrutar destas delícias naturais.

Capítulo 36: Equilíbrio Natural: Os Inimigos Naturais da Figueira

No complexo ecossistema da figueira, uma delicada harmonia é mantida pela presença de inimigos naturais. À medida que a figueira cresce e se desenvolve, ela se depara com uma variedade de organismos que, embora considerados "inimigos", desempenham um papel essencial na manutenção do equilíbrio biológico e da saúde da figueira. Estes inimigos naturais não são apenas predadores, mas também reguladores que contribuem para a diversidade e estabilidade do ecossistema.

Predadores Insetívoros

As figueiras são o lar de uma infinidade de insetos que, embora possam parecer pragas, atuam como predadores naturais de outros organismos que podem causar danos. Aranhas, joaninhas e vespas parasitóides são alguns desses predadores insetívoros que se alimentam de pragas de insetos, como pulgões e ácaros. Ao regular as populações de pragas de insetos, esses predadores ajudam a manter a saúde geral da figueira.

Os pássaros e os morcegos

As figueiras produzem frutos abundantes que, além de alimentar o homem, são fonte de alimento para muitos animais. Pássaros e morcegos comem figos maduros, ajudando a dispersar as sementes e estimulando o crescimento de novas árvores. Em troca, esses animais ajudam também para controlar populações de insetos nocivos, alimentando-se de espécies que podem danificar a figueira.

Biodiversidade Vegetal

A presença de uma diversidade de plantas ao redor da figueira também pode contribuir para a proteção natural da árvore. Algumas plantas produzem compostos químicos que repelem insetos nocivos ou atraem predadores naturais. Ao promover a biodiversidade vegetal, os proprietários de figueiras podem criar um ambiente favorável à regulação biológica e à prevenção de infestações.

O precioso equilíbrio

A coexistência das figueiras com os seus inimigos naturais reflete o equilíbrio complexo e subtil que caracteriza os ecossistemas naturais. Estes inimigos naturais, muitas vezes considerados pragas à primeira vista, são na verdade os guardiões do equilíbrio, garantindo que o crescimento da figueira não se torna descontrolado e que nenhum organismo se torna demasiado dominante. A ausência destes inimigos naturais poderia perturbar a cadeia alimentar e levar a desequilíbrios indesejados.

A presença de inimigos naturais no ecossistema da figueira é um lembrete comovente da complexidade da vida e da interdependência das espécies. As interações entre figueiras, predadores e plantas circundantes formam uma teia de interconexões que promovem a diversidade, a saúde e a sustentabilidade dos ecossistemas. Ao respeitar este equilíbrio natural, celebramos a riqueza da natureza e promovemos a convivência harmoniosa de todas as criaturas que partilham o mundo das figueiras.

Capítulo 37: Naturalmente Delicioso: Figos na Culinária Vegana

A cozinha vegana, caracterizada pelo respeito pelos seres vivos e pelo meio ambiente, prospera com uma ampla gama de ingredientes vegetais. Entre eles, o figo brilha como fonte de delícias naturais, trazendo um toque doce e nutritivo aos pratos veganos. Das entradas às sobremesas, os figos oferecem uma versatilidade gastronómica que se adapta perfeitamente à ética e aos sabores da cozinha vegano.

Delicadeza em Pratos Salgados

Os figos frescos ou secos trazem uma nota doce sutil e contrastante aos pratos salgados, criando um equilíbrio de sabores que delicia as papilas gustativas. Eles podem ser usados em saladas para adicionar um toque de doçura, em pratos de grãos integrais para criar uma rica experiência de sabor, ou mesmo em molhos para criar uma base doce e picante.

Figos em sobremesas veganas

Quando se trata de sobremesas, os figos são estrelas indiscutíveis. Podem ser transformados em compotas, compotas ou recheios para bolos veganos. Os figos secos, quando reidratados, tornam-se um deleite naturalmente doce para adicionar a muffins, biscoitos e outros doces.

Queijos Vegetais e Figos

Uma combinação clássica na culinária vegana são os queijos vegetais e os figos. Os figos combinam perfeitamente com queijos vegetais duros ou moles, acrescentando um toque doce e textural que imita a experiência dos queijos tradicionais. Essas combinações criam uma explosão de sabores que encantam os paladares veganos.

Energia e Nutrição Natural

Os figos, ricos em fibras, vitaminas e minerais, oferecem um impulso nutricional à culinária vegana. As suas propriedades nutricionais tornam-nos na escolha ideal para receitas veganas que visam fornecer uma fonte sustentável de energia e, ao mesmo tempo, satisfazer as necessidades de nutrientes essenciais.

Ética e Criatividade Culinária

O uso de figos na culinária vegana reflete o compromisso com a alimentação ética e ambientalmente amigável. Os figos, sendo produtos naturais e não de origem animal, enquadram-se perfeitamente nos princípios da culinária vegana. Além disso, inspiram a criatividade culinária, dando aos chefs veganos uma tela de sabores na qual podem pintar obras-primas culinárias.

Os figos, símbolos de fertilidade e doçura, enquadram-se harmoniosamente na cozinha vegana, proporcionando um toque natural de delicadeza e sabor adocicado. A sua versatilidade torna-os ingredientes valiosos para pratos salgados e doces, entradas e sobremesas. Os figos não são apenas aliados das papilas gustativas, mas também dos valores éticos e ambientais da culinária vegana. Ao incorporá-los com criatividade e paixão, os fãs da cozinha vegana podem presentear o seu paladar com uma experiência culinária que celebra a natureza, a saúde e o respeito por todas as formas de vida.

Capítulo 38: A arte de enxertar figueiras: mesclando natureza com tecnologia

A enxertia, técnica ancestral de propagação de plantas, tornou-se uma arte refinada ao longo dos séculos. Quando aplicada às figueiras, esta técnica ganha uma nova dimensão, permitindo aos entusiastas criar variedades únicas, restaurar árvores antigas e partilhar o seu amor por estas árvores majestosas. A arte de enxertar figueiras é uma demonstração da colaboração harmoniosa entre a mão do homem e o poder da natureza.

A fusão de dois indivíduos

A enxertia consiste na fusão de um porta-enxerto, que fornece raízes e sustentação, com uma copa, que confere as características desejadas à variedade. No caso das figueiras, esta fusão cria uma nova harmonia entre o vigor do porta-enxerto e as características distintivas da copa. Os enxertos permitem multiplicar rapidamente variedades excepcionais e preservar exemplares raros ou antigos.

Técnicas de Enxerto

Diversas técnicas de enxertia são utilizadas nas figueiras, cada uma adequada a finalidades específicas. Enxerto de fenda, enxerto de escudo e enxerto de incrustação estão entre os métodos comumente usados.

funcionários. Cada uma dessas técnicas requer uma precisão cuidadosa e um conhecimento profundo da fisiologia da figueira.

A criação de novas variedades

A arte de enxertar figueiras permite que horticultores e amadores criem novas variedades combinando as características desejadas de diferentes figueiras. Por exemplo, uma figueira que produz frutos excepcionalmente doces pode ser enxertada em porta-enxertos resistentes a doenças. Esta abordagem criativa abre a porta para explorar sabores e aspectos visuais únicos.

Preservação do Patrimônio Vegetal

Figueiras velhas e raras podem ser ameaçadas por fatores como doenças, mudanças ambientais ou negligência. A enxertia torna-se então uma ferramenta essencial para a preservação desses preciosos exemplares. Enxertar um pedaço de uma figueira antiga em um porta-enxerto saudável garante a sobrevivência de características únicas e histórias antigas.

Paciência recompensada

Enxertar figueiras requer uma dose generosa de paciência. Os resultados não são instantâneos, mas o tempo investido resulta em recompensas duradouras. Enxertos bem feitos podem produzir figueiras vigorosas e produtivas, criando um legado vivo para as gerações futuras.

A arte de enxertar figueiras incorpora a fusão entre ciência, técnica e criatividade. Serve como um lembrete de que as mãos humanas podem trabalhar em harmonia com as forças da natureza para criar algo novo, respeitando as raízes do passado. Ao dominar esta técnica, os entusiastas da figueira enriquecem a história destas árvores excepcionais e contribuem para a preservação e diversidade destas jóias vegetais. Enxertar figueiras é muito mais que uma técnica, é uma celebração da vida, do crescimento e da arte que liga o homem à terra.

Capítulo 39: Símbolos Doces: Festas Tradicionais Comemorando Figos

Os figos, frutas suculentas ricas em simbolismo e história, são celebrados em todo o mundo em festividades tradicionais. Estes alegres eventos reúnem os amantes do figo para homenagear este precioso fruto, não só pelo seu sabor requintado, mas também pelo significado cultural que carrega. Dos rituais antigos às festas modernas, as festividades que celebram o figo são uma homenagem viva à riqueza e diversidade da cultura humana.

As colheitas abençoadas

Em muitas culturas, os figos são colhidos em épocas específicas do ano, e estes períodos de colheita são frequentemente marcados por festividades religiosas ou agrícolas. Os figos são colhidos com cuidado e, em alguns lugares, a primeira colheita é homenageada com orações e cerimónias especiais. Estas festividades demonstram a profunda relação entre o homem e a natureza e a importância do figo no sustento e na cultura.

Festivais de figo ao redor do mundo

Na Turquia, o Festival do Figo Dourado é uma celebração que destaca as tradições agrícolas e gastronómicas ligadas ao figo. Em Marrocos, o Festival do Figo em Bouznika é uma oportunidade para agricultores e amantes do figo se reunirem e trocarem experiências. Na Itália, a vila de Solopaca celebra o Festival do Figo, onde são apresentados produtos de figo e especialidades locais. Estas festividades refletem a forma como o figo se integra na cultura das diferentes regiões.

Gastronomia e Criatividade

As festas que celebram o figo realçam a riqueza gastronómica deste fruto. Chefs locais e entusiastas da culinária competem em engenhosidade para criar uma variedade de pratos e sobremesas com destaque para os figos. Das compotas aos pastéis, dos salgados às bebidas, os figos estão em destaque em todas as suas formas, cativando a imaginação das papilas gustativas e inspirando criações culinárias únicas.

Arte, Música e Dança

Algumas festas tradicionais que celebram o figo vão além da gastronomia e abrangem expressões artísticas. Desde exposições de arte com obras inspiradas nos figos até apresentações musicais e danças folclóricas, estas festividades proporcionam um cenário cultural rico e vibrante. Os figos tornam-se assim uma fonte de inspiração para artistas e criadores.

Transmissão cultural

Estas festas tradicionais não se limitam apenas à celebração do figo, mas também desempenham um papel na transmissão cultural e na preservação do património. Permitem que as gerações futuras se conectem com práticas e valores antigos, fortalecendo assim a ligação entre o passado e o presente.

As festas tradicionais que celebram o figo são uma ode à cultura, à natureza e ao rico património que estes frutos transportam. Eles personificam a profunda ligação entre o homem e a terra, entre o terroir e a mesa. Ao celebrar os figos através destes eventos, as comunidades honram um símbolo doce que transcende o sabor para se tornar parte integrante da sua identidade cultural.

Capítulo 40: A Doce Musa: O Figo como Fonte de Inspiração Artística

Desde a antiguidade, o figo conquistou a imaginação de muitos artistas, poetas, pintores e escritores. Esta fruta carnuda e delicada transcendeu a sua natureza doce para se tornar uma musa no mundo da arte. A sua forma elegante, as cores brilhantes e o rico simbolismo inspiraram criações artísticas que celebram a beleza, o mistério e a sensualidade.

Pinturas Evocativas

O figo tem aparecido frequentemente em pinturas ao longo dos tempos, desde a arte antiga até obras modernas. As naturezas-mortas, em particular, permitiram aos artistas explorar as formas e texturas complexas dos figos. Os detalhes vibrantes da sua casca, a suavidade carnuda do seu interior, foram reproduzidos com uma meticulosidade que atesta a admiração por esta fruta.

Simbolismo na tela

O figo, com suas conotações de fertilidade, sensualidade e prazer, tornou-se um símbolo poderoso na arte. Tem sido usado para representar temas como abundância, tentação e a natureza passageira da vida. Em obras religiosas e mitológicas, os figos têm sido por vezes utilizados para infundir um significado mais profundo nas histórias.

Inspiração Literária

O figo também chegou à literatura, onde foi cantado por poetas e escritores por sua beleza e simbolismo. Foi usado como metáfora para expressar a doçura da vida, a sedução ou mesmo a transformação. O figo, com sua textura luxuosa e sabor inebriante, alimentou não só o corpo, mas também a imaginação dos autores.

Criatividade Culinocêntrica

Os figos não inspiraram apenas obras visuais e literárias, mas também foram fonte de inspiração para criadores culinários. Os chefs artistas criaram pratos visualmente deslumbrantes que mostram a paleta de cores e o formato dos figos. A cozinha artística transformou os figos em obras-primas comestíveis, aliando o sabor à estética.

O figo na arte contemporânea

Hoje, o figo continua a inspirar artistas contemporâneos. De esculturas a fotografias e instalações de arte, os figos são explorados sob ângulos novos e inventivos. A arte moderna expressa muitas vezes uma relação complexa com a natureza e a comida, e o figo oferece um rico ponto de partida para essas explorações.

O figo transcende o seu estatuto de fruta deliciosa para se tornar uma fonte rica e intemporal de inspiração artística. A sua forma sensual, as cores evocativas e o profundo simbolismo inspiraram obras de arte visuais, literárias e culinárias ao longo dos tempos. Como doce musa, o figo continua a convidar artistas para explorar as múltiplas dimensões da beleza, simbolismo e criatividade no mundo da arte.

Capítulo 41: Um Ecossistema Equilibrado: Figueiras no Mundo da Permacultura

A permacultura, uma abordagem holística ao design ecológico, visa criar sistemas sustentáveis e equilibrados, inspirando-se em padrões naturais. As figueiras, com a sua capacidade de prosperar numa variedade de condições, desempenham um papel vital nos projetos de permacultura. Ao integrar figueiras nestes sistemas, os praticantes da permacultura beneficiam da sua contribuição para a biodiversidade, regeneração do solo e resiliência dos ecossistemas.

Figueiras como plantas pivotantes

Nos sistemas de permacultura, as figueiras podem ser usadas como plantas pivô. Suas folhas grandes proporcionam sombra e criam um microclima favorável para outras plantas que crescem em sua base. Dependendo das necessidades do projeto, as figueiras podem ser estrategicamente posicionadas para fornecer sombra às culturas sensíveis ao calor ou para criar zonas de regulação térmica.

Reduzindo a erosão do solo

As raízes profundas e robustas das figueiras atuam como âncoras, ajudando a estabilizar os solos e a reduzir a erosão. As figueiras podem ser integradas em projetos de permacultura para proteger solos vulneráveis da lixiviação causada pelas chuvas. Ao fortalecer a integridade do solo, as figueiras promovem a saúde geral do ecossistema.

Benefícios para a Biodiversidade

A permacultura promove a biodiversidade criando ecossistemas equilibrados. As figueiras, ao atrair uma variedade de insetos, pássaros e pequenos mamíferos, contribuem para a diversidade biológica. Os figos também servem como fonte de alimento para essas criaturas, fortalecendo as conexões entre os diferentes elementos do ecossistema.

Fertilização Natural

As figueiras são conhecidas pela sua capacidade de crescer em solos relativamente pobres. Ao espalharem suas raízes profundas para alcançar os nutrientes, extraem elementos minerais que são redistribuídos quando as folhas caem e se decompõem. Esta fertilização natural melhora a fertilidade do solo e beneficia as plantas vizinhas.

Sustentabilidade em Projetos

Ao criar projetos de permacultura, as figueiras podem ser usadas para maximizar os benefícios mútuos entre os elementos do sistema. Por exemplo, podem ser colocados estrategicamente para proporcionar sombra às áreas de captação de água, ajudando a reduzir a evaporação e apoiando a retenção de água no solo.

As figueiras incorporam os princípios fundamentais da permacultura como elementos que aumentam a diversidade, a regeneração do solo e a sustentabilidade dos ecossistemas. A sua capacidade de fornecer sombra, estabilizar o solo e promover a biodiversidade torna-os valiosos na concepção de sistemas de permacultura. Incorporar figueiras nestes designs é abraçar a filosofia da permacultura, criando sistemas equilibrados que imitam e interagem harmoniosamente com a natureza.

Capítulo 42: Lendas Emaranhadas: As Misteriosas Lendas Urbanas ao Redor da Figueira

As figueiras, árvores majestosas cheias de simbolismo e sabores doces, alimentam a imaginação humana há séculos. Na estrutura das cidades e dos espaços urbanos, as figueiras também tecem lendas fascinantes. Entre rumores noturnos e histórias passadas de geração em geração, estas lendas urbanas transportam o mistério da figueira em histórias que se entrelaçam no tecido da vida urbana.

A figueira assombrada

Algumas lendas urbanas cercam a figueira com mistérios assustadores. Diz-se que certas figueiras, sobretudo as antigas e isoladas, são assombradas por espíritos ou fantasmas. Os galhos retorcidos e

As sombras projetadas pelo brilho da lua podem alimentar histórias de encontros sobrenaturais sob as figueiras. Estas histórias, partilhadas à luz de velas durante vigílias noturnas, captam o ambiente misterioso da noite urbana.

Votos e Segredos

As figueiras, de carácter solene e imponente, inspiraram lendas sobre a sua capacidade de ouvir e guardar segredos. Diz-se que se alguém sussurrar um desejo ou desejo para uma figueira, ele se tornará realidade. Estas lendas acrescentam um toque de magia às figueiras urbanas, convidando os transeuntes a confiar as suas esperanças e desejos mais profundos a estas árvores carinhosas.

Naufrágios do Passado

Algumas figueiras urbanas existem há décadas, até séculos. Suas raízes profundas viveram em tempos passados, e lendas surgiram em torno dessas "testemunhas silenciosas"; da história urbana. Diz-se que as figueiras escondem segredos há muito enterrados, desde tesouros perdidos a histórias esquecidas, tornando-as guardiãs do passado urbano.

A criatura misteriosa

As sombras projetadas pelos galhos das figueiras à noite inspiraram histórias de criaturas misteriosas escondidas entre as folhas. As lendas urbanas descrevem seres estranhos, meio humanos, meio folclóricos, que emergem das figueiras para vagar pelos becos escuros. Estas histórias, embora improváveis, contribuem para a sensação de admiração e estranheza no ambiente urbano.

Beleza encantadora

As figueiras, com suas folhas densas e formas impressionantes, são frequentemente descritas como tendo uma beleza assustadora. As lendas urbanas sugerem que aqueles que contemplam a majestade de uma figueira sob a lua cheia podem ficar enfeitiçados pelo seu poder. Esses contos refletem como as figueiras, com sua presença imponente, conseguem cativar a imaginação e chamar a atenção de quem passa.

As lendas urbanas que cercam as figueiras revelam o poder da imaginação humana e a capacidade destas árvores de se misturarem no tecido urbano, mantendo ao mesmo tempo uma aura de mistério. Essas histórias, transmitidas de geração em geração, enriquecem a relação entre os moradores da cidade e as figueiras, tornando as árvores criadoras de histórias e também de elementos da paisagem. No labirinto das lendas urbanas, as figueiras continuam a ser guardiãs de segredos e catalisadoras de maravilhas.

Capítulo 43: Figos Mediterrâneos: Saborosas Relíquias do Patrimônio Cultural

Os figos, com a sua doçura encantadora e textura luxuosa, estão intimamente ligados à cultura mediterrânica há milénios. Nesta região ensolarada, as figueiras floresceram e moldaram profundamente a paisagem cultural. Dos símbolos sagrados às festas sumptuosas, os figos na cultura mediterrânica incorporam uma rica história, tradição e abundância que transcende fronteiras.

Ancestrais férteis

Os figos são frequentemente associados à fertilidade e, na cultura mediterrânica, representam a abundância da terra abundante. Em muitas civilizações antigas, os figos eram considerados uma dádiva da natureza, um sinal de bênção da Mãe Terra. Esta ligação entre o figo e a fertilidade perdurou, moldando festividades e celebrações.

Figos e Espiritualidade

Em muitas culturas mediterrânicas, as figueiras estão ligadas a práticas espirituais e religiosas. As figueiras são mencionadas em textos religiosos e frequentemente associadas à sabedoria, paciência e perseverança. Eles têm sido vistos como símbolos de transformação espiritual e conexão com as forças divinas.

Festas e tradições culinárias

Os figos ocupam um lugar de honra na cozinha mediterrânica. Frescos ou secos, são utilizado em diversos pratos, desde aperitivos até sobremesas. Figos recheados com queijo, tortas de figo e geléias de figo são delícias culinárias populares na região. As festas mediterrâneas são frequentemente adornadas com pratos que mostram a riqueza e o sabor dos figos, acrescentando um toque de sofisticação rústica.

Artesanato e Costumes

As figueiras mediterrânicas também encontraram o seu lugar no artesanato e nos costumes locais. As folhas de figueira, por exemplo, têm sido utilizadas para embrulhar e cozinhar pratos tradicionais, como dolmas. A onipresença das figueiras na paisagem também influenciou a arte e a arquitetura locais, acrescentando uma dimensão cultural à relação entre as pessoas e as árvores.

Figos e Eventos Sociais

Os figos desempenharam um papel importante nos eventos sociais e reuniões comunitárias do Mediterrâneo. Figos frescos ou secos são frequentemente oferecidos aos hóspedes como sinal de calorosa hospitalidade. Casamentos, festas religiosas e celebrações familiares são enriquecidas com pratos à base de figo, criando laços sociais através da degustação partilhada.

Os figos na cultura mediterrânea são muito mais do que apenas comida. Eles personificam a história, as crenças, as tradições e a abundância de uma região rica em diversidade cultural. As figueiras, com as suas tonalidades benéficas e os seus frutos doces, são testemunhas silenciosas de uma relação harmoniosa entre o homem e a natureza. Revelando a riqueza da cultura mediterrânica, os figos continuam a servir de ponte entre o passado e o presente, entre a terra e a mesa, ao mesmo tempo que evocam o doce sabor do património cultural.

Capítulo 44: Delícias Literárias: O Figo na Literatura Contemporânea

Na literatura contemporânea, o figo transformou-se numa metáfora saborosa e multidimensional, simbolizando tanto o prazer sensorial como a profundidade emocional. Autores

Artistas contemporâneos exploram o figo sob múltiplos ângulos, associando-o a temas como a sensualidade, a nostalgia, a busca de si e as ligações entre o homem e a natureza. Os figos na literatura contemporânea são muito mais do que apenas uma fruta: eles incorporam camadas de emoções e significados que acrescentam uma dimensão rica e complexa às histórias modernas.

Erotismo e Sensualidade

O figo está há muito ligado a associações sensuais e na literatura contemporânea continua a desempenhar esse papel. Os autores exploram as texturas aveludadas e carnudas dos figos para evocar sensações eróticas e intensas experiências sensoriais. As descrições de figos maduros e suculentos tornam-se metáforas sutis de momentos de paixão e desejo.

Memória e Nostalgia

Os figos, com seu sabor rico e doçura inebriante, são frequentemente usados para evocar memórias e momentos do passado. Autores contemporâneos utilizam os figos para criar vinhetas nostálgicas, transportando o leitor para cenas da infância, juventude ou épocas passadas. Os figos tornam-se portais para memórias carregadas de emoção e reflexões sobre a passagem do tempo.

A busca por si mesmo e pela identidade

Em algumas histórias contemporâneas, o figo é usado como metáfora da busca de si mesmo e da descoberta da identidade. O figo, com seu interior oculto e pele protetora, reflete a complexidade humana e as camadas profundas da alma. Personagens literários muitas vezes se encontram em uma exploração de si mesmos, revelando facetas ocultas ao longo do tempo.

Relacionamento com a Natureza

O figo na literatura contemporânea é às vezes usado para explorar a relação entre o homem e a natureza. Autores contemporâneos examinam como os figos, enraizados no terroir e moldados por elementos naturais, representam uma ligação profunda com o mundo natural. Esta exploração

O simbolismo revela como a natureza pode influenciar a nossa compreensão de nós mesmos e das nossas emoções.

Os figos na literatura contemporânea transcendem seu status de simples frutas para se tornarem símbolos complexos que alimentam a imaginação dos leitores. Ao associar os figos a temas tão variados como o erotismo, a nostalgia, a busca de si e a relação com a natureza, os autores contemporâneos dão profundidade e riqueza emocional às histórias modernas. Os figos tornam-se portadores de significado, ferramentas para explorar a complexidade humana e para tecer ligações entre experiências individuais e universais.

Capítulo 45: Delícias Regionais: O Figo nas Práticas Culinárias Regionais

Os figos, ricos em doçura e sabor, há muito que encontraram o seu lugar no centro das práticas culinárias regionais em todo o mundo. Em diferentes regiões, os figos foram engenhosamente incorporados em pratos tradicionais, desde confeitos requintados até pratos saborosos elaborados. Cada cultura adicionou um toque único à forma como aprecia e celebra esta deliciosa fruta. Os figos nas práticas culinárias regionais personificam a fusão sutil entre natureza e cultura, criando delícias que contam histórias de terroir e tradição.

Mediterrâneo: uma festa de cores e sabores

A região mediterrânica tem uma relação profunda com o figo, o que se reflecte na sua gastronomia. De figos frescos a figos secos, eles são encontrados em diversos pratos. Na Grécia, os figos são frequentemente usados em sobremesas, como baklava ou figos secos com mel. Na Itália, os figos frescos às vezes são servidos com queijo, criando uma mistura requintada de doces e salgados. Os figos também são usados para realçar pratos de carne ou peixe, acrescentando uma dimensão doce-umami.

Médio Oriente: Doces Orientais

Os figos também desempenham um papel central nas tradições culinárias do Médio Oriente. Figos recheados com nozes e mel, como ma'amoul, são doces populares em celebrações e eventos especiais. Os figos secos também são utilizados para dar um toque de doçura aos pratos de carne, criando uma harmonia de sabores. Os figos na cozinha do Médio Oriente personificam o requinte e a complexidade dos sabores da região.

Ásia: Equilíbrio Yin e Yang

Na Ásia, os figos são frequentemente vistos como tendo propriedades benéficas para a saúde. Os figos são usados na medicina tradicional chinesa e também incorporados na culinária. Na Coreia, os figos às vezes são conservados em conserva para acompanhar os pratos principais ou usados em bebidas refrescantes. Os figos na Ásia representam o equilíbrio entre nutrição e prazer.

América Latina: Fusão de Sabores

Em algumas partes da América Latina, os figos são usados para dar um toque exótico à culinária tradicional. Os figos podem ser usados para enfeitar saladas, adicionar doçura a pratos picantes ou fazer geléias e conservas. A fusão de sabores resultante da combinação do figo com ingredientes locais cria experiências gustativas únicas.

Os figos, ricos em história e sabor, desempenham um papel essencial nas práticas culinárias regionais em todo o mundo. Cada cultura trouxe criatividade ao uso do figo, criando um mosaico de delícias doces e salgadas. Os figos personificam a fusão entre a natureza e a criatividade humana, oferecendo uma diversidade de sabores que refletem a riqueza dos terroirs e das tradições. Do Mediterrâneo à Ásia, da doçaria aos pratos principais, os figos nas práticas culinárias regionais são um convite à exploração do mundo pelo prisma dos sabores.

Capítulo 46: Despertar Espiritual sob as Figueiras: A Espiritualidade Oriental e as Figueiras

As figueiras, com as suas sombras pacíficas e frutos nutritivos, estabeleceram ligações profundas com a espiritualidade oriental desde tempos imemoriais. Nas tradições espirituais orientais, as figueiras são tornam-se símbolos de meditação, sabedoria e despertar. Sob a sua sombra calmante, ensinamentos profundos foram transmitidos, meditações foram praticadas e as almas encontraram uma ligação com o divino. As figueiras, reverenciadas como testemunhas da iluminação, personificam a busca pela verdade e a busca interior.

A Árvore da Iluminação: Budismo

Um dos exemplos mais icônicos da relação entre as figueiras e a espiritualidade oriental é encontrado no budismo. Foi sob uma figueira, a famosa árvore Bodhi, que Siddhartha Gautama alcançou a iluminação para se tornar o Buda. Sob os galhos desta figueira sagrada, Siddhartha meditou profundamente, transcendendo o sofrimento humano para encontrar a paz e a verdade. Hoje, as figueiras Bodhi são reverenciadas no Budismo como locais de contemplação e despertar espiritual.

Sabedoria na Sombra: Hinduísmo

No hinduísmo, as figueiras também estão associadas à espiritualidade e à sabedoria. As figueiras são frequentemente mencionadas em textos antigos como os Vedas e os Upanishads, simbolizando a conexão entre o céu e a terra. Alguns mitos hindus dizem que as divindades escolheram as figueiras como residência, proporcionando às árvores uma aura de santuário e conhecimento.

A Proteção dos Ensinamentos: Japão e Zen

No Japão, a espiritualidade Zen também tem uma relação profunda com as figueiras. O Templo Ginkaku-ji, ou Pavilhão Prateado, é cercado por figueiras que personificam a simplicidade e a profundidade do Zen. As figueiras, com suas folhas delicadas e troncos retorcidos, são consideradas guardiãs dos ensinamentos Zen, lembrando aos praticantes a beleza do momento presente.

A Fig como Portal Espiritual

Em muitas tradições orientais, as figueiras funcionam como portais para o despertar divino e espiritual. A sua natureza abundante, a sua sombra generosa e os seus frutos nutritivos transformam-nos em lugares propício à meditação e contemplação. As figueiras são reverenciadas não apenas por sua beleza natural, mas também por sua capacidade de proporcionar um espaço de conexão com o divino.

As figueiras e a espiritualidade oriental estão interligadas numa relação profunda e significativa. Sob seus ramos, os crentes encontraram iluminação, paz interior e conexão com o divino. As figueiras personificam a busca pela verdade e pela sabedoria, convidando as almas a meditar, refletir e encontrar a iluminação. Enraizadas em tradições centenárias, as figueiras são muito mais do que árvores: são símbolos vivos da aspiração humana de transcender as limitações materiais e abraçar a espiritualidade profunda da alma.

Capítulo 47: Tesouros Escondidos: As Variedades Mais Raras de Figos

Entre as inúmeras variedades de figos que povoam o mundo, algumas destacam-se pela sua raridade e singularidade. Estas raras variedades de figo são tesouros botânicos, joias da diversidade natural. Cada um com características e sabores próprios, estes figos raros lembram-nos a riqueza e variedade da natureza. Neste capítulo iremos explorar algumas das variedades de figo mais raras, que despertam admiração entre os amantes da fruta e conhecedores gastronómicos.

1. Figueira grega

A figueira grega, também conhecida como 'Vasilika', é uma das variedades de figo mais raras e valiosas. Originário da região mediterrânica, este figo caracteriza-se pela sua cor verde brilhante e formato oblongo. O seu sabor adocicado, aliado a notas ligeiramente cítricas, tornam-no numa iguaria rara e procurada.

2. Figueira Djebba

A figueira Djebba é uma variedade rara nativa da Tunísia. Os seus figos distinguem-se pela sua tonalidade púrpura profunda e pela sua polpa densa e doce. O figo Djebba é apreciado pelo seu sabor delicado e doce, que evoca o terroir tunisino.

3. São Pedro

A variedade de figo "San Pedro" é uma raridade nativa da Califórnia. Estes figos distinguem-se pela sua forma cónica e pela cor púrpura escura. Eles são conhecidos por sua doçura e textura suculenta, criando uma experiência de sabor que evoca os amenos verões da Califórnia.

4. Belém

A figueira "Belém" é uma variedade rara nativa da Palestina. Esses figos são pequenos, com casca roxa escura e polpa rosada. A "Belém" é valorizado pelo seu sabor doce e aroma requintado, que evoca as pacíficas colinas da Terra Santa.

5. Variegado

O figo variegado, também denominado 'Tigre', é uma variedade rara e visualmente impressionante. Sua pele é listrada em tons verdes e amarelos, criando um padrão único de tigre. Esta variedade é apreciada pela sua doçura e textura aveludada.

6. Ponto

Originário da Itália, o "Dottato" é raro e excepcional. Seus figos são de tamanho médio e têm casca verde clara salpicada de pontos brancos. O "Dottato" é apreciado pela sua polpa deliciosamente doce e aroma floral.

As variedades mais raras de figos são tesouros botânicos que deleitam os sentidos e nos lembram a infinita diversidade da natureza. Os seus sabores únicos e características visuais distintas tornam-nos criações únicas da natureza. Cada variedade rara de figo evoca a história do seu terroir e personifica a paixão dos produtores pelo cultivo de frutas extraordinárias. Estes figos raros, ao mesmo tempo que fazem delícias para as papilas gustativas, são também testemunhas da rica biodiversidade e beleza que nos rodeia.

Capítulo 48: Doces: O Figo e a Indústria de Confeitaria

No mundo encantado da confeitaria, o figo encontrou seu lugar entre as delícias doces que fazem brilhar os olhos dos gourmands. Sua combinação de sabor exuberante e textura deliciosa o torna um componente valioso de muitas confeitarias ao redor do mundo. Da doçura dos figos secos à riqueza dos figos recheados, o figo conquistou a indústria da confeitaria como ingrediente carro-chefe. O figo conseguiu encantar as papilas gustativas e trazer seu toque único ao doce mundo da confeitaria.

Um revestimento de suavidade

Os figos secos, naturalmente ricos em sabor adocicado, são um alimento básico na indústria de confeitaria. Muitas vezes são revestidos com chocolate, caramelo ou açúcar para criar mordidas irresistíveis. Os figos com cobertura de chocolate, por exemplo, conseguem o equilíbrio perfeito entre a doçura da fruta e o amargor do chocolate, criando uma explosão de sabores a cada mordida.

A arte da pele

Os figos recheados são uma deliciosa expressão da criatividade da indústria da confeitaria. Ao combinar figos com coberturas diversas, como nozes, frutos secos, especiarias ou licores, os pasteleiros criam criações sumptuosas. Os figos recheados são muitas vezes apresentados como pequenos tesouros, embrulhando no seu interior uma saborosa surpresa.

Tradição e Inovação

Em certas regiões, o figo está no centro das antigas tradições doces. Os figos recheados, que podem conter nozes, frutas cítricas ou especiarias, são doces tradicionais em muitas culturas. No entanto, a indústria de confeitaria está constantemente inovando, introduzindo toques modernos e criativos. De figos revestidos de matcha a figos recheados com caramelo com sal marinho, os confeiteiros estão ampliando os limites da criatividade enquanto celebram a rica história da fruta.

Uma jornada gastronômica global

O figo, com a sua versatilidade e sabor característico, ultrapassa fronteiras gastronómicas e encontra o seu

lugar em cozinhas de todo o mundo. Desde delícias doces do Médio Oriente, como o baklava de figo,
até às refinadas confeitarias francesas onde os figos são incorporados em bolos complexos, o figo
oferece uma infinita variedade de possibilidades criativas para os artesãos da confeitaria.

O figo e a indústria da confeitaria combinam-se harmoniosamente para criar guloseimas que evocam uma
experiência sensorial única. Figos secos revestidos, figos recheados e criações inovadoras transportam as
papilas gustativas numa doce viagem pelo mundo da doçaria. Nesta deliciosa união, o figo revela a sua
capacidade de surpreender e inspirar, acrescentando um toque de doçura requintada ao doce mundo da
indulgência.

Capítulo 49: Folhas de Figueira: Curandeiros Naturais do Passado

Durante gerações, as folhas de figueira têm sido utilizadas como um ingrediente valioso em remédios
tradicionais em todo o mundo. Carregadas de compostos benéficos, essas folhas tornaram-se aliadas na busca
pela cura natural. A sua utilização em diversas culturas revela um legado de sabedoria medicinal que perdura
até aos dias de hoje. As folhas de figueira chegaram aos remédios tradicionais, proporcionando uma série de
benefícios à saúde e uma profunda conexão com a natureza.

Práticas de Cura Antigas

O uso de folhas de figueira para fins medicinais remonta à antiguidade. Civilizações antigas, como os
egípcios, gregos e romanos, conheciam as propriedades curativas dessas folhas e as utilizavam para tratar
diversas doenças. As folhas de figueira eram frequentemente transformadas em pomadas, infusões ou
cataplasmas para aliviar dores e doenças.

Poderes antioxidantes

As folhas de figueira são ricas em antioxidantes, que desempenham um papel crucial na proteção das
células contra danos oxidativos. Esses antioxidantes ajudam a fortalecer o sistema imunológico, prevenir
o envelhecimento prematuro e reduzir o risco de doenças crônicas.

Gerenciamento de diabetes

As folhas de figueira também têm sido associadas ao controle do diabetes. Estudos demonstraram que compostos encontrados nas folhas de figueira podem ajudar a regular os níveis de açúcar no sangue, melhorando a sensibilidade à insulina. Extratos de folhas de figueira às vezes são usados como suplemento natural no tratamento dessa condição.

Propriedades Antiinflamatórias

As propriedades anti-inflamatórias das folhas de figueira fazem delas uma escolha popular para aliviar várias condições inflamatórias, como dores nas articulações e inflamação da pele. Cataplasmas feitos de folhas de figueira podem ajudar a aliviar a irritação e promover a cura.

Digestão e saúde intestinal

Em algumas tradições, as folhas de figueira têm sido usadas para apoiar a digestão e promover a saúde intestinal. As propriedades antiinflamatórias e calmantes das folhas podem ajudar a aliviar dores de estômago e apoiar uma digestão saudável.

Revelação Natural

O uso de folhas de figueira em remédios tradicionais ilustra o poder curativo e a sabedoria da natureza. O conhecimento transmitido de geração em geração permitiu descobrir os tesouros de benefícios escondidos nestas folhas. Desde a gestão de doenças crónicas até à promoção do bem-estar geral, as folhas de figueira oferecem um exemplo notável da simbiose entre o homem e a natureza.

As folhas de figueira, com o seu excepcional potencial medicinal, lembram a riqueza dos remédios tradicionais e da sabedoria milenar. A sua utilização em vários remédios revela uma profunda compreensão das propriedades benéficas das plantas que nos rodeiam. As folhas de figueira continuaram a evoluir na paisagem medicinal contemporânea, testemunhando o facto de que a natureza, com os seus dons preciosos, continua a ser uma fonte inestimável de cura e bem-estar para a humanidade.

Capítulo 50: Fusão de Sabores: Figo na Cozinha de Fusão Moderna

A cozinha de fusão moderna é uma sinfonia culinária que combina diversas tradições, ingredientes e técnicas culinárias para criar novas e ousadas experiências gustativas. No centro desta criatividade culinária está o figo, uma fruta que ultrapassou as fronteiras gastronómicas para se integrar harmoniosamente em pratos de fusão. Ao combinar os sabores ricos e as texturas exuberantes do figo com diversas influências culinárias, a cozinha de fusão moderna é enriquecida com novas dimensões de sabor. O figo está se tornando a estrela brilhante no mundo culinário da fusão.

Uma paleta de possibilidades

O figo oferece uma paleta infinita de possibilidades para chefs de fusão. Sua doçura natural combina perfeitamente com ingredientes doces como caramelo e mel, ao mesmo tempo que contrasta lindamente com sabores mais robustos como queijos envelhecidos e carnes picantes. É este subtil jogo de contrastes que permite que o figo se integre em pratos de fusão, criando harmonias surpreendentes para as papilas gustativas.

Equilíbrio de Sabores

A cozinha de fusão moderna depende frequentemente do delicado equilíbrio de sabores. O figo, com seu sabor adocicado e caráter levemente terroso, traz um elemento único a esta equação. Pode ser utilizado para adoçar pratos picantes ou para dar um toque de requinte a pratos salgados. Os figos na cozinha de fusão moderna servem como agente de equilíbrio, acrescentando uma nuance doce e complexa às composições culinárias.

Criações culinárias inovadoras

Os chefs de fusão modernos estão constantemente ultrapassando os limites da criatividade, e o figo está frequentemente no centro de suas criações ousadas. De tártaros de figo e frutos do mar a sushi de figo e muito

mais

acompanhado de figos caramelizados em pizzas exóticas, o figo se torna uma tela em branco para chefs ávidos por experimentar novas combinações.

Conexão Cultural e Gastronômica

A cozinha de fusão moderna transcende fronteiras, celebrando a diversidade cultural e culinária do mundo. A utilização do figo na cozinha de fusão demonstra a sua capacidade de ligação a uma variedade de tradições e gostos. Acrescenta um toque mediterrâneo a um prato asiático ou uma nota exótica a uma criação europeia, fortalecendo os laços entre as culturas culinárias e criando uma experiência multissensorial.

O figo, com o seu excepcional sabor e versatilidade, tornou-se uma peça chave no puzzle criativo da moderna cozinha de fusão. Ao conferir uma dimensão doce e complexa aos pratos de fusão, o figo desempenha o papel de um verdadeiro acrobata culinário, capaz de trazer um toque requintado a uma variedade de criações. No cenário culinário em constante mudança, o figo continua sendo uma fonte inesgotável de inspiração para chefs ousados e gourmets aventureiros.

Capítulo 51: Festivais Religiosos e o Simbolismo Profundo da Figueira

A figueira, com os seus ramos exuberantes e frutos deliciosos, ocupa um lugar especial na paisagem simbólica dos feriados religiosos de diferentes culturas e crenças. A sua presença nestas celebrações vai além do simples aspecto botânico para assumir um profundo significado espiritual, evocando temas como o crescimento espiritual, a ligação com o divino e a transformação interior. A figueira tornou-se um símbolo poderoso nas festas religiosas e incorpora valores espirituais essenciais.

Símbolo de Crescimento Espiritual

A figueira, com o seu crescimento lento mas constante, tornou-se um símbolo de crescimento espiritual em muitas tradições religiosas. Muitas vezes está associado à paciência e perseverança necessárias para desenvolver um relacionamento profundo com o divino. A história bíblica de Jesus amaldiçoando a figueira estéril, por

por exemplo, destaca a importância da produtividade espiritual e da fé em constante evolução.

A Metáfora da Transformação

Em algumas crenças, a figueira é considerada uma metáfora para a transformação interior. As fases de crescimento da figueira, desde a floração até o amadurecimento dos frutos, são interpretadas como um espelho das fases da vida espiritual. À medida que a figueira evolui da semente à colheita, os crentes são encorajados a evoluir da ignorância para o conhecimento espiritual.

Reconciliação e Fertilidade Espiritual

A figueira também está ligada a temas de reconciliação e fertilidade espiritual. Em algumas tradições é considerado um símbolo de reconciliação entre o homem e Deus, evocando a ideia de renovação e perdão. Os figos, com a sua doçura e abundância, são por vezes interpretados como símbolos de fertilidade espiritual, representando a produção fecunda de virtudes e boas ações.

A Conexão com a Divindade

A figueira tem sido frequentemente associada à ligação com a divindade. No hinduísmo, por exemplo, o "Peepal" é reverenciada como uma árvore sagrada, intimamente ligada ao deus Vishnu. Às vezes, figueiras são plantadas perto de locais de culto para simbolizar a presença divina e a comunicação entre o céu e a terra.

A figueira, com a sua beleza natural e profundo simbolismo, encontrou o seu lugar no centro das festas religiosas à mundialmente. Seu papel transcende o botânico para se tornar uma metáfora viva para o crescimento espiritual, a transformação interior e a conexão com o divino. Ao evocar a paciência, a reconciliação e a fertilidade espiritual, a figueira acrescenta uma dimensão profunda e significativa às celebrações religiosas, lembrando aos crentes os valores essenciais da sua fé e encorajando-os a continuar o seu caminho espiritual.

Capítulo 52: Escrita Natural: Figueiras na Arte da Caligrafia

A arte da caligrafia, uma expressão artística profunda e elegante, transcende as fronteiras linguísticas para capturar a beleza das palavras através da forma e do movimento. Neste universo de linhas e curvas artísticas, as figueiras encontram o seu lugar, trazendo uma profunda ligação com a natureza e um rico simbolismo. A figueira, com suas formas orgânicas e significado espiritual, inspirou calígrafos a incorporar sua essência em suas obras. As figueiras enriquecem a arte da caligrafia adicionando um toque natural e espiritual a esta arte milenar.

O equilíbrio entre forma e significado

A caligrafia é a arte de transformar palavras em obras visualmente cativantes. As figueiras, com a sua silhueta distinta, conferem uma dimensão orgânica a esta arte. As curvas graciosas das folhas e a complexidade da estrutura das figueiras são características estéticas que os calígrafos integram nas suas composições. Esta simbiose entre formas naturais e palavras escritas cria um equilíbrio harmonioso entre significado e estética.

O Simbolismo da Figueira

As figueiras têm um profundo significado espiritual em muitas culturas, o que as torna ainda mais valiosas na caligrafia. A figueira é frequentemente associada ao crescimento espiritual, à paciência e à transformação interior. Os calígrafos incorporam esses significados em suas obras, criando composições que transcendem a simples escrita para evocar temas universais.

A Incorporação da Natureza

A natureza, com sua beleza e diversidade, sempre foi fonte de inspiração para artistas. As figueiras, com a sua ligação à terra e ao céu, acrescentam um toque de natureza à arte da caligrafia. Os detalhes das folhas, os contornos dos ramos e o simbolismo das figueiras proporcionam uma dimensão orgânica que ecoa tanto a criatividade humana como a criação natural.

Uma ponte entre o espiritual e o visual

As figueiras na caligrafia funcionam como uma ponte entre o espiritual e o visual. Eles incorporam valores intangíveis e os expressam por meio de formas tangíveis. Os calígrafos usam figueiras para canalizar o significado espiritual das palavras em composições visualmente poderosas, criando obras que tocam a alma e os sentidos.

As figueiras na arte da caligrafia são um exemplo eloquente de como a natureza e a espiritualidade se fundem para criar uma estética rica e profunda. Ao acrescentar elementos orgânicos e simbólicos à arte da caligrafia, as figueiras enriquecem esta milenar forma de expressão artística. Eles lembram aos observadores a beleza da natureza, o crescimento interior e o significado espiritual, tornando cada composição caligráfica uma obra de arte que transcende as palavras para contar uma história visual e espiritual.

Capítulo 53: Contos Doces e Doces: O Figo em Contos e Lendas para Crianças

Contos e lendas infantis, cheios de aventura, aprendizado e magia, muitas vezes recorrem à riqueza do mundo natural para tecer suas histórias. Entre os tesouros botânicos que embelezam estas histórias, o figo ocupa um lugar especial. Com seu caráter evocativo de doçura e mistério, o figo se transforma em personagem próprio nos mundos imaginários das histórias infantis. O figo torna-se um símbolo vivo de doçura, aventura e lições de contos e lendas destinadas a jovens curiosos.

Os frutos do encantamento

Nas histórias infantis, o figo é frequentemente descrito como uma fruta com poderes mágicos. Comer um figo pode desencadear acontecimentos extraordinários ou revelar segredos ocultos. Esta capacidade de transformar a realidade acrescenta uma dimensão fascinante às aventuras dos personagens, transportando os jovens leitores para um mundo de maravilhas e mistério.

A Figo Misteriosa

O figo, de casca aveludada e sabores variados, muitas vezes se torna um elemento misterioso nas histórias infantis. Os personagens podem ter a tarefa de encontrar um figo raro para resolver um problema ou completar uma missão. Essa busca pela descoberta do precioso fruto acrescenta um toque de suspense e emoção à história, cativando a imaginação dos leitores.

Ensinamentos Ocultos

O figo, de natureza doce e por vezes enigmática, é utilizado em histórias para ensinar lições importantes. Pode simbolizar a recompensa da paciência ou a descoberta da verdade oculta. Personagens que aprendem a cultivar uma figueira e colher seus frutos desenvolvem virtudes como perseverança e observação cuidadosa.

Aventura na Terra das Frutas

Em alguns contos, as figueiras tornam-se portais para mundos mágicos ou terras distantes. As crianças que entram numa figueira podem descobrir reinos encantados, conhecer criaturas fantásticas ou viver aventuras extraordinárias. Este tema de viajar por uma figueira acrescenta uma dimensão de admiração e descoberta à história.

O figo, de carácter doce e misterioso, é uma rica fonte de inspiração em contos e lendas infantis. Fruto mágico, professor ou elemento de viagem, o figo acrescenta um toque de encanto e encantamento a estes contos. Ela ensina aos jovens leitores lições de paciência, coragem e aventura, ao mesmo tempo que estimula sua imaginação e curiosidade. Nos mundos ficcionais das histórias infantis, o figo torna-se um aliado precioso, trazendo um toque de natureza e magia a cada página virada.

Capítulo 54: Fig: Tesouro Natural de Antioxidantes e Nutrientes

O figo, fruta deliciosa e sedutora, é muito mais do que um doce. É um tesouro de benefícios para a saúde, rico em antioxidantes e nutrientes essenciais. Além do sabor adocicado, o figo oferece uma gama de compostos naturais que nutrem o corpo e protegem contra os efeitos nocivos do radicais livres. o figo revela-se como uma valiosa fonte de antioxidantes e nutrientes, contribuindo assim para o nosso bem-estar e vitalidade.

Antioxidantes: Guardiões da Saúde

Os antioxidantes são compostos que ajudam a proteger o corpo contra os danos oxidativos causados pelos radicais livres. Estes radicais livres são moléculas instáveis geradas por diversas fontes, incluindo poluição, stress e radiação. Os antioxidantes neutralizam estes radicais livres, ajudando a reduzir o risco de doenças crónicas, envelhecimento prematuro e disfunções celulares.

Uma variedade de antioxidantes naturais

O figo é um depósito de antioxidantes naturais, incluindo flavonóides, antocianinas e carotenóides. Esses compostos protetores vegetais fornecem uma forte defesa contra danos oxidativos. As antocianinas, por exemplo, são responsáveis pela cor vibrante de alguns figos e são conhecidas por suas propriedades antiinflamatórias e antioxidantes.

Nutrientes essenciais

Além de suas propriedades antioxidantes, os figos são ricos em nutrientes essenciais. É uma excelente fonte de fibra alimentar, que contribui para a regularidade intestinal, saciedade e saúde digestiva geral. Os figos também contêm minerais como potássio, magnésio e cálcio, que são cruciais para o funcionamento do coração, músculos e ossos.

Vitaminas para Vitalidade

Os figos também são uma fonte de vitaminas benéficas para a saúde. Contêm vitaminas B, nomeadamente vitamina B6, que desempenha um papel importante no metabolismo das proteínas e na regulação dos neurotransmissores. A vitamina K encontrada nos figos é essencial para a coagulação do sangue e a saúde óssea.

Benefícios gerais para a saúde

O consumo regular de figos e seus ricos nutrientes está associado a uma variedade de benefícios à saúde. Pode ajudar a manter a saúde do coração, regulando a pressão arterial e reduzindo o risco de doenças cardiovasculares. A fibra dos figos auxilia no controle do peso, promovendo a saciedade e estabilizando os níveis de açúcar no sangue. Os antioxidantes encontrados nos figos também estão associados a um risco reduzido de certas doenças crónicas, incluindo cancro e doenças neurodegenerativas.

O figo, muito mais do que apenas uma fruta doce, é uma fonte generosa de antioxidantes e nutrientes que apoiam a saúde e o bem-estar. Sua combinação de sabor delicioso e benefícios à saúde o torna uma escolha acertada para uma alimentação balanceada. Seja na forma de figos frescos, figos secos ou como ingrediente culinário, o figo dá um valioso contributo para a nossa busca por uma vida saudável e energética.

Capítulo 55: Raízes de Figo: Medicina Tradicional com Raízes Profundas

Durante séculos, as plantas têm sido aliadas valiosas da medicina tradicional, fornecendo remédios naturais para curar e aliviar uma variedade de doenças. Entre estas plantas benéficas, as raízes da figueira têm desempenhado um papel significativo em várias culturas ao redor do mundo. Exploraremos o uso das raízes do figo na medicina tradicional, revelando um capítulo cativante na relação entre o homem e a natureza na busca pela cura.

Raízes de figo: ancoradas na tradição

As raízes de figo, ricas em fitoquímicos e nutrientes, têm sido utilizadas em diferentes tradições médicas pelas suas propriedades curativas. Como elementos fundamentais da planta, as raízes refletem a energia da terra e são frequentemente associadas a qualidades de ancoragem e estabilidade.

Medicina Ayurvédica: Equilíbrio e Harmonia

No Ayurveda, o antigo sistema médico da Índia, as raízes de figo são usadas para equilibrar os doshas (forças vitais) e tratar uma série de problemas de saúde. As propriedades anti-inflamatórias e

As raízes adstringentes são usadas para aliviar distúrbios gastrointestinais, inflamações e até infecções de pele.

Medicina Tradicional Chinesa: Harmonização da Energia Vital

Na China, as raízes do figo são valorizadas pela sua capacidade de aliviar o calor interno e fortalecer o sistema digestivo. Na medicina tradicional chinesa, são frequentemente utilizados para equilibrar a energia do fígado e do baço, promovendo uma melhor digestão e harmonia interna.

Tradições Mediterrâneas: Remédios Naturais

As regiões mediterrâneas também utilizam raízes de figo para fins medicinais. Estas raízes são conhecidas pelas suas propriedades diuréticas e pelos seus efeitos benéficos na digestão. Eles têm sido usados para aliviar distúrbios gastrointestinais, dores de estômago e desconfortos relacionados ao trato urinário.

Propriedades fitoquímicas: chaves para a cura

As raízes da figueira contêm vários compostos bioativos, incluindo taninos, flavonóides e polissacarídeos. Esses compostos conferem às raízes suas propriedades antiinflamatórias, antioxidantes e antimicrobianas. Os taninos, por exemplo, podem ajudar a reduzir a inflamação e proteger os tecidos contra danos oxidativos.

Sabedoria Antiga e Recursos Naturais

O uso de raízes de figo na medicina tradicional é um testemunho da antiga sabedoria das culturas que aprenderam a aproveitar os recursos naturais para o seu bem-estar. Embora as práticas médicas modernas tenham evoluído, o valor dos remédios fitoterápicos continua a ser reconhecido e estudado.

As raízes da figueira, impregnadas de tradições medicinais em todo o mundo, oferecem uma visão fascinante sobre como as plantas têm sido usadas para curar e acalmar durante gerações. As qualidades

As propriedades curativas destas raízes têm sido aproveitadas em diversos sistemas médicos, refletindo uma profunda compreensão da ligação entre a natureza e a saúde humana. Embora a medicina tradicional tenha sido modificada pelo tempo, as raízes da figueira continuam a ser um testemunho vibrante do poder dos recursos naturais para apoiar a cura e o equilíbrio.

Capítulo 56: Elegância Real: Figueiras nos Jardins Reais e Imperiais

Os jardins reais e imperiais sempre foram reflexos da grandiosidade, da estética e do requinte das sociedades que os criaram. Entre os muitos elementos que adornam estes sumptuosos jardins, as figueiras ocupam um lugar especial. A sua presença majestosa, as folhas exuberantes e os frutos deliciosos acrescentam um toque de elegância natural a estes paraísos de beleza e serenidade. Vamos conhecer o mundo encantador das figueiras nos jardins reais e imperiais, onde a natureza se funde harmoniosamente com a grandeza humana.

Figueiras: Plantar Joias das Cortes Reais

As figueiras há muito são valorizadas por sua beleza ornamental e abundância de frutas suculentas. Nos jardins reais e imperiais, estas árvores majestosas foram cuidadosamente cultivadas para adicionar um toque de exuberância ao ambiente real. Suas folhas verdes profundas e formas graciosas criam um cenário natural para palácios e grandes casas.

O Simbolismo da Fertilidade e Abundância

As figueiras, com a sua capacidade de produzir frutos em abundância, têm sido frequentemente associadas a símbolos de fertilidade, prosperidade e abundância. Nos jardins de reis e imperadores, as figueiras expressam a riqueza e a generosidade da natureza, ao mesmo tempo que reforçam a imagem da realeza como protetora e nutridora do seu povo.

A intimidade dos jardins secretos

As figueiras, com suas folhas densas e ampla envergadura, também têm sido utilizadas para criar espaços íntimos e sombreados nos jardins reais. As avenidas ladeadas por figueiras proporcionam retiros pacíficos onde os monarcas podiam escapar do olhar do mundo exterior e meditar num ambiente sereno.

Variedades raras e exóticas

Nos jardins reais, a busca pela exclusividade e pelo exotismo foi um diferencial. Assim, variedades raras e especiais de figueiras de várias partes do mundo eram frequentemente cultivadas pelo seu encanto único. Estas figueiras exóticas acrescentaram uma dimensão internacional aos jardins, reflectindo as influências culturais e as ligações internacionais das cortes reais e imperiais.

O legado duradouro

Muitos jardins reais e imperiais ainda existem hoje, testemunhas silenciosas da história e da grandeza do passado. As figueiras, algumas das quais sobreviveram ao longo dos séculos, continuam a encarnar a própria essência destes prestigiados jardins. Eles lembram aos visitantes modernos a elegância atemporal e a relação entre natureza e nobreza.

As figueiras dos jardins reais e imperiais transcendem o tempo, acrescentando um toque de majestade natural aos sumptuosos pátios de outrora. Suas silhuetas graciosas, folhas exuberantes e frutas suculentas evocam a aliança harmoniosa entre a realeza e a natureza. Ao criar espaços de beleza e tranquilidade, as figueiras esculpiram um património vegetal que continua a cativar e encantar, testemunhando a união entre o reino humano e o esplendor natural.

Capítulo 57: A Doçura da Natureza: Figo em Cosméticos Naturais Caseiros

Na nossa busca pela beleza natural e autêntica, sempre encontramos refúgio nos tesouros que a natureza nos oferece. Entre esses tesouros, o figo se destaca pela doçura cativante e pelos benefícios para a pele. Cada vez mais pessoas recorrem à cosmética natural e caseira para cuidar da pele e o figo desempenha um papel central neste processo. O figo, este fruto doce e precioso, pode ser transformados em tratamentos de beleza naturais que nutrem, revitalizam e realçam a pele.

O encanto do figo na cosmética natural

O figo, rico em antioxidantes, vitaminas e nutrientes, possui qualidades que o tornam valioso para a pele. Ao incorporar o figo nos produtos cosméticos caseiros, aproveitamos as suas propriedades hidratantes, suavizantes e regeneradoras. Essas qualidades o tornam um ingrediente ideal para máscaras, loções e esfoliantes.

Hidratação Natural

A polpa de figo, cheia de água, é um poderoso hidratante natural para a pele. Ao incorporá-lo em máscaras e hidratantes caseiros, você dá à sua pele uma dose de hidratação essencial, ajudando a manter sua elasticidade e brilho natural.

Esfoliação Suave e Eficaz

As pequenas sementes presentes no figo são perfeitas para esfoliar suavemente a pele, removendo as células mortas e revelando uma tez mais luminosa. Ao utilizá-los em esfoliantes caseiros, você consegue uma esfoliação suave e não agressiva, deixando a pele macia e renovada.

Regeneração da pele

Os antioxidantes encontrados no figo ajudam a proteger a pele contra os danos oxidativos causados pelos radicais livres. Ao criar máscaras ou soros à base de figo, você estimula a regeneração celular e ajuda a retardar os sinais de envelhecimento.

Receitas de beleza à base de figo

1. **Máscara Hidratante de Figo**: Misture a polpa de figo com iogurte natural e mel. Aplique esta máscara no rosto e deixe agir por 15 minutos antes de enxaguar.

2. **Esfoliante de Figo**: Misture figos com aveia e mel para criar uma esfoliação suave. Massageie suavemente no rosto em movimentos circulares e depois enxágue.

3. **Loção Tônica Revitalizante com Figo**: Mergulhe as folhas de figueira em água quente, deixe esfriar e use como tônico revitalizante para a pele.

4. **Soro regenerador de figo**: Misture óleo de argan com óleo de figo da Índia para criar um soro nutritivo para aplicar à noite.

O figo, doce e delicioso, enquadra-se harmoniosamente no mundo da cosmética natural caseira. Ao utilizar os seus benefícios hidratantes, regeneradores e esfoliantes, poderá criar tratamentos de beleza que nutrem e realçam a sua pele. Ao optar por cosméticos naturais à base de figo, você vivencia o poder da natureza enquanto cuida de sua beleza natural.

Capítulo 58:
O figo na culinária asiática: uma jornada de sabor requintado

A cozinha asiática é conhecida pela sua riqueza, diversidade e complexidade aromática. No centro desta gastronomia excepcional, o figo conseguiu conquistar um lugar único. Na Ásia, esta fruta doce e perfumada é utilizada de forma criativa em diversos pratos, desde sobremesas até pratos principais, acrescentando um toque exótico e delicioso à culinária regional. Neste ensaio, exploraremos como o figo se encaixa perfeitamente na cultura culinária asiática, trazendo seus sabores únicos e doçura natural a uma paleta gastronômica já cativante.

Um casamento sublime de sabores

O figo, com sua combinação de doçura e riqueza de nutrientes, combina harmoniosamente com a paleta de sabores asiáticos. Em muitas cozinhas asiáticas, a noção de equilíbrio de sabores é primordial, e o figo, com seu perfil adocicado, acrescenta uma nota de doçura sutil que complementa os demais sabores complexos da culinária.

Nos Pratos Principais

Na Ásia, o figo é utilizado em pratos principais para dar um toque agridoce. Os molhos à base de figo são frequentemente combinados com carnes grelhadas, criando um contraste de sabores que estimula as papilas gustativas.

Em Saladas e Pratos Leves

O figo fresco, com sua textura suculenta e crocante, é um ótimo complemento para saladas e pratos leves. Traz uma frescura bem-vinda e uma dimensão doce aos vegetais e ervas aromáticas.

Em sobremesas requintadas

As sobremesas asiáticas costumam ser obras-primas de sabores e texturas. O figo encontra o seu lugar nestas criações doces, sejam figos cristalizados em pastelaria, figos frescos em saladas de frutas exóticas ou figos secos em doces tradicionais.

Papel Cultural e Simbólico

Na Ásia, o figo está por vezes ligado a crenças e simbolismo cultural. Em algumas culturas, o figo é considerado um símbolo de prosperidade, abundância e longevidade, tornando-se um ingrediente popular durante celebrações e feriados especiais.

Inovação e Fusão Culinária

A culinária asiática contemporânea também viu experiências ousadas com figos. Chefs inovadores estão a integrar esta fruta em pratos de fusão, combinando tradições culinárias asiáticas com influências internacionais para criar experiências de sabor únicas.

O figo, de sabor adocicado e versatilidade, encontra o seu lugar no coração da culinária asiática. Dos pratos principais às sobremesas, dos sabores doces às notas agridoces, o figo enquadra-se harmoniosamente na paleta culinária asiática, acrescentando um toque de exotismo e elegância a pratos já ricos em sabor.

Ao celebrar o figo na sua cozinha, os cozinheiros asiáticos homenageiam a diversidade e riqueza de ingredientes que a natureza oferece, ao mesmo tempo que proporcionam aos gourmets uma experiência gustativa inesquecível.

Capítulo 59: Figueiras em histórias históricas de viagens: entre a descoberta e a maravilha

Histórias de viagens históricas fornecem janelas para mundos antigos e exóticos, onde abundam o desconhecido e a maravilha. Entre as maravilhas que cativaram a imaginação dos exploradores, as figueiras ocupam lugar de destaque. Estas árvores majestosas, símbolos do exotismo e da riqueza de terras distantes, foram imortalizadas nos escritos de viajantes ousados. Aqui embarcaremos numa viagem através de relatos históricos para descobrir como as figueiras alimentaram a curiosidade, a admiração e a inspiração dos exploradores viajantes.

O Exotismo das Terras Distantes

Para os exploradores históricos, as figueiras eram muitas vezes sinônimo de exotismo e descobertas extraordinárias. Nas suas histórias, estas árvores majestosas eram frequentemente descritas com um fascínio misturado com mistério, evocando terras distantes que pareciam pertencer a outro mundo.

Figueiras em histórias bíblicas e mitológicas

As figueiras também aparecem com destaque nas histórias bíblicas e mitológicas, acrescentando uma dimensão sagrada à sua reputação. Desde a árvore do conhecimento no Jardim do Éden até a figueira sob a qual Buda alcançou a iluminação, as figueiras estavam frequentemente ligadas a momentos de revelação e transcendência.

Figueiras como marcos

Em suas histórias, os viajantes costumavam usar figueiras como pontos de referência para navegar em terras desconhecidas. Grandes figueiras serviam como faróis naturais, proporcionando aos exploradores orientação e referência visual para navegar em ambientes estrangeiros.

Maravilhe-se com a generosidade da natureza

As figueiras, com a sua capacidade de produzir frutos abundantes, eram motivo de admiração para os viajantes. Ficaram fascinados pela generosidade destas árvores, que ofereciam uma infinidade de frutos doces e nutritivos. Esta generosidade foi muitas vezes vista como uma dádiva da natureza em novas terras.

Figueiras nos escritos de exploradores famosos

Exploradores como Marco Polo e Ibn Battuta mencionaram figueiras nos seus relatos de viagens, testemunhando o impacto destas árvores em viajantes de diferentes épocas e culturas. As figueiras eram frequentemente descritas como partes essenciais do meio ambiente e do modo de vida da população local.

Figueiras como catalisadores de intercâmbio cultural

As figueiras, encontradas em várias regiões do mundo, muitas vezes funcionaram como pontes culturais entre exploradores e populações indígenas. Serviram como símbolos de partilha e união, permitindo aos viajantes estabelecer laços com os habitantes locais e aprender sobre os seus costumes e tradições.

As figueiras deixaram a sua marca nas histórias históricas de viagens, acrescentando um toque de exotismo, admiração e descoberta a estes contos fascinantes. Suas folhas exuberantes, frutos abundantes e presença majestosa capturaram a imaginação dos exploradores, inspirando descrições ardentes e cativantes. Ao longo das páginas das histórias de viagens, as figueiras lembram-nos que a curiosidade e a exploração humana sempre foram guiadas pela magia da natureza e pela admiração pelos seus tesouros.

Capítulo 60: A Arte do Vinho de Figo: Quando o Hedonismo se Une à Natureza

O mundo do vinho é um universo rico em tradições, saberes e paixões. Além das uvas, alguns vinhedos ousados exploraram novos horizontes ao utilizar uma fruta bem diferente para criar néctares únicos: o fig. A arte do vinho de figo é um casamento entre o artesanato vitícola e a doçura natural desta fruta. Neste ensaio exploraremos o fascinante mundo do vinho de figo, onde a criatividade dos enólogos se alia à generosidade da natureza para produzir bebidas requintadas que despertam admiração e prazer gustativo.

Quando o figo encontra o vinho

O figo, de sabor adocicado e textura carnuda, proporciona o cenário ideal para a criação de vinhos aromáticos e complexos. As vinícolas que se aventuram na produção de vinho de figo aprenderam a brincar com as complexidades das variedades de figo, combinando diferentes tipos de frutas para obter perfis de sabor únicos.

O Processo de Vinificação do Figo

A vinificação do figo requer um processo específico que tire partido das suas qualidades únicas. Os figos são frequentemente colhidos no auge da maturação e depois prensados para extrair seu suco doce. Esse suco é então fermentado, às vezes com adição de leveduras especiais para obter sabores e aromas mais complexos.

Perfis de sabores incríveis

O vinho de figo oferece uma variedade de perfis de sabores, do doce ao seco, do frutado ao complexo. Os figos acrescentam um toque de doçura natural e notas frutadas à paleta gustativa do vinho, criando equilíbrios subtis e contrastes harmoniosos.

Uma experiência gourmet

O vinho de figo não se limita apenas à degustação. Pode ser apreciado em diferentes fases da refeição, como aperitivo ou como acompanhamento de pratos. A sua doçura natural torna-o numa escolha ideal para acompanhar queijos, pratos picantes e até sobremesas.

Vinho de Figo como Património Cultural

Em algumas regiões, a produção de vinho de figo está repleta de história e cultura. Estes vinhos podem ser vistos como testemunhos vivos da profunda ligação entre as comunidades e o seu ambiente natural. Refletem o engenho das gerações anteriores que souberam transformar os recursos locais em tesouros gastronómicos.

Inovação e Experimentação

A arte do vinho de figo continua a evoluir à medida que os enólogos exploram novos métodos, novas misturas de frutas e novos aromas. Sommeliers e amantes do vinho são seduzidos pela originalidade destas bebidas que desafiam as convenções e despertam as papilas gustativas.

O vinho de figo é uma homenagem à união da criatividade humana e à generosidade da natureza. As vinícolas que se dedicam a essa arte sutil revelam um profundo conhecimento dos sabores e dos processos de transformação. Os resultados são vinhos requintados que personificam o espírito de experimentação e exploração do sabor. A arte do vinho de figo lembra-nos que o mundo do vinho é uma tela em branco onde cada fruta, incluindo o figo, pode dar o seu toque único para criar experiências sensoriais inesquecíveis.

Capítulo 61: Figueiras nas Tradições de Casamento e Nascimento: Símbolos de Fertilidade e Novos começos

As tradições de casamento e nascimento estão impregnadas de símbolos e rituais que marcam momentos cruciais da vida. Dentre esses símbolos, as figueiras se destacam pela associação com a fertilidade, o crescimento e o renascimento. As figueiras encontraram o seu lugar nos costumes que rodeiam os casamentos e nascimentos, acrescentando uma dimensão de prosperidade e renovação a estes tempos comemorativos.

A Figueira: Símbolo da Fertilidade

Desde a antiguidade, as figueiras são vistas como símbolos de fertilidade e procriação. Sua capacidade à produzir uma abundância de frutas doces tem sido frequentemente associada à promessa de descendência e crescimento. Nas tradições de casamento e nascimento, as figueiras personificam a esperança de novas vidas e novas gerações.

Figueiras em cerimônias de casamento

Em algumas culturas, as figueiras estão presentes nas cerimônias de casamento, seja como elementos decorativos ou presentes simbólicos. Os figos, de formato arredondado e carnudo, evocam a promessa de uma união fecunda e de expansão da família. Em algumas tradições, os noivos consomem figos ou bebem vinho de figo para selar o seu compromisso e o seu desejo de fertilidade.

Rituais de Nascimento e Crescimento

Durante os nascimentos, as figueiras simbolizam o crescimento e o início de uma nova vida. Mudas de figo podem ser plantadas para comemorar o nascimento de uma criança, incorporando a ideia de que a criança crescerá como a árvore. Esta tradição é uma forma de desejar à criança uma vida longa, próspera e plena.

Figueiras e superstições positivas

Em algumas culturas, as figueiras estão rodeadas de superstições positivas em relação a casamentos e nascimentos. Os figos são considerados amuletos de boa sorte, acreditando-se que trazem sorte, abundância e boas vibrações aos noivos e recém-nascidos.

A figueira: uma testemunha da vida em evolução

A longevidade e o crescimento das figueiras tornam-nas testemunhas silenciosas da evolução da vida e das gerações. As figueiras plantadas em casamentos e nascimentos crescem com o tempo, lembrando às famílias os momentos de alegria e esperança que marcaram suas histórias.

Renovação e Esperança

As figueiras incorporam o ciclo eterno de vida, crescimento e renovação. Lembram aos que celebram casamentos e nascimentos que a vida está em constante mudança, oferecendo novas oportunidades e novas promessas.

As figueiras desempenham um papel significativo nas tradições de casamento e nascimento, trazendo uma dimensão de fertilidade, crescimento e renovação a estes tempos especiais. A sua presença lembra aos participantes que a vida é uma jornada cheia de promessas, celebração e esperança para o futuro. As figueiras simbolizam a beleza eterna da natureza e como ela se enquadra harmoniosamente nos momentos significativos da vida humana.

Capítulo 62: A influência elegante da figueira na arquitetura e no design: uma fusão natural e Criativo

Arquitetura e design são formas de expressar a criatividade humana e moldar o ambiente construído que nos rodeia. Nesta busca pela beleza e harmonia, a natureza desempenha um papel fundamental. Entre os elementos naturais que influenciaram a arquitetura e o design, a figueira destaca-se pela sua presença majestosa e íntima ligação com o meio ambiente. A figueira, com a sua silhueta elegante e capacidade de transformar o espaço, inspirou e moldou a arquitetura e o design ao longo dos tempos.

Arquitetura Orgânica e Integrada

A figueira, com a sua folhagem exuberante e sombra calmante, tem servido muitas vezes de modelo para a integração orgânica da natureza na arquitectura. Edifícios concebidos com espaços interiores abertos e pátios evocam a sombra natural das figueiras, criando ambientes acolhedores e refrescantes.

A elegância da silhueta

As linhas sinuosas das figueiras, com seus galhos entrelaçados e folhas delicadas, inspiraram elementos arquitetônicos como abóbadas, arcadas e desenhos decorativos. Essas formas orgânicas acrescentam um toque de elegância e fluidez aos espaços construídos, criando uma sensação de movimento e suavidade.

Sombra e luz

As figueiras, com a sua folhagem densa, têm impacto na iluminação natural dos espaços. Arquitetos e designers aprenderam a brincar com os efeitos de luz e sombra produzidos pelas figueiras para criar atmosferas únicas e evocativas.

Incorporação da Natureza

Espaços ao ar livre projetados em torno de figueiras proporcionam retiros tranquilos onde os indivíduos podem se conectar com a natureza. Os jardins, pátios e espaços verdes que rodeiam as figueiras oferecem um oásis de tranquilidade no meio da agitação da cidade.

A arte do mobiliário e dos elementos de design

A figueira também inspira o design de móveis. As graciosas curvas dos ramos foram reinterpretadas em peças de mobiliário, esculturas e elementos decorativos, criando uma simbiose entre a forma natural e a função utilitária.

Uma ponte entre o passado e o presente

A utilização da figueira na arquitetura e no design cria uma ligação entre tradição e modernidade. Elementos inspirados nas figueiras evocam a sabedoria e a elegância da natureza, ao mesmo tempo que incorporam materiais e tecnologias contemporâneas para uma abordagem distintamente moderna.

A influência da figueira na arquitetura e no design ilustra como a natureza pode servir de inspiração infinita para a criatividade humana. A presença majestosa e a beleza orgânica das figueiras moldaram espaços que convidam ao relaxamento, à contemplação e à conexão com a natureza. A arquitetura e o design que incorporam a essência da figueira são uma celebração da harmonia entre o homem e a natureza, unindo funcionalidade e estética em uma dança elegante e atemporal.

Capítulo 63: Figos Secos: Uma Viagem pela História, Preparação e Uso

Os figos secos, delícias doces e saborosas, têm uma história que remonta aos tempos antigos. Provenientes da figueira, estes frutos secos evoluíram ao longo dos séculos para se tornarem um lanche popular e um ingrediente versátil na cozinha.

Vamos mergulhar na história dos figos secos, explorar os métodos de preparação e descobrir os múltiplos usos dessas joias frutadas. Um patrimônio histórico

Os figos secos não são apenas um lanche saboroso, mas também estão repletos de história. Desde as civilizações antigas até aos reinos mediterrânicos, os figos secos têm sido utilizados como fonte de nutrição, doçura e preservação.

O método tradicional de secagem

O processo de secagem dos figos é relativamente simples, mas requer tempo e paciência. Os figos frescos são lavados, cortados e colocados ao sol ou em local seco para secar naturalmente. Este processo ajuda a reter nutrientes e sabores enquanto reduz o teor de água.

Usos Culinários e Gastronômicos

Os figos secos são ingredientes versáteis na culinária. Podem ser consumidos como lanche energético, mas também se prestam a uma infinidade de receitas. Da culinária doce à salgada, os figos secos dão um toque doce e aromático.

Doces

Em produtos de panificação e sobremesas, os figos secos são usados para adicionar doçura natural e profundidade de sabor. Podem ser incorporados em bolos, tortas, geléias e até chocolates, criando sensações gustativas ricas e diferenciadas.

Combinações salgadas engenhosas

Os figos secos também combinam perfeitamente com pratos salgados. Podem ser utilizados em saladas para dar um toque doce e crocante, em pratos de carne para proporcionar um contraste doce-salgado, ou em travessas de queijos para equilibrar sabores.

Benefícios nutricionais e de saúde

Além do sabor, os figos secos são ricos em fibras, minerais e antioxidantes. São também uma fonte natural de açúcar, o que os torna uma alternativa mais saudável aos doces industriais.

Patrimônio Cultural e Símbolo de Generosidade

Em algumas culturas, os figos secos estão associados à generosidade e à partilha. Eles eram tradicionalmente dados a viajantes e convidados como um sinal de boas-vindas e hospitalidade.

Os figos secos são mais do que apenas uma guloseima. Eles incorporam uma história milenar de utilização e transformação de recursos naturais para atender ao sabor e às necessidades nutricionais da humanidade. Desde a sua secagem tradicional até à sua integração na cozinha moderna, os figos secos são um exemplo de como a natureza pode ser domesticada para proporcionar prazeres gustativos duradouros e benefícios nutricionais.

Capítulo 64: O Figo e a Espiritualidade Indígena: Uma Antiga Conexão com a Terra Sagrada

A espiritualidade indígena está enraizada numa relação profunda com a natureza, os elementos e os ciclos da vida. Nesta cosmovisão, cada elemento natural carrega significado e conexão espiritual. Entre esses elementos, o figo ocupa um lugar especial como símbolo da harmonia entre o homem e a terra.

O Figo: Um Presente da Mãe Terra

Para muitas culturas indígenas, o figo é considerado um presente sagrado da Mãe Terra, uma expressão da sua abundância e generosidade. Muitas vezes é visto como um símbolo de fertilidade e renovação, representando os ciclos de vida, morte e renascimento.

A figueira como local de encontro espiritual

As figueiras são frequentemente escolhidas como locais de encontro espiritual e celebração nas culturas indígenas. Suas folhas exuberantes proporcionam sombra e abrigo, criando um espaço para meditação, histórias sagradas e rituais.

O Ciclo da Vida e da Morte

O figo é frequentemente interpretado como uma lembrança do eterno ciclo de vida e morte. As figueiras, que dão frutos e perdem folhas ao longo do ano, simbolizam a dualidade das forças da natureza e a noção de transformação constante.

A interconexão de todas as coisas

Nas crenças indígenas, cada elemento da natureza está interligado, formando uma complexa rede de energia espiritual. O figo é visto como parte integrante desta teia, conectando os indivíduos aos espíritos da terra, da água, do céu e de todos os seres vivos.

Rituais e Cerimônias

As figueiras muitas vezes desempenham um papel central nos rituais e cerimônias indígenas. Podem ser locais para orações, oferendas e canções, criando um espaço sagrado onde as comunidades se reúnem para homenagear os antepassados, os espíritos e a natureza.

Transmissão de Conhecimento

O figo também está associado à transmissão de conhecimentos ancestrais. As figueiras, enraizadas no solo há gerações, são consideradas guardiãs da sabedoria e das tradições transmitidas

De geração a geração.

Uma Espiritualidade em Harmonia com a Natureza

A espiritualidade indígena, imbuída de respeito pela Terra e seus dons, encontra eco profundo na fig. Esta fruta simboliza a forma como os povos indígenas vivem em harmonia com a natureza, honrando seus ciclos e recursos.

O figo incorpora a espiritualidade indígena ao celebrar a profunda conexão entre os humanos e a terra. Como símbolo de abundância, do ciclo de vida e de renascimento, o figo fala da sabedoria milenar e da profunda espiritualidade dos povos indígenas. Ela nos lembra que a natureza é uma fonte inestimável de reflexão espiritual, cura e conexão íntima com o universo que nos rodeia.

Capítulo 65: Folhas de Figo nos Alimentos: Um Tesouro Escondido de Sabores e Benefícios

Quando pensamos em figo, muitas vezes é a fruta doce e carnuda que vem à mente. No entanto, em muitas culturas ao redor do mundo, as folhas da figueira também são reverenciadas pelos seus usos culinários e benefícios para a saúde. Estas folhas delicadas e versáteis são utilizadas há muito tempo para adicionar um sabor único aos pratos e pelas suas propriedades benéficas.

Folhas com sabores sutis

As folhas de figueira têm um sabor subtil e ligeiramente herbáceo que confere uma dimensão única aos pratos. Frescos ou secos, podem ser utilizados para infundir aromas delicados em diversas preparações culinárias.

Infusão e Perfume

As folhas de figueira são frequentemente usadas para infundir líquidos como água, leite ou óleo. Esta infusão pode ser utilizada para dar sabor a molhos, guisados, chás e sobremesas, acrescentando um toque natureza fresca e aromática.

Embalagem e Culinária

Em algumas culturas, as folhas de figueira são usadas como invólucro natural para cozinhar alimentos. Os alimentos são embrulhados nas folhas antes de serem cozidos, o que confere sabor delicado e aroma característico aos pratos.

Uma tradição mediterrânea

A cozinha mediterrânica, conhecida pela sua frescura e sabores, também utiliza folhas de figueira. São frequentemente utilizados para embrulhar queijos, vegetais recheados, peixes e até carnes grelhadas.

Benefícios para a saúde

As folhas de figueira são ricas em compostos antioxidantes, vitaminas e minerais. Eles também são conhecidos por suas propriedades antiinflamatórias e pela capacidade de ajudar a regular os níveis de açúcar no sangue.

Uma história antiga e mundial

O uso das folhas de figueira na alimentação remonta à antiguidade e está presente em diversas culturas. Dos pratos tradicionais mediterrâneos às preparações asiáticas, as folhas de figueira incorporam uma herança culinária diversificada e célebre.

Know-how e transmissão cultural

O uso de folhas de figueira na alimentação é frequentemente transmitido de geração em geração. É parte integrante da cultura alimentar de muitas comunidades, ligando o passado ao presente através de receitas familiares e tradicionais.

Exploração Criativa

Chefs e cozinheiros modernos também estão explorando o uso criativo de folhas de figueira na culinária contemporânea. Seu sabor único pode ser incorporado em diversos pratos, da entrada à sobremesa.

As folhas de figueira são um tesouro pouco conhecido na culinária mundial, oferecendo sabores delicados e benefícios à saúde. A sua utilização na alimentação demonstra a engenhosidade humana na exploração dos recursos naturais para fins gustativos e nutricionais. Ao abraçar a riqueza do figo em todas as suas formas, descobrimos uma paleta de sabores e possibilidades que enriquecem a nossa experiência culinária e fortalecem a nossa ligação com a natureza.

Capítulo 66: Figueiras em Jardins Zen e Espaços Meditativos: Fonte de Serenidade e

Conexão Espiritual

Os jardins Zen e os espaços meditativos são refúgios de tranquilidade e contemplação, concebidos para acalmar a mente e nutrir a alma. No centro destes ambientes harmoniosos, as figueiras desempenham um papel vital como elementos naturais que inspiram meditação, reflexão e conexão espiritual.

Simbiose Natural

As figueiras, com a sua folhagem exuberante e formas orgânicas, enquadram-se harmoniosamente em jardins Zen e espaços meditativos. A sua presença suave e calmante fortalece a ligação entre o homem e a natureza, facilitando um estado de calma e serenidade.

A Sombra Benevolente

As figueiras fornecem sombra refrescante e protetora, criando espaços onde os indivíduos podem se retirar da agitação externa para encontrar refúgio em seu mundo interior. Sob a sombra carinhosa das figueiras, os praticantes de meditação podem concentrar-se mais facilmente na respiração e na presença.

Meditação Contemplativa

As figueiras são frequentemente integradas em espaços que incentivam a meditação contemplativa. Suas formas orgânicas e beleza simples convidam à observação e à reflexão, ajudando os meditadores a se conectarem com o momento presente e a encontrarem o equilíbrio interior.

Símbolo da Regeneração

A figueira, com o seu ciclo de crescimento, frutificação e perda de folhas, simboliza a regeneração e a renovação. Nos jardins Zen, relembra a natureza cíclica da vida e incentiva a abraçar a mudança como uma oportunidade para a evolução espiritual.

Reconectando-se à Terra

As figueiras ancoram espaços meditativos na realidade terrestre, convidando à reconexão com a terra e seus elementos. Ao tocar as folhas ou observar o tronco, o meditador é trazido de volta ao momento presente e à sua própria existência no cosmos.

Apoio à Criatividade

As figueiras também inspiram artistas e criadores que frequentam os jardins Zen. A sua forma, textura e energia alimentam a imaginação e incentivam a expressão artística em todas as suas formas.

A Unificação do Corpo e do Espírito

As figueiras em espaços meditativos incorporam a ideia de unidade entre corpo e mente. Ao criar um ambiente propício à exploração interior, incentivam a harmonia entre os aspectos físicos e espirituais do indivíduo. As figueiras, com a sua presença suave e significados profundos, são elementos fundamentais dos jardins Zen e dos espaços meditativos. Trazem um toque de natureza sagrada, promovem a contemplação e nutrem a conexão espiritual. Ao criar uma ponte entre o homem e a terra, as figueiras guiam os que procuram a paz interior para uma profunda experiência de serenidade, reflexão e despertar.

Capítulo 67: Figos nas Práticas de Medicina Alternativa: Entre Tradição e Saúde Holística

Os figos, há milênios, são apreciados por seus sabores doces e benefícios nutricionais. No entanto, o seu valor não se limita à culinária. No campo da medicina alternativa, os figos também encontraram o seu lugar como ingredientes-chave em diversas práticas que visam a promoção da saúde holística. Os figos são usados em práticas de medicina alternativa.

Medicina Alternativa e Holística

A medicina alternativa se concentra em equilibrar o corpo, a mente e a alma para alcançar a saúde ideal. Em vez de simplesmente tratar os sintomas, procura tratar a pessoa como um todo. Os figos, ricos em nutrientes e propriedades benéficas, enquadram-se naturalmente nesta abordagem.

Digestão e Desintoxicação

Os figos são conhecidos pelo seu alto teor de fibras, o que promove uma digestão saudável ao regular o trânsito intestinal. Nas práticas da medicina alternativa, os figos são usados para estimular o sistema digestivo e ajudar a eliminar toxinas do corpo.

Poder antioxidante

Os figos, ricos em antioxidantes como os polifenóis, podem ajudar a reduzir os danos dos radicais livres. Em abordagens holísticas, os figos são integrados para apoiar a saúde celular e prevenir doenças ligadas ao stress oxidativo.

Equilíbrio energético

Em algumas práticas, os figos estão associados a propriedades energéticas específicas. Seu sabor suave é considerado calmante para o sistema nervoso, auxiliando no equilíbrio energético e promovendo uma sensação de calma.

Controle de peso

Os figos, sendo um lanche naturalmente doce e rico em fibras, às vezes são usados em abordagens de controle de peso. Eles podem ajudar a reduzir os desejos e manter os níveis de açúcar no sangue estáveis.

Ancorado na Natureza

Os figos estão enraizados na terra e são colhidos de uma árvore, conectando-os à natureza. Nas práticas de medicina alternativa, esta âncora natural é valorizada por promover a conexão com a Terra e restaurar o equilíbrio energético.

Transmissão cultural

O uso de figos na medicina alternativa reflete frequentemente tradições culturais transmitidas de geração em geração. Os remédios de figo são parte integrante da herança médica de várias comunidades.

Integração Criativa

Os figos podem ser consumidos de diversas formas nas práticas da medicina alternativa: frescos, secos, em decocção ou mesmo em tintura. Sua versatilidade permite que os profissionais personalizem abordagens com base nas necessidades individuais.

Os figos, com os seus nutrientes, antioxidantes e simbolismo natural, enquadraram-se naturalmente nas práticas da medicina alternativa. Eles incorporam a noção de saúde holística, nutrindo o corpo e a mente. Seja regulando a digestão, aumentando a imunidade ou promovendo o equilíbrio energético, os figos são um exemplo de como os recursos naturais podem ser utilizados para apoiar a saúde geral.

Capítulo 68: O eco poético e melódico da figueira: entre versos e canções folclóricas

O figo, este fruto doce e carnudo, há muito que inspira poetas e músicos ao longo dos séculos. A sua imagem evocativa, sabores ricos e simbolismo profundo fazem dele um tema popular na poesia e nas canções folclóricas. Neste capítulo, mergulharemos no mundo poético e melódico do figo, explorando como ele foi celebrado e imortalizado através de versos e melodias de diversas culturas.

O louvor dos sentidos

O figo desperta os sentidos com os seus aromas e texturas distintas. Na poesia, ela é frequentemente descrita com uma série de metáforas que exploram sua doçura, ternura e sensualidade. Os poetas unificaram os sentidos do paladar, do olfato e do tato para capturar a riqueza da experiência do figo.

O Figurativo Simbólico

O figo vai além de sua natureza literal para se tornar um símbolo poderoso na poesia. Pode representar fertilidade, nostalgia, transformação ou até mesmo a alma humana. Os poetas usam habilmente o figo para explorar temas profundos da vida e da natureza humana.

A Aliança Natural

A figueira está muitas vezes enraizada no seu ambiente natural, rodeada de outros elementos da natureza como árvores, rios e as estações. Esta integração harmoniosa no mundo natural acrescenta uma dimensão de ligação à poesia, fortalecendo o vínculo entre o homem e a terra.

O figo como metáfora da vida

O figo, que passa por um ciclo de crescimento, maturidade e declínio, é usado como metáfora da vida humana. A sua transformação de flor em fruto é comparada à evolução do ser humano, fazendo do figo uma fonte de inspiração para poetas que meditam sobre a condição humana.

Histórias e contos ocultos

Nas canções folclóricas, o figo às vezes é protagonista de histórias e contos que ensinam lições de vida, provocar risos ou oferecer comentários sociais. Estas histórias são parte integrante do tecido cultural e refletem como o figo está entrelaçado nas histórias orais de várias comunidades.

A música dos sabores

As canções folclóricas muitas vezes destacam os prazeres da mesa, e o figo muitas vezes ocupa um lugar de honra. A letra descreve sua doçura e sabor único, convidando o ouvinte a imaginar o sabor enquanto a ouve.

Transmissão Intergeracional

Canções e poemas sobre o figo são frequentemente transmitidos de geração em geração, formando um elo vivo entre o passado e o presente. As famílias reúnem-se para cantar canções e recitar poemas que evocam memórias deste fruto e das experiências associadas à sua degustação.

O figo, com o seu rico simbolismo e património cultural, tornou-se um tema frequente na poesia e nas canções folclóricas. Através de versos e melodias, o figo transcende a sua natureza simples para se tornar objeto de profunda reflexão e celebração artística. O seu lugar na expressão criativa atesta o seu estatuto de parte preciosa da cultura humana, imortalizada através dos ritmos da fala e das harmonias da música.

Capítulo 69: Figueiras nas Lendas dos Povos Indígenas: Raízes Espirituais e Histórias Sagrado

Os povos indígenas de todo o mundo criaram ligações profundas com a natureza, imbuindo a sua cultura de histórias e lendas sagradas que celebram a ligação entre os seres humanos e o ambiente. As figueiras, enraizadas nos seus territórios, têm frequentemente ocupado um lugar central nestas lendas, simbolizando a simbiose entre os humanos e a terra nutritiva.

As Figueiras Guardiãs do Conhecimento

Em muitas culturas indígenas, as figueiras são consideradas guardiãs do conhecimento ancestral. As árvores, com raízes profundamente enterradas na terra, são vistas como guardiãs de ensinamentos e tradições transmitidas de geração em geração.

O nascimento das figueiras: mitos da criação

As figueiras costumam aparecer com destaque nos mitos da criação indígena. Às vezes são vistos como presentes dos deuses ou como criações divinas que enraizaram a vida na Terra.

A Árvore da Vida e da Regeneração

As figueiras são frequentemente associadas à ideia da árvore da vida, simbolizando a continuidade da vida, a regeneração e o renascimento. A sua capacidade de dar origem a novas árvores a partir das suas raízes reforçou o seu estatuto como símbolo de renovação.

Cura e bem-estar

Nas lendas, as figueiras estão frequentemente associadas à cura e ao bem-estar. Suas folhas, frutos e raízes são reverenciados por suas propriedades curativas. As figueiras tornam-se assim aliadas espirituais na busca pela saúde física e espiritual.

Encontros Sagrados

As figueiras são às vezes chamadas de locais de encontro entre os mundos espiritual e terreno. Sob seus galhos, os povos indígenas realizam cerimônias, orações e rituais, criando espaços sagrados para se comunicarem com espíritos e ancestrais.

Lendas da Transformação

Algumas lendas contam como os indivíduos se transformaram em figueiras, tornando-se assim guardiões da terra e protetores dos territórios. Essas histórias destacam o vínculo estreito entre o homem e a natureza.

Transmissão Intergeracional

As lendas das figueiras são transmitidas de geração em geração, encarnando a memória coletiva dos povos indígenas. São contadas à volta do fogo, durante as cerimónias e nos momentos em que a sabedoria ancestral é partilhada com as gerações mais jovens.

Reveladores Culturais

Estas lendas revelam perspectivas únicas sobre a espiritualidade, a cosmologia e a relação entre os seres humanos e a terra. Eles oferecem uma visão profunda de como os povos indígenas veem seu lugar no universo.

As lendas das figueiras, centrais nas culturas indígenas, são tesouros de sabedoria que contam histórias de criação, cura, regeneração e conexão espiritual. Enraizadas no respeito pela terra e pelos antepassados, estas histórias refletem a profundidade espiritual dos povos indígenas e testemunham as ricas ligações entre o homem e a natureza.

Capítulo 70: A Arte da Fusão: O Figo na Cozinha Molecular Contemporânea

A cozinha molecular contemporânea, com a sua ousada exploração das propriedades físicas e químicas dos ingredientes, revolucionou a forma como experimentamos sabores e texturas. Entre os muitos ingredientes que foram reinventados neste contexto, o figo destaca-se pela sua complexidade aromática e estrutura única.

A Fusão de Sabores

O figo, com a sua combinação de doce e ligeiramente ácido, proporciona um terreno fértil para a experimentação culinária. Na cozinha molecular, os chefs utilizam métodos como esferificação, gelificação e formação de espuma para capturar e intensificar os seus aromas, criando explosões de sabor únicas.

Texturização Criativa

Uma das características mais interessantes do figo é a sua textura, ao mesmo tempo macia e crocante. As técnicas da cozinha molecular permitem aos chefs explorar estas texturas de formas inovadoras, criando contrastes inesperados e transformando o figo numa experiência táctil e sensorial.

Esferificação e Gelificação

O figo pode ser transformado em delicadas pérolas através da esferificação, criando cápsulas de sabor que explodem na boca. A gelificação cria texturas gelatinosas e derretidas, oferecendo uma nova dimensão à degustação.

Emulsificação e Espumação

O figo pode ser transformado em mousses leves e arejadas através da formação de espuma, proporcionando um sabor e uma experiência visual fascinantes. Estas mousses permitem brincar com a percepção de sabores e texturas.

O figo como obra de arte comestível

Na cozinha molecular, a apresentação desempenha um papel essencial. Os chefs transformam o figo em verdadeiras obras de arte comestíveis, combinando elementos visuais, aromáticos e gustativos para criar uma experiência gastronómica envolvente.

Novas Perspectivas na Fig

A cozinha molecular contemporânea oferece novas perspectivas sobre o figo, permitindo aos chefs repensar como ele pode ser utilizado em pratos doces e salgados. Combinações ousadas com outros ingredientes inesperados ampliam o leque de possibilidades culinárias.

O surgimento de novos pratos

O figo, uma vez submetido a técnicas de cozinha molecular, transforma-se em ingrediente de pratos inovadores e surpreendentes. Desde sobremesas esféricas a pratos salgados onde o figo se integra de forma surpreendente, a criatividade dos chefs ultrapassa os limites da imaginação culinária.

Um Patrimônio Gastronômico

O figo tem uma longa história na cozinha tradicional e a sua incorporação na cozinha molecular como ingrediente moderno reforça o seu estatuto de ingrediente versátil e cativante.

O figo, com seu perfil de sabor complexo e textura única, encontrou nova vida na culinária molecular contemporânea. As técnicas inovadoras desta cozinha permitem desconstruir, transformar e reinventar esta fruta emblemática. O figo torna-se assim uma tela em branco para os chefs que desejam criar experiências gastronómicas únicas, ultrapassando os limites da criatividade culinária.

Capítulo 71: Artesanato Emergente: O Uso de Raízes de Figo na Criação

O artesanato, que funde criatividade e saber-fazer tradicional, encontra muitas vezes a sua inspiração em elementos naturais. As raízes da figueira, há muito negligenciadas, atraíram recentemente o interesse de artesãos de todo o mundo. A sua forma tortuosa e solidez oferecem um potencial inexplorado para a criação de objetos únicos e duráveis.

Recursos Naturais Recuperados

A utilização das raízes de figueira no artesanato faz parte da tendência de recuperação e utilização sustentável dos recursos naturais. Em vez de deixar essas raízes sem uso, os artesãos as transformam em peças artesanais originais, minimizando o desperdício.

Exploração de Formas Naturais

As raízes da figueira são conhecidas por suas formas orgânicas e complexas. Os artesãos exploram essas características integrando-as no design de móveis, esculturas e objetos decorativos. Cada raiz é única, conferindo às obras um toque de autenticidade e caráter.

Objetos Funcionais e Artísticos

As raízes da figueira são usadas para criar uma variedade de itens, desde mesas e cadeiras até luminárias e porta-retratos. A sua utilização em objetos funcionais acrescenta uma dimensão artística à vida quotidiana, transformando itens utilitários em peças de arte.

Aliança de Natural e Cultural

O uso de raízes de figueira cria uma ponte entre a natureza e a cultura. Os artesãos respeitam a forma original da raiz ao mesmo tempo que a integram em contextos culturais e estéticos, dando origem a objetos que contam uma história da natureza e da criatividade humana.

Sustentabilidade e Autenticidade

O artesanato à base de raízes de figueira faz parte da busca por um consumo mais sustentável e autêntico. Os objetos criados a partir de materiais naturais muitas vezes refletem os valores do artesão e do consumidor, enfatizando a originalidade e a sustentabilidade.

Um processo criativo complexo

Trabalhar com raízes de figo requer habilidades e técnicas específicas. Os artesãos devem compreender a natureza do material, a sua força e as suas possibilidades, o que acrescenta uma camada de complexidade ao seu processo criativo.

Herança cultural

A utilização de raízes de figueira no artesanato também pode estar ligada a tradições culturais específicas. Em algumas comunidades, estas raízes têm significado simbólico e espiritual, o que reforça a sua presença no artesanato local.

O uso de raízes de figueira no artesanato é uma prova de como a criatividade humana pode transformar elementos naturais em obras de arte. Artesanato à base de raízes de figo celebra a beleza da natureza, ao mesmo tempo que incorpora o know-how e a criatividade dos artesãos. Estes objetos únicos, na encruzilhada do natural e do artístico, testemunham a possível harmonia entre o homem e o seu ambiente.

Capítulo 72: A Marca Mística: Figueiras na Cultura do Oriente Médio

O Médio Oriente, rico em história e tradição, estabeleceu laços profundos com a figueira, uma árvore que vai além da sua natureza física para se tornar um símbolo de espiritualidade, partilha e património cultural. As figueiras têm raízes no quotidiano, na espiritualidade e nas tradições desta região.

A Árvore da Vida e Espiritualidade

A figueira é frequentemente considerada uma árvore da vida na cultura do Oriente Médio, personificando a conexão entre a terra e o divino. As antigas figueiras que prosperaram nesta região durante séculos são reverenciadas como guardiãs da espiritualidade e da sabedoria.

Símbolo de Partilha e Hospitalidade

Em muitas culturas do Médio Oriente, os figos estão associados à generosidade e à hospitalidade. Figos frescos e secos são frequentemente oferecidos aos hóspedes em sinal de acolhimento e partilha, criando momentos de convívio e conexão.

Conhecimento Tradicional

A transformação de figos frescos em compotas, geleias de fruta e outras delícias doces está enraizada na herança culinária do Médio Oriente. Estas preparações são muitas vezes transmitidas de geração em geração, preservando assim o saber tradicional e a ligação com o passado.

Símbolo de Prosperidade e Sustentabilidade

As figueiras também são vistas como símbolo de prosperidade e sustentabilidade. A sua capacidade de prosperar em ambientes áridos tem sido frequentemente interpretada como uma mensagem de resiliência e abundância.

A Árvore dos Encontros e das Histórias

À sombra das figueiras acontecem encontros importantes, contam-se histórias e partilham-se tradições. Estas árvores tornam-se pontos de encontro onde gerações se reúnem para trocar conhecimentos, celebrar e conectar-se.

Sabedoria e Herança

As figueiras antigas têm uma presença dominante nas paisagens do Médio Oriente. As suas raízes profundas simbolizam a ligação com o passado, lembrando as gerações anteriores e transmitindo a sua sabedoria às novas gerações.

Incorporação na Arte e na Literatura

As figueiras inspiraram frequentemente poetas, escritores e artistas no Médio Oriente. A sua imagem encontra-se em poesia, contos e obras artísticas, onde muitas vezes representam metáforas de vida, espiritualidade e beleza.

Ritualidade e Celebrações

As figueiras são frequentemente incorporadas em rituais e celebrações religiosas. O seu papel simbólico em várias tradições espirituais reforça o seu estatuto sagrado e liga-os a momentos significativos da vida.

As figueiras enraizaram profundamente a sua presença na cultura do Médio Oriente, tornando-se símbolos de hospitalidade, espiritualidade e ligação entre o homem e a natureza. A sua herança cultural e espiritual, bem como o seu papel na vida quotidiana, testemunham o seu lugar profundo no tecido social e cultural da região. As figueiras do Médio Oriente são guardiãs da memória, da tradição e da reflexão espiritual, reflectindo a riqueza e diversidade cultural desta terra milenar.

Capítulo 73: O Figo e a Sustentabilidade Alimentar: Uma Aliança Alimentar Responsável

Num mundo em constante mudança, a sustentabilidade alimentar tornou-se uma grande preocupação para indivíduos, comunidades e o planeta. As figueiras, com o seu património histórico e contributo para a segurança alimentar, desempenham um papel crucial nesta busca pela sustentabilidade. O figo se enquadra em conceitos de sustentabilidade alimentar, promovendo a preservação do meio ambiente e o bem-estar das comunidades.

Uma fruta antiga com um presente promissor

As figueiras, antigas e resistentes, resistiram ao teste do tempo. A sua capacidade de crescer em ambientes áridos e a sua contribuição para a dieta humana durante milénios tornam-nos aliados valiosos na promoção da sustentabilidade alimentar.

Culturas Locais e Resiliência

Em muitas regiões, as figueiras são parte integrante dos sistemas alimentares locais. O seu cultivo e consumo locais aumentam a resiliência da comunidade, reduzindo a dependência de alimentos importados e preservando as tradições culinárias.

Baixo Impacto Ambiental

As figueiras geralmente requerem menos água e insumos químicos do que outras culturas. A sua adaptabilidade às condições climáticas adversas torna-os uma escolha sustentável para áreas sujeitas a secas e variações climáticas.

Biodiversidade e Agrofloresta

As figueiras podem ser integradas em sistemas agroflorestais, promovendo a biodiversidade e a regeneração do solo. As suas raízes profundas ajudam a prevenir a erosão, enquanto a sua presença pode sustentar outras culturas e espécies de plantas.

Conservação de Recursos

Processamento de figos em produtos como compotas, geleias de frutas e figos secos prolonga sua vida útil. Isso ajuda a reduzir o desperdício de alimentos e maximizar a utilização da colheita.

Economia Local e Sustentabilidade Económica

O cultivo e comercialização de figos pode impulsionar a economia local, criando empregos e promovendo a sustentabilidade económica das comunidades agrícolas.

Promoção da Soberania Alimentar

Ao concentrarem-se no cultivo e consumo de figos locais, as comunidades podem reforçar a sua soberania alimentar, aumentando o controlo sobre o seu abastecimento alimentar.

Educação e Conscientização Alimentar

O figo pode servir de ponte para educar os consumidores sobre a importância de escolher alimentos sustentáveis e locais. Ao compartilhar histórias sobre figueiras, podemos inspirar mudanças positivas no comportamento alimentar.

As figueiras ilustram como um recurso natural, com a sua história e capacidade de prosperar em condições adversas, pode ser uma componente essencial da sustentabilidade alimentar. Ao incentivar o cultivo e o consumo de figos locais, explorando métodos de processamento e integrando figueiras em sistemas agroflorestais, podemos criar um futuro onde os alimentos sejam abundantes, diversificados e ecológicos. O figo, como símbolo da sustentabilidade alimentar, lembra-nos que as escolhas que fazemos hoje impactam as gerações futuras e a saúde do planeta.

Capítulo 74: Equilíbrio Natural: Figueiras e Práticas de Cura Chinesas

Durante milénios, a medicina tradicional chinesa baseou-se numa visão holística da saúde, enfatizando a harmonia entre corpo, mente e natureza. Figueiras, com suas propriedades nutricionais e medicinais, têm um lugar significativo nessas práticas. As figueiras estão integradas nas práticas de cura chinesas, contribuindo para a busca do equilíbrio e do bem-estar.

Os Fundamentos da Medicina Tradicional Chinesa

A medicina tradicional chinesa baseia-se no conceito de Qi (energia vital) e no equilíbrio entre Yin e Yang. As figueiras, com a sua natureza equilibrada e os seus efeitos na saúde, enquadram-se harmoniosamente nesta filosofia.

Figueiras na Dietética Chinesa

Na dietética chinesa, os alimentos são classificados com base em suas propriedades térmicas e em seus efeitos no corpo. Os figos, muitas vezes considerados frescos e ligeiramente refrescantes, são usados para equilibrar o calor interno e tratar desequilíbrios.

Nutrir Yin e Sangue

Os figos são considerados benéficos para o Yin (o aspecto nutritivo e feminino da energia) e o Sangue (que abrange vitalidade e regeneração). Eles são frequentemente recomendados para tratar secura, tosse seca, distúrbios menstruais e outros sintomas associados à deficiência de Yin.

Fortalecendo o Baço e o Estômago

Na medicina tradicional chinesa, o Baço e o Estômago são responsáveis pela digestão e assimilação dos nutrientes. Os figos, de sabor suave e natureza nutritiva, são frequentemente recomendados para fortalecer esses órgãos.

Propriedades antioxidantes e nutricionais

Os figos são ricos em antioxidantes, fibras e minerais, o que os torna valiosos para apoiar a saúde digestiva, reduzir a inflamação e fortalecer o sistema imunológico, elementos importantes na medicina tradicional chinesa.

Integração em fórmulas fitoterápicas

Os figos podem ser usados sozinhos ou combinados com outras ervas para criar fórmulas fitoterápicas na medicina chinesa. Estas combinações visam tratar condições específicas, tendo em conta as complexas interações entre os ingredientes.

Práticas Energéticas e Meditação

As figueiras são por vezes integradas em jardins e ambientes propícios à meditação, promovendo calma e relaxamento. Os espaços onde as figueiras prosperam são considerados propícios ao cultivo da energia interna.

Respeito pelo Equilíbrio

A integração das figueiras nas práticas de cura chinesas destaca a importância de respeitar o equilíbrio entre o indivíduo, a natureza e as forças cósmicas. As figueiras, com as suas qualidades naturais, são consideradas uma extensão desta harmonia.

As figueiras desempenham um papel essencial nas práticas de cura chinesas, contribuindo para a harmonia do corpo e da mente. A sua natureza equilibrada, as suas propriedades nutricionais e os seus efeitos na saúde tornam-nos aliados valiosos na busca pelo bem-estar holístico. As figueiras, enraizadas na filosofia e nas práticas de cura chinesas, servem como um lembrete da importância da harmonia e da conexão com a natureza no cultivo de uma vida saudável e equilibrada.

Capítulo 75: O Doce Artesanato: A Arte de Fazer Compota de Figo

A confecção de compota de figo é um ofício que remonta a séculos, uma prática que combina a doçura dos figos com a arte do processamento culinário. Este processo meticuloso e criativo capta o sabor e a riqueza dos figos, ao mesmo tempo que prolonga a sua vida útil.

Seleção de ingredientes

O primeiro passo crucial para fazer geléia de figo é selecionar os ingredientes. Desde figos frescos, maduros na perfeição, até adoçantes naturais como o açúcar de cana ou o mel, cada ingrediente contribui para o sabor e textura final da compota.

Preparação de Figos

Os figos são lavados, descascados e sem caroço. Algumas receitas podem reter a casca para uma textura mais rústica, enquanto outras favorecem uma textura mais lisa. Os figos são então cortados em pedaços para facilitar o cozimento e o processamento.

Cozinhar e Processar

Os figos cortados são combinados com o adoçante escolhido e cozidos em fogo baixo. Durante o cozimento, os figos se decompõem gradativamente, liberando seus sabores doces e caráter único. Algumas receitas também podem incluir especiarias como canela, baunilha ou gengibre para adicionar complexidade aromática.

Redução e Espessamento

À medida que a geléia de figo cozinha, ela diminui de volume e engrossa. A cozedura prolongada permite que os ingredientes se misturem harmoniosamente e atinjam a consistência desejada. A arte de fazer compotas reside na capacidade de ajustar o cozimento para obter a textura perfeita.

Checagem de Consistência

Para saber se a geléia está pronta, pode-se usar a técnica da "gota": coloque uma pequena quantidade de geléia em um prato frio, observe sua consistência empurrando levemente com uma colher. Se a geléia gelificar e não escorrer imediatamente, está pronta.

Envasamento e armazenamento

Assim que a geléia atingir a consistência desejada, ela é cuidadosamente colocada em potes esterilizados.

O processo de envasamento requer higiene cuidadosa para garantir a preservação a longo prazo. Os potes são hermeticamente fechados para preservar o frescor e o sabor da geléia.

Degustação e Apreciação

A geléia artesanal de figo está pronta para ser degustada depois de esfriar e endurecer. Pode ser apreciado em pães, torradas, biscoitos ou ainda como ingrediente de sobremesas e pratos salgados. Cada mordida é uma homenagem à transformação artística dos figos em uma guloseima deliciosa.

Uma arte em perpétua evolução

A arte de fazer compota de figo evolui ao longo do tempo, incorporando técnicas modernas e ideias inovadoras. Os artesãos de geleia continuam a ampliar os limites da criatividade, experimentando combinações de sabores e processos de cozimento variados.

A confecção de compota de figo é uma arte que celebra a beleza e a diversidade dos figos ao mesmo tempo que capta a sua essência num frasco. Este artesanato minucioso e criativo demonstra a relação entre a natureza e a gastronomia, onde os figos se transformam numa tela onde os compotas traçam sabores e aromas únicos. Uma colher de compota de figo é muito mais do que um doce - representa esforço, tradição e amor pelos sabores da natureza.

Capítulo 76: Entre o Misticismo e o Simbolismo: O Figo nas Crenças Esotéricas

As figueiras, com a sua presença majestosa e frutos hipnotizantes, sempre cativaram a imaginação humana. Além da aparência física, as figueiras também encontraram seu lugar nas crenças esotéricas, onde incorporam significados mais profundos e místicos.

Ancoragem Espiritual e Conectividade

Em muitas crenças esotéricas, as figueiras são vistas como pontes entre o mundo material e o mundo espiritual. Suas raízes enterradas profundamente no solo são interpretadas como um símbolo de ancoragem e conexão com as energias da terra.

Árvore do Conhecimento e Revelação

A figueira também é frequentemente associada à árvore do conhecimento em várias tradições esotéricas. Seu simbolismo remonta à mitologia bíblica onde a figueira representa a busca pelo conhecimento e pela sabedoria.

Sabedoria e mistérios ocultos

As figueiras, que produzem frutos doces escondidos sob as folhas, são vistas como guardiãs de mistérios e de sabedoria oculta. Os figos, escondidos, são vistos como um lembrete de que o conhecimento profundo pode ser descoberto por quem o busca com determinação.

Ciclos de Vida e Morte

A figueira, que passa por ciclos de crescimento e dormência, reflete os ciclos naturais de vida e morte. Nas crenças esotéricas, isso pode ser interpretado como um lembrete da importância de aceitar os ciclos da vida e valorizar cada fase.

Harmonia Yin-Yang

Os figos, com seu interior carnudo e pele macia, muitas vezes incorporam a harmonia do Yin e do Yang. Esta dualidade é vista como um lembrete do equilíbrio necessário entre forças opostas no universo.

Ferramenta de Adivinhação

Em algumas práticas esotéricas, os figos têm sido usados para adivinhação. Os padrões das sementes num figo cortado ao meio podem ser interpretados como símbolos ou mensagens do cosmos.

Proteção e Energia Espiritual

As figueiras têm sido usadas como amuletos de proteção em algumas tradições esotéricas, acreditando-se que protegem contra energias negativas e atraem energias positivas.

Renovação Espiritual

A capacidade das figueiras de crescerem novamente após períodos de dormência tem sido interpretada como um símbolo de renovação espiritual e resiliência nas crenças esotéricas.

As figueiras nas crenças esotéricas ilustram como a natureza pode ser interpretada como um espelho dos mistérios do universo e das dimensões ocultas da realidade. As figueiras não são apenas árvores físicas, mas também portais para pensamentos mais profundos de sabedoria, conhecimento e conexão. No mundo esotérico, as figueiras servem como chaves para abrir portas para a compreensão espiritual e os mistérios da vida.

Capítulo 77: Raízes Profundas: Figueiras na Cultura Tradicional Africana

As figueiras, com a sua presença majestosa e frutos doces, ocupam um lugar especial na cultura tradicional africana. Enraizadas nas crenças, costumes e práticas das comunidades de todo o continente, as figueiras são muito mais do que apenas uma fonte de alimento.

Símbolos de Proteção e Espiritualidade

As figueiras são frequentemente vistas como símbolos de proteção e espiritualidade em muitas culturas africanas. Árvores imponentes e majestosas são frequentemente consideradas habitats para espíritos e ancestrais, servindo como elos entre o mundo espiritual e o mundo terreno.

Encontro Comunitário e Espaços Sagrados

As figueiras são frequentemente locais de encontro comunitário, servindo como pontos de encontro onde histórias são partilhadas, conselhos são dados e cerimónias são realizadas. Estas árvores majestosas também podem estar associadas a espaços sagrados onde são observados rituais religiosos e culturais.

Ligações com Património Ancestral

Em muitas culturas africanas, as figueiras são consideradas guardiãs dos ancestrais e da memória coletiva. As figueiras antigas são reverenciadas como guardiãs de histórias, tradições e conhecimentos transmitidos de geração em geração.

Simbolismo de Crescimento e Renovação

O crescimento da figueira, de uma pequena semente a uma árvore majestosa, é frequentemente interpretado como um símbolo de renovação e desenvolvimento pessoal. As figueiras refletem os ciclos naturais de vida e renovação, inspirando os indivíduos a abraçar a mudança e o crescimento.

Práticas Medicinais e Mágicas

As figueiras são por vezes utilizadas na medicina tradicional africana pelas suas propriedades medicinais. As folhas, frutos e cascas são utilizadas no preparo de remédios para diversas enfermidades. As figueiras também podem desempenhar um papel nas práticas mágicas, promovendo a cura, a proteção e a comunicação com os espíritos.

Figueiras e Provérbios

As figueiras são frequentemente mencionadas em provérbios e expressões africanas, trazendo ensinamentos sobre paciência, crescimento e sabedoria. Estes provérbios refletem a importância cultural e espiritual das figueiras na vida diária.

Arte e Artesanato

As figueiras também inspiraram a arte e o artesanato africano, com esculturas, tecidos e objetos de arte frequentemente adornados com desenhos de figueiras. Estas obras de arte demonstram a integração das figueiras na criatividade e expressão cultural.

As figueiras são mais do que apenas uma parte da paisagem africana. Eles são os guardiões da tradição, os santuários espirituais e símbolos de conexão com a terra e os ancestrais. Profundamente enraizadas na cultura tradicional africana, as figueiras continuam a servir como elos entre o passado e o presente, proporcionando uma lembrança viva da importância do património cultural e espiritual.

Capítulo 78: Purificação e Transcendência: O Figo nos Rituais de Purificação

Desde os primórdios da humanidade, as figueiras são veneradas pelas suas propriedades nutricionais e medicinais, mas também pelo seu potencial espiritual. Em muitas culturas ao redor do mundo, as figueiras foram incorporadas em rituais de purificação, simbolizando a busca pela purificação física, mental e espiritual. Iremos mergulhar nas profundezas dos rituais de purificação ligados às figueiras, explorando o seu simbolismo e poder transformador.

O Simbolismo da Purificação

As figueiras, com o seu ciclo natural de crescimento e renovação, têm sido frequentemente vistas como símbolos de transformação e regeneração. Este simbolismo intrínseco harmoniza-se perfeitamente com a ideia de purificação, que visa livrar-se das impurezas para permitir um novo crescimento espiritual.

Purificação do Corpo e do Espírito

Em muitas culturas, as figueiras são utilizadas para auxiliar na purificação do corpo e da mente. Os figos, ricos em fibras e antioxidantes, são considerados alimentos purificadores, ajudando a eliminar toxinas do organismo. Além disso, as figueiras servem frequentemente como locais de meditação e contemplação, permitindo aos indivíduos purificar os seus pensamentos e emoções.

Purificação de Lugares Sagrados

As figueiras também estão associadas à purificação de locais sagrados. Acredita-se que sua presença majestosa e calmante equilibra as energias e purifica o ambiente espiritual. Alguns rituais incluem praticar meditação ou oração debaixo de uma figueira para se reconectar com as energias divinas e libertar-se das energias.

negativo.

Purificação de Energias Negativas

Às vezes, as figueiras são usadas em rituais que visam afastar energias negativas ou proteger contra influências maliciosas. As figueiras são consideradas guardiãs protetoras, ajudando a repelir forças nocivas e a criar um espaço de purificação e segurança.

Rituais de Transcendência

As figueiras, com a sua capacidade de crescer e prosperar em condições variadas, são frequentemente reverenciadas pela sua resiliência. Em alguns rituais de purificação, as figueiras são utilizadas para simbolizar a capacidade do indivíduo de transcender os desafios e libertar-se das algemas do passado.

Meditação e Purificação Interior

As figueiras também estão associadas à meditação e à busca pela purificação interior. Acredita-se que meditar sob uma figueira facilita a concentração e a paz interior, permitindo assim que o indivíduo se livre de pensamentos negativos e se conecte com seu eu mais profundo.

Nos rituais de purificação, as figueiras atuam como guias para a transcendência e a regeneração. Sua presença calma e protetora inspira os indivíduos a se livrarem de cargas emocionais, libertarem-se de toxinas no corpo e na mente e buscarem pureza e elevação espiritual. As figueiras tornam-se santuários de transformação, proporcionando um lembrete constante do poder da introspecção e da purificação para alcançar o crescimento holístico.

Capítulo 79: Entre a Terra e o Céu: Figueiras na Arquitetura Sagrada

A arquitetura sagrada, uma arte que une a criação humana e o divino, muitas vezes integrou elementos naturais para expressar a conexão entre o terreno e o espiritual. Entre estes elementos, as figueiras destacam-se majestosamente, trazendo um profundo simbolismo a estes locais de devoção.

A Aliança entre Natureza e Espiritualidade

As figueiras, com a sua capacidade de ligar o céu e a terra através dos seus ramos e raízes, personificam a aliança íntima entre a natureza e a espiritualidade. Na arquitetura sagrada, as figueiras são frequentemente integradas para simbolizar esta ligação, criando espaços onde os fiéis podem sentir a presença divina através da natureza.

Figueiras como símbolos de refúgio

A ampla envergadura das figueiras, as suas folhas espessas e os seus ramos estendidos inspiraram muitas vezes a ideia de refúgio e proteção. Nos locais de culto, às vezes são plantadas figueiras para criar espaços sombreados onde os fiéis possam encontrar abrigo espiritual e sentir-se em comunhão com as energias divinas.

Símbolos de crescimento espiritual

O crescimento das figueiras, desde pequenas sementes até árvores majestosas, pode ser interpretado como um símbolo de crescimento espiritual. Os locais de culto decorados com figueiras lembram aos fiéis a necessidade de cultivar a própria espiritualidade e progredir no caminho interior.

Rituais e celebrações sob as figueiras

As figueiras têm sido frequentemente testemunhas silenciosas de rituais e cerimônias religiosas. Espaços sagrados cercados por figueiras proporcionam um cenário natural para práticas de meditação, oração e celebração. As figueiras tornam-se então testemunhas e participantes invisíveis na busca espiritual dos indivíduos.

Encontros Divinos sob as Figueiras

Em muitas tradições religiosas, as figueiras são mencionadas como locais de encontros divinos. Das histórias bíblicas aos mitos antigos, as figueiras testemunharam momentos de revelação e troca entre o ser humano e o divino.

A Energia da Árvore Sagrada

Acredita-se que as figueiras, muitas vezes consideradas árvores sagradas em algumas culturas, estão imbuídas de uma energia especial. Acredita-se que sua presença promove a conexão entre os adoradores e o divino, bem como entre os seres humanos e a natureza.

Equilíbrio e Harmonia Arquitetônica

As figueiras, com a sua forma harmoniosa e presença calmante, acrescentam uma dimensão de equilíbrio e harmonia à arquitetura sagrada. Eles criam um contraste harmonioso entre o duro e o macio, o sólido e o vivo.

As figueiras, com o seu poderoso simbolismo e presença imponente, encontraram um lugar especial na arquitetura sagrada ao longo dos tempos e culturas. Não são simplesmente elementos decorativos, mas portais para a espiritualidade, guardiões da ligação entre o homem e o divino e testemunhas eternas das buscas espirituais da humanidade. Na arquitetura sagrada, as figueiras tornam-se emissárias da natureza, facilitando a comunhão entre o terreno e o celestial.

Capítulo 80: Quando os sabores se fundem: o figo na gastronomia de fusão asiática

A gastronomia de fusão é uma forma de arte culinária que transcende as fronteiras culturais para criar experiências gustativas únicas. No contexto asiático, onde a diversidade culinária é rica e variada, a integração do figo em pratos de fusão cria combinações inesperadas e deliciosas.

Encontro de Sabores Doces e Picantes

O figo, com sua doçura doce e notas de mel, combina perfeitamente com os sabores picantes e umami da culinária asiática. Na gastronomia de fusão, os figos podem ser utilizados para equilibrar pratos picantes, acrescentando um toque de doçura que suaviza os perfis de sabor.

Figos em Pratos Salgados

Na gastronomia de fusão asiática, os figos podem ser incorporados numa variedade de pratos saborosos. Por

por exemplo, podem ser adicionados a pratos de arroz, saladas de vegetais ou pratos de marisco para trazer uma dimensão doce e suculenta que surpreende agradavelmente as papilas gustativas.

Molhos e Marinadas de Figo

Os figos podem ser transformados em deliciosos molhos e marinadas para realçar pratos asiáticos. Seus sabores ricos adicionam profundidade complexa a molhos agridoces, marinadas teriyaki e coberturas de carne.

Sobremesas Criativas

Na gastronomia de fusão asiática, os figos prestam-se à criação de sobremesas inovadoras. Eles podem ser usados para cobrir bolos matcha, panquecas mochi ou bolinhos de arroz, adicionando um toque doce e frutado aos clássicos asiáticos.

Criação de Pratos Únicos

Adicionar figos a pratos tradicionais asiáticos pode criar pratos de fusão únicos. Por exemplo, pratos como o pato laqueado podem ser reinventados com figos para trazer uma nova dimensão de sabor e textura.

Figos e Chá

O casamento do figo com o chá é uma característica interessante da gastronomia de fusão asiática. Os figos podem ser infundidos em chás quentes ou frios para criar bebidas refrescantes e perfumadas que combinam as notas doces do figo com os sabores aromáticos do chá.

Exploração da Criatividade

A gastronomia de fusão asiática é uma tela em branco para a criatividade culinária. Incorporar o figo nesta fusão permite aos chefs brincar com combinações ousadas de sabores, respeitando ao mesmo tempo a rica tradição culinária asiática.

O figo na gastronomia de fusão asiática encarna o encontro entre o antigo e o novo, o doce e o salgado, o familiar e o inesperado. Acrescenta um toque de requinte e originalidade aos adorados pratos asiáticos, ao mesmo tempo que celebra a diversidade e a criatividade culinária. Os figos, com o seu encanto natural e paleta de sabores, harmonizam-se perfeitamente com as delícias culinárias da Ásia, proporcionando uma experiência gastronómica inesquecível aos amantes da fusão e das descobertas de sabores.

Capítulo 81: Folhas da Vida: Artesanato Tradicional e Folhas de Figueira

Em culturas de todo o mundo, o artesanato tradicional demonstra a criatividade e a profunda ligação entre o homem e a natureza. Entre os recursos naturais utilizados para a criação de obras de arte únicas, as folhas de figueira ocupam um lugar especial. Estas folhas versáteis, com texturas delicadas e tons de verde, foram transformadas em fascinantes obras de arte ao longo das gerações.

A origem da criatividade

As folhas de figueira são utilizadas no artesanato tradicional desde a antiguidade. Os artesãos descobriram que essas folhas, com seu formato único e durabilidade natural, eram ideais para criar objetos funcionais e estéticos.

Tecelagem e trança

As folhas de figueira são frequentemente usadas para tecer ou trançar cestos, esteiras e tapetes. Suas fibras flexíveis são entrelaçadas para formar padrões intrincados, criando obras de arte utilitárias que refletem a cultura e a estética locais.

Arte da Cestaria

A cestaria é uma das áreas mais populares do artesanato com folhas de figueira. De bolsas a chapéus e cestas, os artesãos transformam habilmente as folhas em objetos funcionais e elegantes.

Pintura Natural

Algumas culturas usam folhas de figueira como tela para pintura. Os artesãos pintam padrões e cenas da vida cotidiana nas folhas secas, criando obras de arte únicas e efêmeras.

Esculturas e Ornamentação

As folhas de figueira também são utilizadas para criar esculturas e ornamentações. Os artesãos moldam as folhas em vários formatos, combinam-nas com outros materiais naturais ou pintam-nas para criar decorações inspiradas na natureza.

Artesanato Religioso e Espiritual

Em algumas culturas, as folhas de figueira são usadas para criar objetos religiosos e espirituais, como oferendas, ícones ou itens devocionais. Essas criações capturam a espiritualidade e a estética da cultura.

Sustentabilidade e Patrimônio Cultural

A utilização de folhas de figueira no artesanato tradicional não só é esteticamente apelativa, como também contribui para a sustentabilidade. Ao utilizar materiais naturais e renováveis, os artesãos preservam o meio ambiente ao mesmo tempo que perpetuam antigas práticas artesanais.

Transmissão de Conhecimento

O artesanato tradicional envolve frequentemente a transmissão de conhecimento de uma geração para outra. As técnicas de tecer, trançar e esculpir folhas de figueira são transmitidas de pai para filho, preservando uma rica herança cultural.

A utilização das folhas de figueira no artesanato tradicional é uma ode à criatividade humana e à beleza natural. Estas folhas, muitas vezes negligenciadas no tumulto moderno, oferecem aos artesãos a possibilidade para criar obras de arte únicas e atemporais. Ao continuarem estas tradições, os artesãos honram a natureza e preservam a sua cultura ao mesmo tempo que criam objetos que transcendem o tempo e o espaço.

Capítulo 82: Evolução Elegante: Figueiras em Jardins Botânicos Contemporâneos

Os jardins botânicos contemporâneos são santuários vivos onde a natureza e a arte se unem para criar diversos ecossistemas e paisagens encantadoras. Entre os tesouros vegetais que adornam estes paraísos verdes, as figueiras destacam-se pela sua beleza, pelo seu simbolismo histórico e pelo seu contributo para a educação ambiental. Vamos explorar a importância das figueiras nos jardins botânicos contemporâneos e como elas enriquecem a experiência do visitante ao mesmo tempo que promovem a conservação e a ligação com a natureza.

Ecologia e Diversidade

As figueiras, com as suas múltiplas espécies e variedades, contribuem para a diversidade biológica dos jardins botânicos contemporâneos. Desde figueiras tropicais até variedades resistentes ao frio, estas árvores versáteis adaptam-se a diferentes climas e regiões, criando um ambiente rico e ecologicamente equilibrado.

Atrações Estéticas

A silhueta majestosa das figueiras, com folhas largas e ramos elegantes, confere aos jardins botânicos uma estética que atrai o olhar e acalma a mente. Muitas vezes servem como pontos focais no paisagismo, acrescentando uma dimensão visual que encanta os visitantes.

Educação ambiental

As figueiras oferecem oportunidades valiosas para a educação ambiental. Os jardins botânicos costumam usar figueiras para ilustrar conceitos como simbiose, polinização, diversidade de plantas e adaptações ecológicas. Eles educam os visitantes sobre as complexas interações entre as plantas e seu ambiente.

História e cultura

As figueiras têm um profundo significado histórico e cultural em muitas sociedades. Os jardins botânicos contemporâneos podem usar estas árvores para contar histórias culturais, explicar a sua utilização na medicina tradicional e celebrar o seu lugar no imaginário colectivo.

Conservação e Preservação

Os jardins botânicos contemporâneos desempenham um papel crucial na conservação de espécies de plantas ameaçadas de extinção. As figueiras, algumas vulneráveis devido às alterações climáticas e à perda de habitat, encontram refúgio nestes jardins. Os esforços de conservação ajudam a manter estas espécies para as gerações futuras.

Interação e Meditação

As figueiras, com a sua sombra calmante, proporcionam locais ideais para a interação humana com a natureza. Os visitantes podem descansar sob os seus ramos, meditar ou simplesmente desfrutar da atmosfera serena que eles criam.

Pesquisa científica

Os jardins botânicos contemporâneos também servem como centros de pesquisa. As figueiras são objetos de estudo para compreender seu crescimento, reprodução, resistência a doenças e seu papel nos ecossistemas.

Inovação em Design

As figueiras também inspiram abordagens inovadoras no design de jardins botânicos contemporâneos. A sua incorporação em estruturas verticais, jardins suspensos ou conceitos paisagísticos experimentais acrescentam um toque de originalidade a estes espaços.

As figueiras, com o seu encanto intemporal e riqueza ecológica, são protagonistas dos jardins botânicos contemporâneos. Ao combinar estética, educação, preservação e ligação com a natureza, enriquecem as experiências dos visitantes e inspiram um compromisso renovado com a proteção do nosso mundo natural. Nestes refúgios de beleza e conhecimento, as figueiras testemunham a evolução elegante e a continuidade harmoniosa entre o homem e a natureza.

Capítulo 83: A Beleza da Natureza: Cosméticos de Figo e Ervas

Em nossa busca por produtos eficazes para cuidados com a pele e beleza, os cosméticos fitoterápicos ganharam popularidade por suas propriedades naturais e benéficas. Dentre as joias botânicas utilizadas nessas formulações, o figo se destaca pelos benefícios nutritivos e regeneradores da pele. Vamos observar o casamento harmonioso entre o figo e os cosméticos à base de ervas, revelando como esta colaboração natural proporciona uma experiência de beleza holística e amiga da natureza.

Riqueza em Nutrientes Naturais

O figo, rico em vitaminas, antioxidantes e minerais, é uma valiosa fonte de nutrientes para a pele. Os cosméticos à base de figo capturam esta riqueza natural, proporcionando nutrição essencial para uma pele radiante e brilhante.

Hidratação Profunda

O figo também é conhecido pelo seu alto teor de água. Os cosméticos à base de figo proporcionam hidratação profunda à pele, ajudando a manter o equilíbrio da hidratação e prevenindo a desidratação.

Antioxidantes para proteção

Os antioxidantes do figo, como os polifenóis, ajudam a proteger a pele dos danos causados pelos radicais livres e pela exposição ambiental. Os cosméticos à base de figo atuam como uma barreira natural para preservar a saúde e a juventude da pele.

Regeneração Celular

As enzimas naturais do figo promovem a regeneração celular, tornando-o um valioso aliado em produtos antienvelhecimento. Os cosméticos à base de figo ajudam a reduzir o aparecimento de rugas e estimulam a renovação da pele.

Calmante para a pele

As propriedades antiinflamatórias do figo acalmam a pele sensível ou irritada. Os produtos de figo ajudam a acalmar a vermelhidão e a restaurar o equilíbrio natural da pele.

Harmonia com a Natureza

Os cosméticos à base de figo incorporam uma abordagem que respeita a natureza. Ao utilizar os benefícios desta planta, os fabricantes de cosméticos muitas vezes eliminam a necessidade de produtos químicos agressivos, promovendo uma beleza sustentável e amiga do ambiente.

Experiência sensorial

Os cosméticos à base de figo oferecem uma experiência sensorial única. Texturas cremosas, aromas sutis e benefícios calmantes criam uma experiência de cuidado da pele rica e indulgente.

Compromisso Ético

Ao escolher cosméticos à base de figo, os consumidores muitas vezes apoiam práticas éticas de produção e fornecimento. Isso fortalece a cadeia de abastecimento sustentável e contribui para a preservação do meio ambiente.

O figo, com sua gama de benefícios naturais para a pele, tornou-se um ingrediente valioso na indústria de cosméticos fitoterápicos. Ao capturar o poder da natureza em formulações ecológicas, os cosméticos à base de figo oferecem um caminho para uma beleza radiante e nutrida desde dentro. Eles destacam a crescente importância de retornar às raízes da natureza para uma beleza plena e holística.

Capítulo 84: Harmonia Mediterrânea: Figos na Cozinha Moderna

A cozinha mediterrânea moderna é uma celebração de frescura, simplicidade e sabores autênticos. No centro desta tradição culinária está o uso criterioso de ingredientes locais e sazonais. Entre esses ingredientes, o figo brilha como uma joia culinária, trazendo um toque doce e exuberante aos pratos mediterrâneos. Vamos mostrar como os figos se integram na cozinha mediterrânica moderna, acrescentando uma dimensão deliciosa e inesperada a esta tão querida tradição culinária.

Temporada e Autenticidade

A cozinha mediterrânica moderna celebra a frescura dos ingredientes sazonais. Os figos, quando da época, conferem um toque doce e suculento aos pratos, criando uma autêntica experiência culinária fiel aos ciclos naturais.

Entradas elegantes

Os figos são frequentemente usados para criar entradas elegantes e sofisticadas. Por exemplo, podem ser combinados com queijos locais, presunto ou nozes para criar pratos deliciosos que estimulam as papilas gustativas.

Saladas Frescas

Os figos dão um toque de doçura às saladas, equilibrando os sabores frescos dos vegetais. Podem ser combinados com ingredientes como espinafre, frutas cítricas, nozes e queijos de cabra para criar saladas coloridas e saborosas.

Pratos principais inventivos

Na cozinha mediterrânea moderna, os figos podem ser usados para criar pratos principais criativos. Por exemplo, podem ser adicionados a molhos de carne, pratos de peixe ou tagines para adicionar um toque de doçura complexa.

Pizzas e Pães

Os figos trazem uma dimensão única às pizzas e pães achatados mediterrâneos. Podem ser utilizados como guarnição com queijos, vegetais grelhados e ervas aromáticas, criando combinações de sabores surpreendentes e deliciosas.

Sobremesas Gourmet

Os figos encontram seu auge nas sobremesas mediterrâneas modernas. Podem ser transformados em compotas, bolos, tortas e pastéis para adicionar doçura natural e um aroma encantador.

Arte da Apresentação

Na cozinha mediterrânea moderna, a apresentação é tão importante quanto os próprios sabores. Os figos, com a sua estética apelativa, acrescentam um toque artístico aos pratos, elevando a experiência gastronómica.

Reinvenção Criativa

Os chefs modernos não se limitam às receitas tradicionais. Freqüentemente, reinventam os clássicos incorporando ingredientes contemporâneos, como figos, para criar pratos que honram a tradição e ao mesmo tempo capturam o espírito de inovação.

Ressonância Cultural

A história dos figos na cultura mediterrânea acrescenta profunda ressonância a estes pratos modernos. O figo, intimamente ligado à identidade cultural da região, acrescenta uma dimensão cultural e emocional às refeições.

Os figos, símbolos do Mediterrâneo, integram-se harmoniosamente na cozinha moderna da região.

Ao proporcionar doçura natural e sabores ricos, ampliam a paleta culinária ao mesmo tempo que celebram as tradições gastronómicas do passado. Na cozinha mediterrânea moderna, os figos personificam a continuidade da história culinária ao mesmo tempo que injetam um toque de modernidade deliciosa.

Capítulo 85: Doce Sabedoria: A Figueira nos Antigos Ensinamentos Espirituais

Durante milénios, antigos ensinamentos espirituais encontraram símbolos e metáforas profundos na natureza para transmitir lições intemporais. Entre os elementos naturais que têm chamado a atenção de pensadores e mestres espirituais, a figueira destaca-se pelo seu rico simbolismo e pelo seu papel na expressão dos ensinamentos espirituais. Neste capítulo, exploraremos como a figueira foi integrada aos antigos ensinamentos espirituais, oferecendo lições de crescimento, sabedoria e conexão espiritual.

A figueira como metáfora do crescimento espiritual

A figueira, com seu processo de crescimento gradual, tem sido usada como metáfora da evolução espiritual. Os ensinamentos antigos comparam frequentemente o crescimento dos figos ao amadurecimento da alma humana, enfatizando que a compreensão espiritual se desenvolve lentamente e floresce com o tempo.

As Folhas da Figueira: Símbolo de Proteção e Conhecimento

Em algumas tradições, as folhas da figueira são consideradas símbolo de proteção e conhecimento. A história bíblica de Adão e Eva, que se cobriram com folhas de figueira ao perceberem sua nudez, é interpretada como uma busca por sabedoria e discernimento espiritual.

A Semelhança entre a Figueira e o Ser Humano

Os antigos ensinamentos espirituais enfatizaram frequentemente a semelhança entre a figueira e o ser humano. À medida que a figueira produz frutos doces, os indivíduos são incentivados a cultivar qualidades interiores gentis, como bondade, compaixão e amor.

A resiliência da figueira diante da adversidade

A figueira, conhecida pela sua resiliência em ambientes difíceis, inspirou ensinamentos sobre perseverança diante de desafios espirituais. Os professores espirituais têm usado a figueira para lembrar aos discípulos a importância de permanecerem fortes e comprometidos apesar dos obstáculos.

A metáfora da colheita espiritual

A colheita de figos, estação após estação, é frequentemente usada como metáfora para a colheita espiritual. Os ensinamentos antigos comparam a colheita de frutos à colheita de qualidades virtuosas e conhecimento espiritual acumulado ao longo do tempo.

A figueira como símbolo de conexão cósmica

Em algumas tradições espirituais, a figueira é considerada um símbolo da ligação entre o cosmos e a alma individual. Os galhos da figueira, que se estendem amplamente, são interpretados como um lembrete de que a alma está interligada com o universo.

A importância do agora

Os figos, que amadurecem rapidamente, muitas vezes simbolizam a importância do momento presente. Os antigos ensinamentos espirituais nos lembram que a sabedoria e a compreensão vêm da imersão total no momento atual, assim como saborear um figo doce é uma experiência a ser saboreada plenamente.

A figueira, com o seu simbolismo complexo e atributos naturais, encontrou o seu lugar nos antigos ensinamentos espirituais como fonte de inspiração e reflexão. Através de metáforas visuais e lições práticas, a figueira tem sido um meio poderoso de transmitir verdades espirituais profundas. Conectando-se ao crescimento, à resiliência e à gentileza da figueira, os antigos ensinamentos espirituais convidam-nos a meditar sobre o nosso próprio caminho espiritual e a encontrar sabedoria na beleza da natureza que nos rodeia.

Capítulo 86: Guardiões da Terra: Figueiras e Conservação do Solo

Na complexa estrutura do ecossistema da Terra, os solos desempenham um papel vital no fornecimento de suporte nutricional à vegetação e no abrigo da biodiversidade essencial. Entre os atores que contribuem para a preservação destes preciosos solos, as figueiras destacam-se pelas suas interações simbióticas e pela sua capacidade de manter a saúde do solo. Vamos examinar como as figueiras se tornam verdadeiras guardiãs da terra, preservando o solo e apoiando o equilíbrio ecológico.

Figueiras e erosão do solo

Uma das principais contribuições das figueiras para a conservação do solo é a sua capacidade de reduzir a erosão. O sistema radicular das figueiras é conhecido pela sua profundidade e largura, o que confere estabilidade ao solo e evita a erosão causada por ventos fortes e chuvas torrenciais.

A formação de um microclima benéfico

As figueiras têm a capacidade de criar um microclima favorável ao seu redor. Suas folhas proporcionam sombra e evaporação lenta, criando condições mais úmidas no solo. Isto ajuda a manter a humidade do solo, o que é essencial para a sua fertilidade e capacidade de apoiar o crescimento das plantas.

Enriquecimento do solo

As figueiras têm a capacidade de fixar o nitrogênio atmosférico no solo por meio de associações simbióticas com bactérias fixadoras de nitrogênio. Esta fixação de azoto enriquece o solo com nutrientes essenciais, promovendo o crescimento saudável das plantas vizinhas.

Criação de um habitat propício

As figueiras, com seus sistemas radiculares complexos e folhagem exuberante, criam ambientes propícios à vida subterrânea. Microrganismos, insetos e pequenos animais encontram refúgio no solo fértil sob as figueiras, contribuindo para a saúde geral do ecossistema.

Melhoria da Qualidade do Solo

A queda das folhas das figueiras e o apodrecimento dos frutos contribuem para a formação de uma rica cama orgânica. Essa matéria orgânica se decompõe com o tempo, melhorando a estrutura do solo, a capacidade de retenção de água e suas propriedades nutricionais.

Interações Ecológicas Benéficas

As figueiras frequentemente estabelecem relações simbióticas com outras plantas e árvores. Estas associações promovem a biodiversidade criando habitats variados e estimulando interações ecológicas que beneficiam todo o ecossistema.

A inspiração da coexistência harmoniosa

As figueiras, com a sua capacidade de melhorar os solos e promover o equilíbrio ecológico, oferecem inspiração para a convivência harmoniosa entre o homem e a natureza. Eles nos lembram que a preservação do solo é uma tarefa coletiva e essencial para garantir a saúde do planeta.

As figueiras, com as suas contribuições significativas para a preservação do solo, personificam o papel vital que as árvores desempenham na manutenção do equilíbrio ecológico. Ao reduzir a erosão, enriquecer o solo e criar microclimas benéficos, as figueiras tornam-se guardiãs da terra, contribuindo para a sustentabilidade dos ecossistemas e para a saúde do nosso ambiente. Lembram-nos que cada ser vivo tem um papel crucial a desempenhar na preservação da terra que nos abriga e na proteção do solo que sustenta a vida.

Capítulo 87: Herança saborosa: o figo nas tradições culinárias da América Latina

A América Latina é um mosaico vibrante de culturas, tradições e sabores. No centro das suas ricas e diversificadas cozinhas, o figo apresenta-se como um ingrediente icónico que liga o passado e o presente através das suas variadas utilizações culinárias. Vamos mergulhar nas tradições culinárias da América Latina e

Descobriremos como o figo se inseriu com graça e deleite nas receitas tradicionais e contemporâneas da região.

Raízes Históricas

As figueiras já estavam presentes na América Latina muito antes da chegada dos europeus, levando à integração perfeita desta fruta nas cozinhas indígenas. As culturas pré-colombianas consideraram os figos uma valiosa fonte de nutrição e exploraram formas inovadoras de incorporá-los nas suas dietas.

Prato principal e acompanhamento

Em algumas regiões, os figos têm sido utilizados como ingrediente principal em pratos salgados. Por exemplo, os figos recheados com carne picada, vegetais e especiarias são uma iguaria em algumas cozinhas latino-americanas, oferecendo um equilíbrio único entre doçura e sabor salgado.

Molhos e Marinadas

Os figos também foram usados na criação de molhos e marinadas. Seu sabor doce e picante traz complexidade a essas preparações, transformando pratos de carne e peixe em experiências gustativas sensacionais.

Pastelaria Tradicional

Em muitos países da América Latina, os figos são transformados em compotas, geleias de frutas e sobremesas tradicionais. Estes doces são muitas vezes preparados em ocasiões especiais e celebram a abundância da colheita.

Influência Europeia

A influência espanhola e portuguesa na América Latina também introduziu o uso de figos em doces e sobremesas. Figos secos são frequentemente usados para adicionar doçura natural bolos, biscoitos e tortas.

Modernidade e Inovação

O figo continua a desempenhar um papel central na cozinha moderna da América Latina. Os chefs contemporâneos estão explorando novas combinações de sabores, integrando figos em pratos de fusão e criativos que combinam tradições ancestrais e influências contemporâneas.

Um símbolo de convívio

Na América Latina, cozinhar é muito mais que uma simples necessidade, é uma expressão de convívio e partilha. Os figos, com o seu carácter gourmet e sabor delicioso, são frequentemente associados a estes momentos de partilha à mesa.

A evolução da culinária

A presença dos figos nas tradições culinárias da América Latina atesta a evolução da culinária ao longo dos séculos. Esta fruta versátil tem testemunhado mudanças culinárias preservando as raízes e a riqueza dos sabores tradicionais.

Nas tradições culinárias da América Latina, o figo brilha como joia gastronômica, portador de história e sabores requintados. O seu papel em pratos salgados, pastelaria, compotas e sobremesas é uma prova da sua versatilidade e adaptabilidade. O figo continua a ligar o passado ao presente, ligando culturas e gerações em torno do amor partilhado pela gastronomia e pelo convívio.

Capítulo 88: Equilíbrio Holístico: Figo nas Práticas da Medicina Ayurvédica

A Ayurveda, uma antiga ciência da saúde originária da Índia, considera a nutrição um pilar fundamental do bem-estar. Entre os muitos ingredientes que enriquecem as práticas ayurvédicas, o figo destaca-se pelas suas propriedades medicinais e pelas suas contribuições para o equilíbrio holístico do corpo e da mente.

Examinemos como o figo encontrou o seu valioso lugar no arsenal da medicina ayurvédica, proporcionando uma perspectiva única sobre saúde e bem-estar.

Papel nos Doshas

O Ayurveda identifica três doshas, ou forças biológicas, que influenciam a saúde e o temperamento de uma pessoa: Vata, Pitta e Kapha. O figo, de natureza doce e refrescante, é frequentemente recomendado para equilibrar os doshas Pitta e Vata, acalmando o fogo interior e promovendo o relaxamento.

Digestão e Absorção

Os figos são considerados alimentos que auxiliam na digestão. A sua combinação de fibras solúveis e insolúveis promove o trânsito intestinal regular, ajudando a eliminar toxinas e a manter o equilíbrio digestivo.

Propriedades antioxidantes

Os figos são ricos em antioxidantes, como polifenóis e flavonóides, que neutralizam os radicais livres no corpo. Essas propriedades antioxidantes ajudam a fortalecer o sistema imunológico e a prevenir danos às células.

Fortalecendo o Sistema Imunológico

O figo é uma fonte de vitaminas e minerais essenciais, incluindo vitamina C, potássio e cálcio, que fortalecem o sistema imunológico e apoiam a saúde óssea.

Balanço de fluídos

Os figos frescos e secos são ricos em fibras e potássio, o que ajuda a manter o equilíbrio dos fluidos corporais. Esse equilíbrio de fluidos ajuda a prevenir o inchaço e a manter a hidratação adequada.

Uso em chás de ervas e infusões

Os figos podem ser usados para preparar chás de ervas e infusões com propriedades calmantes. Eles são frequentemente combinados com outros ingredientes ayurvédicos, como especiarias, para criar bebidas que nutrem e reconfortam.

Harmonização do Espírito

Ayurveda reconhece a interligação entre corpo, mente e alma. Os figos, ao fornecerem suporte nutricional e energético, desempenham um papel na harmonização destes aspectos do ser, promovendo uma sensação de bem-estar geral.

Respeito pela Época e pelo Indivíduo

Uma característica fundamental do Ayurveda é o respeito pelas estações e pelas necessidades individuais. Os figos, sendo sazonais e adaptados às temperaturas quentes, são integrados nas dietas ayurvédicas dependendo das condições climáticas e das predisposições individuais.

O figo, enraizado no solo fértil da medicina ayurvédica, incorpora os princípios holísticos desta antiga tradição. Como ingrediente que apoia a digestão, fortalece o sistema imunológico e equilibra os doshas, o figo fala da profundidade da sabedoria ayurvédica. A sua integração em dietas e práticas de bem-estar reflete a abordagem abrangente da Ayurveda à saúde, com o objetivo de equilibrar o corpo, a mente e a alma para obter vitalidade e harmonia duradoura.

Capítulo 89: Entre os Mundos: Figueiras nos Mitos Nórdicos e Celtas

Os mitos e lendas dos povos nórdicos e celtas estão tecidos com profundas conexões entre a natureza e o divino. Entre os elementos naturais que desempenham um papel significativo nestas histórias, as figueiras destacam-se como árvores de simbolismo e mistério. Neste capítulo, nos aprofundaremos nos mitos nórdicos e celtas para descobrir como as figueiras foram incorporadas a esses contos épicos e como elas incorporam conceitos como espiritualidade, proteção e passagem entre mundos.

A Árvore do Mundo Yggdrasil na Mitologia Nórdica

Na mitologia nórdica, a árvore do mundo Yggdrasil é um carvalho monumental que conecta os nove mundos do universo. Embora a figueira não apareça diretamente nesta mitologia, o seu simbolismo da árvore sagrada e da ligação entre os mundos encontra eco na representação de Yggdrasil, enfatizando a importância das árvores na cosmologia nórdica.

A figueira de Fal na mitologia celta

A mitologia celta é rica em histórias onde as figueiras desempenham um papel de destaque. A "Fal Figueira" é um exemplo notável. Segundo a lenda, a figueira é encontrada em Tara, um lugar sagrado na Irlanda. Quando um pretendente ao trono pisava numa pedra chamada Lia Fáil, a figueira teria crescido ou florescido para confirmar a sua legitimidade como rei. Esta interação entre a figueira e o lugar de poder sublinha o papel da árvore como testemunha e juiz divino.

A figueira como portal entre os mundos

Nos mitos celtas, as figueiras são às vezes consideradas portais entre o mundo dos vivos e o dos espíritos. Estão associadas às "sídhes", colinas místicas onde residem fadas e espíritos. Estas figueiras sagradas funcionam como pontos de contacto entre as realidades terrenas e espirituais, simbolizando a ligação entre os mundos.

O Simbolismo da Proteção

As figueiras, com raízes profundas e estatura imponente, são frequentemente vistas como símbolos de proteção nos mitos. As figueiras oferecem sombra, abrigo e energia a quem procura refúgio, reforçando a ideia da árvore como guardiã das almas.

A Aliança entre o Homem e a Natureza

Os mitos nórdicos e celtas destacam a aliança sagrada entre o homem e a natureza. As figueiras, como elementos naturais sagrados, personificam esta relação, servindo como um lembrete de que os seres humanos estão profundamente ligados ao mundo natural e aos seus mistérios.

O papel da figueira nas histórias heróicas

As figueiras também aparecem nas histórias heróicas dessas culturas, muitas vezes como elementos mágicos ou simbólicos. Podem representar desafios a superar, conselhos divinos ou pontos de referência na busca do herói.

As figueiras, carregadas de simbolismo e poder místico, enquadram-se graciosamente nos mitos nórdicos e celtas. Como guardiões, protetores e testemunhas de acontecimentos extraordinários, eles personificam a ligação íntima entre o homem e a natureza nestas tradições antigas. As figueiras são lembretes vivos da importância de respeitar e preservar o equilíbrio entre os mundos físico e espiritual, no qual a árvore se torna um guia entre os mistérios ocultos do universo.

Capítulo 90: Gourmandise Brilhante: O Figo na Gastronomia Vegetariana

A gastronomia vegetariana é uma celebração da riqueza dos sabores naturais, onde vegetais, frutas e plantas formam a paleta de sabores. Entre as joias da culinária vegetariana, o figo brilha como ingrediente versátil e delicioso. O figo conquistou o coração dos amantes da comida vegetariana ao trazer um toque de elegância e sabor a diversos pratos.

Um banquete visual e saboroso

O figo, com a sua casca aveludada e polpa carnuda, confere uma dimensão visual à gastronomia vegetariana. O seu aspecto atraente cria um efeito visual que chama a atenção e estimula o apetite, realçando a experiência gastronómica.

Amálgama de Sabores

O figo oferece uma combinação única de doçura natural e notas levemente ácidas. Esta justaposição de sabores permite que os figos combinem harmoniosamente com uma variedade de ingredientes, desde queijos a nozes e vegetais verdes.

Em Pratos Salgados

Os figos adicionam um toque doce e decadente a pratos salgados. Podem ser torrados para concentrar seus sabores ou servidos gelados para um contraste refrescante. Os figos combinam perfeitamente com saladas, pizzas vegetarianas e pratos de grãos.

Celebração dos Queijos Veganos

Figos e queijos veganos são uma dupla de sonho. Os figos proporcionam uma doçura natural que equilibra a riqueza dos queijos veganos, criando uma sinfonia de texturas e sabores em cada mordida.

Em Massas e Risotos

Os figos tornam-se ingredientes estrela em massas e risotos vegetarianos. Acrescentam uma dimensão doce e delicada que complementa a riqueza dos molhos e preparações de arroz.

Brilho em sobremesas

Os figos são estrelas indiscutíveis nas sobremesas vegetarianas. Podem ser utilizadas para criar deliciosas tartes, bolos, compotas e compotas que deliciam as papilas gustativas e trazem um toque doce ao final da refeição.

Incorporação em Bebidas

Os figos também podem ser incluídos em bebidas vegetarianas. Smoothies, sucos e chás à base de figo proporcionam uma doçura natural única e profundidade de sabor.

Uma fonte de nutrição

Além do sabor divino, os figos também são ricos em nutrientes. São uma excelente fonte de fibras, vitaminas e minerais essenciais, contribuindo para uma dieta vegetariana equilibrada.

O figo, com o seu sabor cativante e a sua capacidade de transformar pratos vegetarianos em delícias requintadas, encontra um lugar especial na gastronomia vegetariana. Acrescenta um toque de elegância e originalidade às receitas, ao mesmo tempo que fornece nutrientes essenciais. Os figos, verdadeiras joias da natureza, celebram a criatividade culinária e enriquecem as refeições vegetarianas com uma experiência gustativa incomparável.

Capítulo 91: O Renascimento Ecológico: Figueiras e Restauração de Ecossistemas

Num mundo em constante mudança, a restauração dos ecossistemas tornou-se uma prioridade crucial para manter o equilíbrio ambiental. As figueiras, com as suas propriedades únicas e o seu papel ecológico, estão a emergir como intervenientes-chave na preservação e restauração dos ecossistemas. Perguntemo-nos como as figueiras têm estado envolvidas na restauração ecológica, contribuindo para a regeneração de terras degradadas e para a reconstituição da biodiversidade.

Pioneiros da Restauração

As figueiras são frequentemente chamadas de "árvores pioneiras" devido à sua capacidade de colonizar rapidamente solos degradados. As suas raízes profundas ajudam a prevenir a erosão e a estabilizar os solos, criando condições para que outras plantas cresçam novamente e revitalizem os ecossistemas.

Parceiros Micorrizas

As figueiras estabelecem relações simbióticas com fungos micorrízicos. Esses fungos ajudam a melhorar a estrutura do solo, facilitam o fluxo de nutrientes e promovem o crescimento das plantas vizinhas. Assim, as figueiras atuam como "engenheiros de ecossistemas" criando um ambiente favorável à restauração da biodiversidade.

Atratores de vida selvagem

As figueiras também desempenham um papel vital na atração da vida selvagem. Seus frutos doces fornecem fonte de alimento para diversos animais, como pássaros, morcegos e pequenos mamíferos. Ao atrair essas criaturas, as figueiras participam da dispersão de sementes e renovação dos ecossistemas.

Proteção contra a desertificação

Em regiões propensas à desertificação, as figueiras podem desempenhar um papel crucial na prevenção desta ameaça. Seus extensos sistemas radiculares ajudam a manter a umidade do solo e evitam a propagação de terras secas, ajudando a preservar áreas afetadas pela degradação.

Reabilitação de Espaços Urbanos

As figueiras também são utilizadas na reabilitação de áreas urbanas degradadas. A sua capacidade de prosperar em ambientes adversos torna-os candidatos ideais para a revegetação de espaços urbanos, melhorando a qualidade do ar, proporcionando sombra e criando habitats para a vida selvagem.

Restaurando a Biodiversidade

As figueiras funcionam como "faróis de biodiversidade", atraindo uma infinidade de espécies vegetais e animais. Ao fornecer recursos e habitats, as figueiras ajudam a restaurar o equilíbrio ecológico e a promover a coexistência harmoniosa dos seres vivos.

As figueiras, com seu papel multifuncional na restauração de ecossistemas, são verdadeiras aliadas na busca pela preservação ambiental. A sua capacidade de revitalizar os solos, atrair a vida selvagem e criar nichos ecológicos torna-os elementos cruciais na reconstituição de ecossistemas frágeis. As figueiras ilustram eloquentemente o potencial de auto-regeneração da natureza, oferecendo um vislumbre de esperança nos esforços globais para restaurar e preservar a beleza e a diversidade do nosso planeta.

Capítulo 92: A Essência Esculpida: A Arte da Escultura em Madeira de Figo

A arte da escultura em madeira tem uma longa história, transcendendo culturas e épocas para dar vida a obras de beleza intemporal. Entre as madeiras preciosas utilizadas para esta forma de expressão artística, a figueira destaca-se pela sua textura distinta e carácter único. Neste capítulo, nós

Iremos nos aprofundar na arte da escultura em madeira de figo, explorando como esse material fornece uma tela única para a criatividade e a expressão artística.

A elegância do material

A madeira de figueira, com os seus padrões ondulantes, veios orgânicos e áreas contrastantes de claro e escuro, proporciona uma paleta visual inspiradora para os escultores. Cada pedaço de madeira de figueira é uma obra de arte em si, guardando os vestígios do crescimento e do tempo da árvore.

A Dança da Natureza

Os padrões naturais da madeira de figueira evocam o aspecto orgânico e mutável da própria natureza. As esculturas em madeira de figueira muitas vezes capturam formas biomórficas, refletindo a maneira como a vida assume formas fluidas e mutáveis na natureza.

Trabalho Artístico Meticuloso

A escultura em madeira de figo requer uma combinação de conhecimento técnico e criatividade artística. Os escultores devem levar em consideração as variações de grão, dureza variável e propriedades específicas da madeira para criar trabalhos que transcendam as limitações do material.

Uma conexão íntima com o material

Os escultores de madeira de figueira muitas vezes desenvolvem uma relação íntima com o material. Escutam as histórias que a madeira lhes conta através dos seus padrões, adaptam-se aos caprichos do grão e dão origem a criações que são uma homenagem à essência da árvore.

Um diálogo entre escultor e madeira

A escultura em madeira de figueira é um diálogo entre o artista e o material. O escultor trabalha em harmonia com a madeira, encontrando formas que se misturam com as suas características naturais e criando algo novo e belo.

A Valorização da Imperfeição

As esculturas em madeira de figueira muitas vezes celebram as imperfeições e irregularidades do material. Nós, rachaduras e padrões incomuns tornam-se elementos de design únicos, acrescentando caráter e profundidade ao trabalho final.

Um Patrimônio Cultural e Artístico

A escultura em madeira de figo está frequentemente enraizada em tradições culturais e artísticas. Em algumas culturas, a figueira é considerada sagrada, e as esculturas em madeira de figueira podem carregar significados culturais profundos, transmitindo histórias, crenças e valores.

A arte da escultura em madeira de figueira transcende as fronteiras entre arte e natureza, artista e material. Cada obra resulta de uma colaboração entre o escultor e a madeira, captando a própria essência da árvore e da criatividade humana. As esculturas em madeira de figueira são testemunhos da beleza natural, da mestria artística e da profunda ligação entre o homem e a natureza, criando obras que continuarão a inspirar e surpreender as gerações futuras.

Capítulo 93: Entre Mundos: O Figo na Literatura Fantástica Contemporânea

A literatura de fantasia contemporânea explora os recantos inexplorados da imaginação humana, tecendo contos que desafiam os limites da realidade. Entre os elementos evocados nestes mundos extraordinários, o figo surge como um símbolo rico em mistério e simbolismo. Vejamos como o figo encontra seu lugar na literatura de fantasia contemporânea, como elemento que transcende as fronteiras da realidade e abre portas para universos encantadores.

Portal Mágico para o Desconhecido

Na literatura de fantasia, o figo é frequentemente usado como portal místico para outros mundos. Os protagonistas podem entrar num universo paralelo atravessando uma figueira, criando assim uma ligação entre o mundo tangível e o reino da fantasia. A figueira torna-se símbolo da ponte entre realidade e o extraordinário.

A Figo Encantada

Em algumas histórias fantásticas, o figo é apresentado como uma fruta encantada, dotada de poderes mágicos. Os personagens podem ser transformados, curados ou receber conhecimento excepcional consumindo figos especiais. Esta representação destaca a natureza mística da fruta e o seu potencial para mudar o curso do destino.

O Jardim Mágico das Figueiras

Os jardins de figueiras na literatura de fantasia muitas vezes se tornam refúgios de magia e segredos. Estes jardins são lugares onde o tempo dobra, onde residem criaturas extraordinárias e onde a realidade é moldada pelos desejos e sonhos dos personagens. As figueiras, com as suas características únicas, tornam-se as guardiãs destes jardins encantados.

A figueira protetora

Em algumas histórias de fantasia, as figueiras são apresentadas como guardiãs e protetoras de segredos ocultos. Seus galhos entrelaçados e sombra densa criam um santuário seguro para os personagens, ajudando-os a escapar das forças das trevas ou a encontrar refúgio em mundos incertos.

O Simbolismo da Transformação

As figueiras na literatura de fantasia podem simbolizar a transformação e evolução dos personagens. À medida que a própria árvore passa por ciclos de crescimento e mudança, os personagens podem encontrar espelhos de sua própria jornada através das figueiras, inspirando sua própria busca pela descoberta pessoal.

A Dualidade da Realidade

O figo na literatura de fantasia muitas vezes incorpora a dualidade entre realidade e imaginação. O

Os personagens podem se perder entre as folhas de uma figueira, viajar entre mundos e questionar o que é real e o que não é, convidando o leitor a explorar os limites da percepção.

O figo na literatura de fantasia contemporânea é muito mais do que apenas uma fruta. Ela se torna um símbolo do desconhecido, da magia e da transformação, acrescentando profundidade e complexidade aos mundos de fantasia. As figueiras funcionam como portais, guardiãs e catalisadoras do maravilhoso, convidando os leitores a cruzar as fronteiras da realidade para explorar os fascinantes recantos da imaginação.

Capítulo 94: Desenvolvimento Urbano: Figueiras em Jardins Urbanos

No coração de cidades movimentadas, onde o betão e o aço dominam a paisagem, os jardins urbanos surgem como oásis verdes, proporcionando um refúgio à natureza no meio de uma urbanidade frenética. Entre os elementos que invadem estes espaços verdes, as figueiras surgem como símbolos de ligação com a natureza e de ligação entre o passado e o presente. As figueiras integram-se harmoniosamente nos jardins urbanos, trazendo um toque de rusticidade e serenidade ao ambiente da cidade.

O retorno à natureza em um ambiente urbano

As figueiras, com suas folhas exuberantes e aparência orgânica, personificam o retorno à natureza no coração da selva urbana. A sua presença nos jardins urbanos oferece aos residentes a oportunidade de se desligarem temporariamente do ritmo frenético da vida urbana e de se reconectarem com a tranquilidade que só a natureza pode proporcionar.

Criadores do Equilíbrio Ecológico

As figueiras nos jardins urbanos não são apenas elementos decorativos, mas também desempenham um papel essencial no equilíbrio ecológico. Suas folhas proporcionam sombra, ajudando a reduzir o efeito de ilha de calor urbana, enquanto suas raízes ajudam a prevenir a erosão do solo e a manter sua qualidade.

Link com o passado histórico

As figueiras têm uma longa história e um profundo significado cultural, especialmente nas regiões mediterrânicas. Ao integrar figueiras em jardins urbanos, designers e urbanistas estão a criar uma ligação subtil com o passado, relembrando tradições antigas enquanto constroem um futuro sustentável.

Celebração da Biodiversidade

As figueiras, ao atrair uma variedade de pássaros, insetos e outras criaturas, contribuem para a biodiversidade dos jardins urbanos. Eles fornecem habitats para a vida selvagem e criam um ecossistema em miniatura, lembrando aos moradores da cidade a riqueza da vida natural.

Alimento para a alma e o corpo

A presença de figueiras nas hortas urbanas também pode trazer benefícios tangíveis para os residentes. Os figos maduros são uma recompensa deliciosa, convidando os transeuntes a colher uma fruta fresca da horta e a desfrutar dos seus benefícios nutricionais.

Mediação entre opostos

As figueiras, com a sua beleza enigmática, criam harmonia entre os elementos contrastantes da natureza e da cidade. Eles conectam a verticalidade dos arranha-céus à horizontalidade da terra, formando uma ponte visual entre o artifício urbano e a realidade natural.

As figueiras nos jardins urbanos são muito mais do que árvores decorativas. Eles atuam como embaixadores da natureza, oferecendo um espaço de paz e reflexão em meio ao tumulto urbano. A sua presença reflete o nosso desejo inato de ligação com o mundo natural, ao mesmo tempo que proporciona benefícios ecológicos e estéticos aos espaços urbanos. Ao incorporar figueiras nos jardins urbanos, tecemos uma ligação viva entre o passado, o presente e o futuro, criando refúgios verdes que enriquecem as nossas vidas e tornam as cidades mais sustentáveis e equilibradas.

Capítulo 95: A Gentileza da Natureza: Figo e Cuidados Naturais com a Pele

Ao longo dos séculos, os humanos procuraram recorrer à natureza em busca de soluções de beleza e bem-estar. Entre os tesouros naturais que têm chamado a atenção dos entusiastas dos cuidados com a pele, o figo surge como um ingrediente valioso, que oferece muitos benefícios para a pele. O figo tornou-se um componente-chave dos cuidados naturais com a pele, proporcionando suavidade à nossa camada mais externa.

Uma fonte de antioxidantes

Os figos estão cheios de antioxidantes, moléculas poderosas que combatem os radicais livres responsáveis pelo envelhecimento prematuro da pele. Extratos de figo em produtos para a pele podem ajudar a reduzir os sinais de envelhecimento e manter a pele jovem e brilhante.

Hidratação Profunda

O figo é naturalmente cheio de água, o que o torna um hidratante naturalmente eficaz para a pele. Os produtos de cuidado da pele com figo ajudam a hidratar profundamente, acalmar a pele seca e prevenir a perda de hidratação, deixando a pele macia e flexível.

Esfoliação Suave

As enzimas naturais encontradas nos figos podem esfoliar suavemente a pele, removendo as células mortas e revelando uma tez mais brilhante. Produtos esfoliantes à base de figo podem ajudar a refinar a textura da pele, reduzir manchas e promover a renovação celular.

Tratamento de doenças de pele

O figo também é conhecido por suas propriedades antiinflamatórias e calmantes. Pode ser usado para acalmar irritações, aliviar vermelhidão e acalmar peles sensíveis. Os produtos de figo podem ajudar a tratar doenças de pele como eczema e dermatite.

Brilho natural

O figo é rico em vitaminas e minerais essenciais para a saúde da pele. Nutrientes como a vitamina C ajudam a iluminar o tom da pele, reduzir manchas escuras e dar à pele um brilho natural e radiante.

Uma fusão de natureza e beleza

O uso do figo nos cuidados com a pele faz parte da tendência crescente dos consumidores em buscar produtos mais naturais e ecologicamente corretos. Os produtos Fig oferecem uma experiência sensorial agradável ao mesmo tempo que estabelecem uma conexão com a natureza e seus benefícios.

Sustentabilidade Ética

Os figos, como ingredientes naturais, também contribuem para a sustentabilidade e a responsabilidade ambiental. As empresas de cuidados com a pele que incluem extratos de figo em seus produtos destacam práticas ecológicas e incentivam o consumo responsável.

O figo, fruta cheia de doçura e benefícios, encontrou o seu lugar precioso no mundo dos cuidados naturais com a pele. Ao incorporar o figo nos nossos rituais de beleza, conectamo-nos com o poder da natureza para nutrir, acalmar e embelezar a nossa pele. Os cuidados com a pele Fig oferecem uma experiência holística, uma harmonia entre o conhecimento antigo dos benefícios naturais e as demandas contemporâneas de beleza sustentável.

Capítulo 96: Delícias Exóticas: Figos nas Tradições Culinárias Asiáticas

As tradições culinárias asiáticas são uma verdadeira viagem de sabores, oferecendo uma rica variedade de sabores, ingredientes e técnicas culinárias únicas. Entre os tesouros gastronómicos da região, o figo encontrou o seu lugar como ingrediente versátil e delicioso. Os figos se adaptam perfeitamente às tradições culinárias asiáticas, adicionando um toque doce e suntuoso a pratos já famosos pela sua complexidade e diversidade.

Uma fusão de gostos e culturas

Figos, embora tradicionalmente associados a regiões

Mediterrâneo, entraram na culinária asiática para criar combinações de sabores inesperadas e deliciosas.

Eles personificam uma fusão entre culturas, conectando terras distantes através do prazer gastronômico.

O Sutil Equilíbrio dos Sabores

Nas tradições culinárias asiáticas, o equilíbrio de sabores é essencial. Os figos, com a sua doçura natural, conferem aos pratos uma nota doce subtil que contrasta com os sabores salgados, picantes e ácidos característicos da cozinha asiática.

A presença em pratos salgados e doces

Os figos são versáteis, podendo ser utilizados em diversos pratos salgados e doces. Podem ser incorporados em pratos de carne, ensopados, saladas, arrozes e até sopas. Além disso, acrescentam um toque de doçura às sobremesas tradicionais, como pastéis, geleias e compotas.

Harmonia com Especiarias

Os figos combinam harmoniosamente com especiarias e ervas aromáticas frequentemente utilizadas na cozinha asiática. Eles podem equilibrar o calor da pimenta, realçar o sabor do curry e adicionar um toque de elegância aos pratos picantes.

Apresentação Artística

A apresentação é um elemento crucial na culinária asiática e os figos conferem uma estética atraente aos pratos. Suas cores vivas e formato distinto acrescentam um toque visual à arte culinária asiática, criando um contraste marcante com outros ingredientes.

Celebração das Estações

Em algumas cozinhas asiáticas, os figos são celebrados com base na sua sazonalidade. São utilizados quando estão mais frescos e abundantes, conferindo uma dimensão sazonal aos pratos e festividades.

Um novo paradigma culinário

A integração dos figos nas tradições culinárias asiáticas é uma prova da criatividade de chefs e cozinheiros que ultrapassam os limites da tradição, respeitando as raízes culturais. Os figos acrescentam uma nova dimensão aos pratos clássicos e contribuem para a evolução da cozinha asiática moderna.

Os figos, com a sua doçura natural e versatilidade, tornaram-se uma parte harmoniosa das tradições culinárias asiáticas. Ao incorporar este ingrediente único, chefs e cozinheiros criam uma sinfonia de sabores que celebra a variedade e diversidade dos sabores asiáticos. Os figos continuam a enriquecer o repertório culinário da região, acrescentando um toque doce requintado a pratos já carregados de história, cultura e inovação.

Capítulo 97: A Ressurreição da Terra: Figueiras e a Regeneração das Terras Secas

As terras áridas, degradadas por condições climáticas adversas e uso inadequado, são frequentemente consideradas áreas desoladas e áridas. Contudo, entre os muitos milagres da natureza, as figueiras surgem como agentes de regeneração capazes de transformar estas paisagens angustiadas em refúgios de vida. As figueiras desempenham um papel crucial na regeneração das zonas áridas, revelando a sua incrível capacidade de respirar vida onde esta parecia perdida.

Um milagre botânico

As figueiras são pioneiras em regiões áridas, abençoadas com a capacidade de se estabelecerem em solos pobres e resistirem a condições ambientais extremas. As suas raízes profundas e a capacidade de armazenar água tornam-nos candidatos ideais para restaurar o equilíbrio ecológico em áreas degradadas.

Fornecedores de umidade e nutrientes

As figueiras, através do seu processo de transpiração, liberam umidade na atmosfera circundante, criando um microclima mais úmido ao seu redor. Este aumento da umidade pode estimular o crescimento de outras plantas, ajudando a restaurar ecossistemas.

Além disso, as figueiras produzem folhas e frutos ricos em nutrientes, que caem ao solo e se decompõem, enriquecendo o solo com matéria orgânica e minerais essenciais.

Anfitriões da Biodiversidade

As figueiras também desempenham um papel crucial no fornecimento de habitat e alimento para uma variedade de vida selvagem. Aves, insetos e pequenos mamíferos são atraídos pelas figueiras para se alimentarem de seus frutos, folhas e insetos associados, ajudando a restaurar a cadeia alimentar local.

Luta contra a erosão e a desertificação

Nas regiões áridas, a erosão e a desertificação são problemas importantes. As figueiras, com os seus extensos sistemas radiculares, podem estabilizar os solos e prevenir a erosão. Suas raízes ajudam a reter a umidade e proteger os solos de ventos fortes e chuvas intensas.

Restauração do Equilíbrio Ecológico

Quando as figueiras se estabelecem em terras secas, elas criam um efeito benéfico em cascata. Suas ações estimulam o crescimento de outras plantas, atraindo mais animais e criando assim um ecossistema que regula naturalmente os ciclos ecológicos.

As figueiras são embaixadoras da esperança nas terras áridas. A sua capacidade de regenerar solos, criar microclimas mais favoráveis e servir de pilares para a biodiversidade ilustra o seu papel vital na restauração de ecossistemas em dificuldades. Ao colaborar com as figueiras, podemos aprender com a própria natureza como revitalizar terras que parecem desoladas, lembrando-nos que a vida tem o poder de florescer mesmo nas condições mais inóspitas.

Capítulo 98: Antigo Conhecimento e Sabedoria das Figueiras: O Figo nos Contos da Sabedoria Oriental

Os contos de sabedoria oriental foram entrelaçados ao longo dos séculos para transmitir lições profundas sobre a vida, a espiritualidade e a natureza humana. Entre os símbolos evocativos que marcam estas histórias, a figueira surge como elemento recorrente, portador de um significado rico e complexo. Nos contos de sabedoria oriental, o figo ocupa um lugar central, revelando as verdades universais que incorpora.

A figueira como metáfora do conhecimento

Em muitos contos orientais, a figueira é representada como uma árvore do conhecimento e da iluminação. Suas folhas grandes e abundantes simbolizam a vasta extensão de sabedoria e compreensão que pode ser adquirida na busca pela verdade.

A busca pela sabedoria interior

Nestes contos, a figueira torna-se um refúgio para homens sábios e buscadores espirituais que se isolam à sua sombra para meditar e buscar a verdade interior. A figueira representa assim um local de retiro, onde se encontra a tranquilidade necessária para aprofundar as questões existenciais.

O Ciclo da Vida e da Morte

As figueiras, com os seus ciclos de crescimento, frutificação e repouso, refletem os ciclos naturais de vida e morte. Nos contos orientais, a figueira é frequentemente usada para lembrar aos leitores a natureza transitória da existência humana e a importância de abraçar cada momento.

O figo como símbolo de generosidade

Os contos de sabedoria oriental muitas vezes mostram figueiras oferecendo seus frutos a todos que os procuram. Esta generosidade simboliza a importância de compartilhar conhecimento, sabedoria e bênçãos com outras pessoas, evocando a ideia de abundância espiritual.

O figo e a busca pela verdade

Em algumas histórias, o figo é usado para ilustrar a busca incessante pela verdade. Os figos, com seu interior doce e suculento, escondem pequenas sementes, simbolizando a busca pela profundidade escondida por trás das aparências superficiais.

O figo como lembrete de equilíbrio

As figueiras, com a sua ligação à terra e a procura do sol, ilustram a importância do equilíbrio entre o espiritual e o material. Os contos destacam como as figueiras florescem quando recebem cuidados do céu e da terra.

À Através dos contos da sabedoria oriental, a figueira torna-se muito mais do que apenas uma árvore. Ele é um símbolo

vivendo da busca pelo conhecimento, pela generosidade, pela verdade e pelo equilíbrio. Estas histórias intemporais lembram-nos que a sabedoria pode ser encontrada na natureza e que a figueira, com a sua beleza e mistérios, nos guia para verdades universais que transcendem as fronteiras do tempo e da cultura.

Capítulo 99: Figueiras como Pilares da Sustentabilidade: Agrossilvicultura a Serviço do Ecossistema

A agrossilvicultura, uma abordagem integrada ao uso da terra, liga a agricultura à silvicultura para criar ecossistemas produtivos e sustentáveis. Entre os principais intervenientes nesta estratégia, as figueiras destacam-se pela sua capacidade de promover a regeneração do solo, promover a biodiversidade e apoiar a subsistência das comunidades locais. Neste capítulo, exploraremos o papel vital das figueiras na agrossilvicultura sustentável, destacando o seu potencial para criar um equilíbrio harmonioso entre a produção de alimentos e a preservação ambiental.

Estabelecendo uma coexistência benéfica

A agrossilvicultura baseia-se na ideia da interdependência entre árvores e culturas. As figueiras, com a sua capacidade de crescer em solos marginais e tolerar condições adversas, proporcionam uma estrutura forte para sistemas agroflorestais. Eles criam microclimas favoráveis para as culturas, regulando a temperatura, a umidade e a luz.

Restauração do Solo e Prevenção da Erosão

Os sistemas agroflorestais que incorporam figueiras contribuem para a regeneração de solos degradados. As raízes profundas das figueiras ajudam a reter a humidade e a prevenir a erosão, criando condições adequadas para o crescimento das culturas e a preservação a longo prazo das terras agrícolas.

Biodiversidade e Habitats da Vida Selvagem

As figueiras atuam como pontos focais para a biodiversidade. Seus frutos, folhas e galhos atraem diversos animais, como pássaros, insetos e pequenos mamíferos. Esta diversidade biológica contribui para o equilíbrio do ecossistema, promovendo a polinização, a regulação de pragas e a renovação de nutrientes.

Apoio aos meios de subsistência

As figueiras em sistemas agroflorestais podem constituir uma fonte de rendimento e alimento para as comunidades locais. Os frutos podem ser vendidos em mercados, transformados em subprodutos ou utilizados para consumo familiar. Além disso, as figueiras proporcionam sombra ao gado e, assim, contribuem para a criação de animais.

Educação ambiental

A agrossilvicultura com figueiras também oferece oportunidades de educação ambiental. As comunidades locais podem aprender sobre práticas sustentáveis, a importância de preservar o biodiversidade e a interligação dos elementos naturais no seu ambiente.

As figueiras estão no centro da agrossilvicultura sustentável, ilustrando como uma abordagem equilibrada entre a agricultura e a silvicultura pode criar ecossistemas prósperos. Ao promover a restauração do solo, a biodiversidade, a regeneração da terra e apoiar as comunidades locais, as figueiras incorporam a própria essência da agrossilvicultura. A sua presença nutre o solo, apoia a vida selvagem e fortalece as relações entre os humanos e o seu ambiente.

Capítulo 100: Elegância em Miniatura: Figueiras na Arte do Bonsai

A arte do bonsai, uma antiga forma de arte originária da Ásia, personifica a beleza e a harmonia da natureza através do cultivo de pequenas árvores em vasos. Entre as espécies valorizadas por esta delicada prática, as figueiras destacam-se pela adaptabilidade, folhagem atrativa e potencial para evocar a grandeza da natureza num pequeno espaço. as figueiras conquistaram o mundo dos bonsai, oferecendo uma visão cativante da simbiose entre o homem e a natureza através da criação dessas veneradas miniaturas.

A Expressão da Vida em Miniatura

O figo bonsai é muito mais do que apenas um vaso de planta. É uma obra de arte que encapsula o espírito de uma árvore madura num pequeno espaço. A figueira, com suas características distintas e tronco retorcido, oferece uma tela perfeita para os bonsai expressarem a beleza e a vitalidade da natureza.

Tempo e paciência

Criar um bonsai de figo requer extrema paciência. Ao cultivar uma árvore jovem para se assemelhar à sua contraparte mais antiga na natureza, os artesãos de bonsai criam um trabalho que conta a história do tempo e do crescimento.

Um equilíbrio entre precisão e naturalidade

A arte do bonsai depende do equilíbrio entre precisão técnica e aparência natural. As figueiras, com suas formas tortuosas e folhagem densa apresentam desafios únicos. Os artistas de bonsai devem moldar as árvores com cuidado, respeitando seu crescimento natural e ao mesmo tempo dando-lhes uma estética elegante.

Simbolismo Espiritual

Em muitas culturas asiáticas, as figueiras simbolizam longevidade, prosperidade e sabedoria. As figueiras bonsai incorporam esses atributos, lembrando constantemente a importância de se conectar com a natureza e respeitar seus ciclos.

Aprendendo humildade

Cultivar figueiras bonsai ensina humildade. Os artistas aprendem a trabalhar em harmonia com os ritmos da natureza, a ouvir as árvores e a adaptar-se às necessidades específicas de cada exemplar. Este processo de aprendizagem nos lembra que mesmo na arte o homem colabora, em última análise, com a grandeza natural.

As figueiras conquistaram seu lugar na requintada arte do bonsai como símbolos vivos de beleza, paciência e convivência harmoniosa com a natureza. Os artistas de bonsai gostam de transformar essas árvores em miniaturas que transmitem uma mensagem de respeito pela natureza e celebração da vida. As figueiras bonsai continuarão a cativar e inspirar as gerações futuras com sua elegância atemporal e capacidade de conectar os humanos ao esplendor da natureza em miniatura.

Capítulo 101: Um Banquete de Sabores: Figo nas Tradições Culinárias Indianas

A Índia, rica em diversidade cultural e culinária, sempre foi um caldeirão de sabores e tradições. No centro desta variada paleta de sabores, o figo destaca-se como um ingrediente precioso, tanto pelo seu sabor delicioso como pelos significados simbólicos que incorpora. Neste capítulo, mergulhamos nas tradições culinárias indianas, onde o figo ocupa um lugar de destaque, revelando como ele tece um fio entre a comida, a cultura e o coração dos indianos.

Fig: Um Tesouro de Doçura Natural

Os figos, com sua polpa doce e suculenta, conferem uma doçura natural aos pratos indianos. São utilizados em diversas preparações, desde caril picante até sobremesas decadentes, agregando um sabor sutil e um agradável toque de doçura.

Figos secos na culinária indiana

Os figos secos, também chamados de anjeer, ocupam um lugar de destaque nas sobremesas indianas. Eles são frequentemente usados para preparar barfis (doces feitos de leite e açúcar), halwas (bolos de sêmola doce) e laddus (esferas doces). Os figos secos conferem textura em borracha e doçura natural a essas criações.

O Simbolismo da Fig

Na Índia, o figo está associado à prosperidade, saúde e fertilidade. Muitas vezes é oferecido como oferenda em templos e usado durante celebrações religiosas e familiares. Este simbolismo fortalece a ligação entre o figo e a cultura indiana, tornando esta fruta um ingrediente significativo nas práticas culinárias e espirituais.

Usos criativos na cozinha

Os figos também são usados em pratos salgados como chutneys e condimentos. Acrescentam um toque doce-picante aos acompanhamentos tradicionais, criando um equilíbrio de sabores característico da culinária indiana.

A influência das regiões

A diversidade regional da Índia reflecte-se na utilização de figos. Na Caxemira, por exemplo, são um ingrediente chave na preparação de pratos ricos e aromáticos. No sul da Índia, podem ser usados em pratos de coco e arroz.

O figo como metáfora cultural

O figo, com a sua variedade de preparações e significados, torna-se uma metáfora cultural para a própria Índia: diversa, complexa e imbuída de uma profunda riqueza cultural.

As tradições culinárias indianas são uma celebração da diversidade de sabores e símbolos. O figo, com sua deliciosa doçura e poderoso simbolismo, tece um fio entre culinária, cultura e espiritualidade. A sua utilização criativa em pratos doces e salgados incorpora a riqueza da cozinha indiana, ao mesmo tempo que nos lembra que a comida pode ser muito mais do que apenas uma experiência de sabor – pode ser uma expressão da cultura e do coração.

Capítulo 102: A arte do cultivo tradicional da figueira: métodos transmitidos de geração em geração

Geração

O cultivo do figo tem uma longa história que remonta aos tempos antigos e os métodos tradicionais de cultivo foram preservados e transmitidos de geração em geração. Estes métodos respeitam a simbiose entre a árvore e o meio ambiente, garantindo ao mesmo tempo uma colheita abundante e de qualidade. Os métodos tradicionais de cultivo do figo persistiram ao longo do tempo, refletindo uma relação harmoniosa entre o homem e a natureza.

Seleção e Plantio de Variedades

Os métodos tradicionais de cultivo começam com a seleção cuidadosa das variedades de figo. São escolhidas variedades adaptadas ao clima e ao solo local para garantir o sucesso da cultura. As figueiras são geralmente plantadas no outono ou na primavera, quando as condições são favoráveis para que criem raízes.

Escolha do local

O local de plantio é crucial no cultivo tradicional de figueiras. É preferível um local ensolarado com solo bem drenado. As figueiras são frequentemente plantadas perto de paredes ou edifícios para aproveitar calor e proteção contra ventos frios.

Cuidado e Poda

A manutenção das figueiras segue um ritmo sazonal. Durante os primeiros anos, é dada especial atenção à rega regular para promover o enraizamento. No inverno, as figueiras são podadas para remover galhos mortos e promover um crescimento saudável.

Proteção contra doenças e pragas

Os métodos tradicionais também incluem técnicas para proteger as figueiras de doenças e pragas. Práticas como rotação de culturas, aplicação de remédios naturais e plantio de companheiros benéficos são implementadas para manter a saúde das figueiras.

Uso de fertilizantes naturais

Os agricultores tradicionais favorecem frequentemente a utilização de fertilizantes naturais, como composto e estrume, para enriquecer o solo com nutrientes essenciais. Esta abordagem respeita o equilíbrio ecológico e promove a saúde das figueiras a longo prazo.

Colheita e Consumo

A colheita do figo é um momento crucial. Os agricultores observam cuidadosamente a cor e a textura dos frutos para determinar a sua maturação. Os figos são colhidos manualmente e consumidos frescos ou transformados em subprodutos como compotas, conservas ou secos.

Transmissão de Conhecimento

Os métodos tradicionais de cultivo da figueira são frequentemente transmitidos oralmente de geração em geração. Os mais velhos partilham o seu conhecimento e experiência com os mais jovens, garantindo a sustentabilidade destes valiosos métodos.

Os métodos tradicionais de cultivo do figo constituem um património cultural e ecológico que homenageia a relação entre o homem e a natureza. Estas abordagens amigas do ambiente e sensíveis ao clima sobreviveram ao longo dos séculos, testemunhando a eficácia da harmonia com a qual o homem pode cultivar a terra para a sua subsistência.

Capítulo 103: O figo na culinária norte-africana: uma viagem pelos sabores

Tradicional

A cozinha norte-africana, rica em especiarias, texturas e histórias, personifica a diversidade cultural da região. Entre os ingredientes preciosos que se entrelaçam para criar pratos memoráveis, o figo destaca-se pelo seu sabor adocicado, pela sua versatilidade e pelo seu simbolismo cultural.

Figos e tradições culinárias

Nos países do Magrebe, os figos são integrados numa variedade de pratos, desde entradas até sobremesas. A sua doçura natural combina perfeitamente com os sabores e especiarias característicos da cozinha norte-africana.

Entradas elegantes

Os figos frescos ou secos, acompanhados de queijo, frutos secos e mel, constituem entradas refinadas que equilibram texturas e sabores. Essas combinações criam sinfonias de sabores que despertam os sentidos e preparam o paladar para a festa que está por vir.

Ingredientes Versáteis

Os figos são usados de forma versátil na culinária do Norte da África. Podem ser incorporados em tagines, pratos emblemáticos da região, de cozedura lenta, onde trazem uma doçura subtil que contrasta com os sabores picantes das carnes e vegetais.

Frutas da estação

Os figos frescos são frequentemente usados em receitas sazonais. Quando abundantes, tornam-se a peça central de muitos pratos, desde saladas a bolos, compotas e pastéis.

Figos e Comemorações

Em muitas culturas do Norte de África, os figos estão associados a épocas festivas e celebrações. São oferecidos em sinal de hospitalidade e acolhimento, simbolizando a abundância e a generosidade partilhada entre amigos e familiares.

Um Patrimônio Cultural

A utilização do figo na culinária norte-africana remonta a séculos, testemunho dos intercâmbios culturais que enriqueceram a região ao longo do tempo. Não é apenas um ingrediente, mas também um testemunho da história e das tradições que moldaram esta cozinha única.

O figo, com a sua doçura e versatilidade, é um tesouro culinário que delicia os paladares de toda a cozinha norte-africana. Demonstra a importância da ligação entre terra, cultura e comida, ao mesmo tempo que destaca a criatividade e a paixão que animam a cozinha do Magrebe. Em cada pedaço de prato de figo, os sabores da região se unem para criar uma experiência gustativa cativante que celebra a própria essência da culinária norte-africana.

Capítulo 104: Cultivo de figos em harmonia com a natureza: os segredos do cultivo orgânico

O cultivo orgânico da figueira incorpora uma abordagem que respeita a terra e os seus ciclos naturais. Evitando produtos químicos e promovendo o equilíbrio ecológico, este método tradicional e amigo do ambiente preserva a pureza dos figos ao mesmo tempo que celebra a relação entre o homem e a natureza.

Seleção de Variedades Adaptadas

O primeiro segredo do cultivo biológico da figueira reside na escolha de variedades adaptadas ao clima e chão. A opção por variedades que prosperam naturalmente na área minimiza a necessidade de controle de doenças e pragas.

Cuidados com o solo e fertilização natural

A saúde da figueira começa com um solo bem nutrido. Enriquecer o solo com materiais orgânicos como composto e estrume promove um crescimento saudável. Os fertilizantes naturais melhoram a estrutura do solo, aumentam a retenção de água e fornecem nutrientes essenciais.

Rega Equilibrada

A água é essencial para o crescimento das figueiras, mas a rega excessiva pode causar problemas de apodrecimento das raízes. A rega equilibrada, adaptada às necessidades específicas de cada árvore, preserva a saúde das figueiras ao mesmo tempo que preserva o precioso recurso hídrico.

Proteção Natural Contra Pragas

A agricultura orgânica promove o uso de métodos naturais para controlar pragas. A introdução de plantas companheiras benéficas, como ervas aromáticas, pode repelir insetos nocivos, ao mesmo tempo que mantém um ecossistema equilibrado.

Poda e poda cuidadosa

A poda regular das figueiras promove uma estrutura ideal das árvores, permitindo uma melhor circulação do ar e máxima exposição à luz solar. A poda adequada também ajuda a prevenir doenças fúngicas, removendo as partes doentes.

Conservação de Recursos Locais

O cultivo orgânico da figueira abraça a ideia de conservação dos recursos locais. A utilização de métodos tradicionais de conservação do solo, como a plantação em terraços ou a utilização de barreiras vegetais, ajuda a preservar o equilíbrio do ecossistema.

Educação e Transmissão

O cultivo orgânico de figueiras geralmente envolve educar os agricultores e jardineiros locais sobre métodos ecologicamente corretos. Esta transmissão de conhecimento garante que estes métodos valiosos sejam preservados para as gerações futuras.

O cultivo biológico da figueira é uma dança harmoniosa entre o homem e a natureza, revelando os segredos intemporais da convivência sustentável. Ao evitar insumos químicos e destacar os ciclos naturais, esta abordagem apresenta um modelo de sustentabilidade que honra a terra e os seus dons. O cultivo orgânico da figueira não é apenas um método agrícola, mas uma filosofia que reconhece a importância da preservação da terra para o bem-estar das gerações futuras.

Capítulo 105: Figo e Permacultura em Ambientes Urbanos: Uma Sinfonia de Sustentabilidade no Coração do

Cidade

A permacultura, uma abordagem holística ao design agrícola sustentável, encontrou um novo caminho para os ambientes urbanos, e o figo, com a sua versatilidade e capacidade de integração harmoniosa, desempenha um papel central nesta jornada. O cultivo de figos em ambiente urbano utilizando os princípios da permacultura abre caminho para possibilidades fascinantes onde a natureza e a cidade coexistem em simbiose. Os figos e a permacultura unem-se para criar um ecossistema nutritivo e resiliente no coração das metrópoles.

Integração Vertical e Horizontal

O cultivo urbano de figos implementa conceitos de permacultura como integração vertical e horizontal. As figueiras, com seu crescimento em altura e largura, podem ser plantadas ao longo de paredes, em varandas ou mesmo em jardins comunitários, maximizando o aproveitamento do espaço.

Biodiversidade e interações benéficas

A permacultura incentiva a criação de diversos sistemas que imitam os ecossistemas naturais. As figueiras, como parte fundamental destes sistemas, atraem uma variedade de insetos e pássaros benéficos, ajudando na polinização e no controle de pragas.

Gestão de recursos

Os princípios da permacultura enfatizam o gerenciamento inteligente de recursos. As figueiras, conhecidas pela sua resistência à seca, uma vez estabelecidas, podem ser alimentadas com água da chuva recolhida ou água cinzenta reciclada, ajudando na conservação da água urbana.

Criação de microclimas favoráveis

As figueiras, com suas folhas largas e galhos densos, criam microclimas propícios ao crescimento de outras plantas. Estes microclimas proporcionam sombra, regulam a temperatura e promovem a retenção de humidade, criando um ambiente propício à biodiversidade.

Envolvimento comunitário e educação

O cultivo de figos num ambiente urbano de acordo com os princípios da permacultura fortalece o envolvimento da comunidade e a educação sobre sustentabilidade. As figueiras podem tornar-se pontos de encontro, espaços educativos e fontes de inspiração para os moradores urbanos.

Colheita Abundante e Curtos-Circuitos

Os figos geralmente produzem frutos em abundância, o que ajuda a promover curtos-circuitos, reduzindo a distância entre a colheita e o consumo. Os figos frescos podem ser partilhados com os vizinhos e os excedentes transformados em produtos artesanais locais.

A figueira, com a sua natureza adaptável e crescimento exuberante, oferece uma excelente oportunidade para integrar a permacultura em ambientes urbanos. Ao criar espaços nutritivos e ecologicamente sustentáveis no coração das cidades, o cultivo do figo de acordo com os princípios da permacultura transcende as fronteiras tradicionais entre a natureza e o urbano. Oferece um caminho para um futuro onde a natureza, a comunidade e a sustentabilidade se unem para criar uma sinfonia de vida próspera no coração da cidade.

Capítulo 106: Esculpindo Elegância Natural: Práticas Avançadas de Poda para Figueiras

Podar figueiras é uma habilidade tanto do artista quanto do cientista, uma dança sutil entre forma e função. As práticas avançadas de poda transcendem a simples manutenção para criar árvores que combinam estética, rendimento e saúde.

A arte do tamanho arquitetônico

A poda avançada de figueiras não consiste apenas em cortar galhos, mas em esculpir sua arquitetura. Formas artísticas, como a espaldeira, a coroa achatada ou o vaso grego, são utilizadas para criar estruturas visualmente apelativas e funcionais.

Otimização de Luz e Ar

Técnicas avançadas de poda visam otimizar a circulação de luz e ar pela árvore. O desbaste dos ramos interiores permite que a luz penetre nas partes inferiores, promovendo um crescimento equilibrado e evitando zonas de estagnação de humidade.

Práticas de poda dependendo das variedades

Cada variedade de figueira possui necessidades específicas de poda. Algumas variedades prosperam com podas severas, enquanto outras preferem uma poda mais suave para estimular o crescimento natural. Compreender essas nuances é essencial para uma poda avançada bem-sucedida.

Tamanho dependendo das estações

A poda avançada de figueiras é uma prática sazonal. A poda de inverno, quando a árvore está dormente, promove rápida cicatrização de feridas. A poda de verão pode ser usada para controlar o crescimento vigoroso dos ramos.

Saúde e Prevenção de Doenças

A poda avançada adequada promove a saúde das árvores, removendo galhos mortos, doentes ou malformados. Isto reduz o risco de infestação de pragas e doenças fúngicas, ao mesmo tempo que promove um crescimento vigoroso.

Equilíbrio entre Produção e Estética

A poda avançada visa equilibrar a produção de frutos com a estética da árvore. A remoção estratégica de galhos ajuda a evitar a superprodução que pode esgotar a árvore e reduzir o tamanho dos figos.

Contribuição para a Arte e a Ciência

A poda avançada de figueiras é ao mesmo tempo uma expressão artística e uma prática científica. Podadores avançados entendem as necessidades individuais de cada árvore enquanto criam formas que embelezam a paisagem.

A poda avançada de figueira é uma alquimia de habilidade, criatividade e um profundo conhecimento das necessidades de cada árvore. Ela nos lembra que a natureza pode ser esculpida com cuidado e respeito para criar obras-primas vivas que trazem frutos e beleza. As práticas avançadas de poda de figueiras são uma homenagem à cocriação entre o homem e a natureza, uma harmonia que transcende estações e gerações.

Capítulo 107: Figo na Cozinha Médica Moderna: Uma Aliança Saborosa para a Saúde

A culinária médica moderna destaca o poder dos alimentos para apoiar a saúde e o bem-estar. Entre os tesouros da natureza, o figo destaca-se não só pelo seu delicioso sabor, mas também pelas suas propriedades nutricionais e terapêuticas. O figo, como ingrediente valioso na culinária médica moderno, enquadra-se harmoniosamente na busca pela vitalidade e bem-estar.

Nutrientes essenciais

O figo é rico em nutrientes essenciais, como fibras, vitaminas e minerais. As fibras promovem uma digestão saudável, enquanto as vitaminas e os minerais fortalecem o sistema imunológico e apoiam as funções corporais ideais.

Antioxidantes Naturais

Os figos são ricos em antioxidantes, como polifenóis e flavonóides, que neutralizam os radicais livres responsáveis pelo envelhecimento precoce e algumas doenças crônicas.

Gerenciamento de peso e controle de apetite

A fibra encontrada nos figos proporciona sensação de saciedade, o que pode ajudar a controlar o apetite e manter um peso saudável.

Suporte Digestivo

Os figos são conhecidos por suas propriedades laxantes suaves, ajudando a prevenir a constipação e ao mesmo tempo acalmando o sistema digestivo.

Regulamentação do açúcar no sangue

Os figos têm um índice glicêmico relativamente baixo, o que significa que liberam açúcar mais lentamente na corrente sanguínea, ajudando a regular os níveis de açúcar no sangue.

Saúde cardiovascular

Os figos contêm compostos benéficos para o coração, como o potássio, que pode ajudar a regular a pressão arterial, e fibras, que podem reduzir os níveis de colesterol.

Fortalecimento ósseo

O cálcio e o potássio encontrados nos figos apoiam a saúde óssea, prevenindo a osteoporose e fraturas.

Uso na culinária médica

O figo pode ser integrado à culinária médica moderna de diversas maneiras. Pode ser consumido fresco como lanche, adicionado a cereais, smoothies ou saladas, ou mesmo cozinhado em pratos principais ou sobremesas saudáveis.

Cozinha Médica e Prazer do Sabor

Uma das características mais atraentes da cozinha médica moderna é o equilíbrio entre saúde e deleite. O figo, com a sua doçura natural, riqueza e variedade de sabores, acrescenta uma dimensão gustativa requintada à cozinha médica, tornando a busca pela saúde mais gratificante.

O figo na cozinha médica moderna ilustra o surpreendente potencial da natureza para guiar a nossa busca por vidas saudáveis e plenas. Ao integrar os benefícios nutricionais e terapêuticos do figo na nossa dieta diária, aumentamos a nossa capacidade de promover a saúde e o bem-estar a cada mordida. É um convite à descoberta do casamento entre sabores suculentos e benefícios para a saúde, uma aliança gourmet para um corpo equilibrado e uma vida plena.

Capítulo 108: A arte de cultivar a figueira em um vaso: dicas e conselhos

Cultivar a figueira em vaso é uma emocionante aventura que permite aos amantes desta deliciosa planta deixar florescer a sua paixão, mesmo em espaços limitados. Quando cultivada em vaso, a figueira transforma-se numa obra de arte viva, proporcionando não só frutos suculentos, mas também um toque de elegância natural a qualquer ambiente.

Escolhendo o pote e o local certos

A escolha do pote é crucial. Opte por um vaso suficientemente grande, com pelo menos 40 cm de diâmetro e profundidade, para permitir o desenvolvimento das raízes. Certifique-se de que a panela tenha orifícios de drenagem para evitar o excesso de umidade. Coloque a panela em local ensolarado, de preferência perto de uma janela.

iluminado.

Seleção de variedades

Algumas variedades de figueiras são mais adequadas para cultivo em vasos do que outras. Opte por variedades anãs ou compactas que prosperarão em um espaço pequeno.

Substrato e Drenagem

Use uma mistura de envasamento bem drenada. Misture areia ou perlita para melhorar a drenagem. Isso evitará o acúmulo excessivo de umidade, que pode ser prejudicial às raízes.

Rega e Fertilização

Regue regularmente, deixando o solo secar ligeiramente entre as regas. Evite o excesso de água que pode causar apodrecimento das raízes. Fertilize com um fertilizante balanceado durante a estação de crescimento, geralmente na primavera e no verão.

Tamanho e Formação

A poda da figueira em vaso é essencial para manter uma forma compacta e manejável. Podar galhos mortos, doentes ou malformados e remover rebentos que crescem na base da árvore. Você também pode aparar para manter o formato desejado e promover melhor circulação de ar.

Proteção de inverno

Se você mora em uma região com invernos frios, proteja a figueira em vaso colocando-a em local abrigado ou isolando-a com material isolante. Polinização

Se você estiver cultivando uma figueira em vaso dentro de casa, pode ser necessário polinizar as flores manualmente com uma escova macia para garantir a formação dos frutos.

Monitoramento de pragas e doenças

Fique atento a sinais de pragas e doenças, como pulgões, cochonilhas ou podridão de raízes. Aja rapidamente para evitar sua propagação.

Colheita e Preservação

Os figos cultivados em vaso podem ser colhidos quando estiverem maduros. Escolha-os com cuidado para evitar danificar a pele delicada. Os figos podem ser consumidos frescos, secos ou utilizados em diversas receitas.

Cultivar uma figueira em vaso é uma jornada que alia jardinagem e estética. Esta é uma oportunidade para saborear as delícias do figo, mesmo em espaços limitados. Com os cuidados e conhecimentos certos, você pode criar um recanto de natureza exuberante onde a beleza da figueira em vaso traz um toque de elegância e sabor ao seu dia a dia.

Capítulo 109: Figueiras em Hortas Comunitárias: Cultivando o Convívio e a Sustentabilidade

As hortas comunitárias são oásis de partilha, conexão e sustentabilidade no coração das cidades. Entre as joias destes espaços verdes, as figueiras são símbolos de ligação com a natureza e de generosidade partilhada. As figueiras nas hortas comunitárias transcendem as simples árvores frutíferas para se tornarem partes essenciais de uma comunidade próspera e gratificante.

Cultura e Educação

As figueiras nas hortas comunitárias proporcionam uma oportunidade única para educar os membros da comunidade sobre o cultivo de plantas, a biodiversidade e os ciclos de crescimento. Estas árvores vivas tornam-se salas de aula naturais onde pessoas de todas as idades podem aprender juntas.

Nutrir o Corpo e a Mente

As figueiras oferecem uma abundância de frutas doces e nutritivas. São uma fonte de alimentos saudáveis e deliciosos para os membros da comunidade, fortalecendo a segurança alimentar local.

Fortalecendo os Laços Sociais

O cultivo e a colheita do figo tornam-se momentos de encontro e troca dentro da comunidade. As hortas comunitárias, enriquecidas por figueiras, criam um espaço onde os residentes se relacionam entre si em torno da natureza e da generosidade da terra.

Sustentabilidade Ecológica

As figueiras, com a sua capacidade de crescer em diversos ambientes, podem desempenhar um papel crucial na regeneração ecológica dos espaços urbanos. Suas folhas, galhos e frutos contribuem para o ciclo de nutrientes e para a biodiversidade local.

Criação de Espaços de Meditação

As figueiras, com os seus ramos elegantes e folhas exuberantes, proporcionam espaços sombreados ideais para meditação, relaxamento e contemplação no meio da agitação da cidade.

Promova o envolvimento da comunidade

A presença de figueiras nas hortas comunitárias pode incentivar mais membros da comunidade a se envolverem e participarem na gestão destes espaços. Isso reforça o sentimento de pertencimento e orgulho local.

Conectando Gerações

As figueiras têm a capacidade de reunir diferentes gerações em torno de uma atividade comum. Os mais velhos partilham os seus conhecimentos sobre o cultivo do figo com os jovens, criando uma herança cultural viva.

Promova a saúde e o bem-estar

A presença de figueiras nas hortas comunitárias incentiva a alimentação saudável e a vida ativa.

A colheita de figos e o cuidado de árvores tornam-se práticas que promovem a saúde física e emocional.

As figueiras nas hortas comunitárias são mais do que apenas árvores frutíferas. Eles incorporam os valores de compartilhamento, sustentabilidade, conexão e gentileza dentro de uma comunidade. Estas árvores, testemunhas silenciosas das trocas e do crescimento coletivo, tecem laços entre as pessoas e a natureza, contribuindo assim para a criação de um espaço comum onde todos possam florescer e prosperar.

Capítulo 110: A arte do cultivo em estufa para figueiras: um cenário para crescimento controlado

O cultivo em estufa proporciona um ambiente controlado onde a natureza e a ciência se combinam para promover o crescimento ideal das plantas. Entre os tesouros da estufa, a figueira é um magnífico exemplo deste casamento harmonioso.

Benefícios do cultivo em estufa para figueiras

• **Proteção contra condições externas:**As figueiras com efeito de estufa ficam protegidas das intempéries, das oscilações de temperatura e dos ventos fortes, criando um ambiente estável propício ao crescimento.

Extensão da estação de cultivo: As estufas permitem •
prolongar a estação de cultivo, proporcionando a oportunidade de colher figos por mais tempo.

Controle ambiental: Temperatura, umidade e•
A exposição à luz pode ser cuidadosamente ajustada em estufa, proporcionando condições ideais para as figueiras.

• **Proteção contra pragas:**As figueiras com efeito de estufa são menos propensas a pragas e doenças, reduzindo a necessidade do uso de pesticidas.

• **Melhoria na qualidade das frutas:**O ambiente controlado permite que os figos cresçam de maneira mais uniforme e tenham melhor sabor.

Técnicas de cultivo em estufa para figueiras

Escolha da Estufa: Opte por uma estufa bem projetada com sistemas•
ventilação, sombreamento e aquecimento para regular o ambiente interno.

• **Seleção de variedades:**Escolha variedades de figueiras que prosperem em condições de estufa,
geralmente variedades anãs ou compactas.

• **Preparação do solo:**Use um substrato bem drenado e enriquecido com nutrientes para fornecer às raízes
as condições ideais.

• **Rega e fertilização:**Certifique-se de regar regularmente, evitando o excesso de água, e fertilizar conforme
a necessidade da planta.

• **Polinização:**Se a estufa impedir o acesso de polinizadores naturais, a polinização manual pode ser
necessária para garantir a formação dos frutos.

• **Tamanho e Formação:**Podar as figueiras para manter uma forma manejável e promover uma circulação
de ar ideal.

Precauções a tomar

• **Controle de luz:**Certifique-se de que as figueiras recebam luz natural suficiente, mas evite excessos que
possam queimar as folhas.

• **Ventilação adequada:**Uma boa ventilação evita o acúmulo de umidade excessiva e reduz o risco de
doenças fúngicas.

• **Monitoramento rigoroso:**Monitore as figueiras regularmente em busca de sinais de pragas ou doenças e
aja rapidamente, se necessário.

O cultivo de figueiras em estufa é uma façanha de harmonia entre a ciência e a natureza. É um convite para
criar um ecossistema controlado onde as figueiras possam crescer e florescer com vigor

renovado. Através da atenção meticulosa aos detalhes, do conhecimento profundo das necessidades da planta e da tecnologia de ponta, as figueiras em estufa tornam-se exemplos esplêndidos do que a união entre o homem e a natureza pode realizar para cultivar beleza e sabor.

Capítulo 111: O Figo e as Práticas Agrícolas Sustentáveis: Uma Aliança Frutífera para a Terra e

Humanidade

As práticas agrícolas sustentáveis tornaram-se uma necessidade imperativa para preservar o nosso planeta e garantir a segurança alimentar global. No centro desta busca pela sustentabilidade, a figueira apresenta-se como um exemplo eloquente de convivência harmoniosa entre a agricultura e a natureza. O cultivo do figo e as práticas agrícolas sustentáveis convergem para formar uma aliança bem-sucedida para a saúde da terra e da humanidade.

Conservação da Biodiversidade

As figueiras, com as suas muitas variedades, desempenham um papel crucial na preservação da biodiversidade agrícola. Ao cultivar diferentes variedades de figueiras, os agricultores ajudam a manter uma variedade de plantas únicas e a preservar os ecossistemas locais.

Uso Racional de Recursos

As práticas agrícolas sustentáveis enfatizam o uso racional dos recursos naturais, incluindo a água. As figueiras, com a sua capacidade de tolerar condições de seca, podem ser cultivadas em zonas onde a água é escassa, contribuindo para uma utilização mais eficiente dos recursos hídricos.

Redução de emissões de carbono

O cultivo do figo geralmente requer uma mecanização menos intensiva, reduzindo assim as emissões de carbono provenientes do uso de máquinas agrícolas. As figueiras incentivam práticas agrícolas mais simples e mais ecológicas.

Fertilização Natural

As figueiras, graças às suas folhas ricas em nutrientes, podem ser utilizadas para a fertilização natural do solo. Ao utilizar as folhas caídas como cobertura morta ou ao incorporá-las no solo, os agricultores melhoram a fertilidade do solo de uma forma amiga do ambiente.

Controle biológico

As figueiras abrigam uma variedade de insetos e organismos benéficos que podem ajudar a controlar pragas agrícolas. Ao incentivar a diversidade de espécies dentro e à volta das figueiras, os agricultores estão a adoptar métodos de controlo biológico para manter as populações de pragas sob controlo.

Práticas de Conservação do Solo

O cultivo de figueiras promove frequentemente práticas agrícolas que preservam a qualidade do solo.
O enraizamento profundo das figueiras pode prevenir a erosão do solo, protegendo a fertilidade a longo prazo.

Economia Local e Comunidades Rurais

O cultivo do figo pode desempenhar um papel vital no fortalecimento das economias locais, proporcionando emprego e incentivando a produção local. As figueiras em explorações agrícolas sustentáveis ajudam a criar comunidades rurais prósperas e resilientes.
O figo, símbolo de sustentabilidade e generosidade, enquadra-se harmoniosamente nas práticas agrícolas sustentáveis. A sua capacidade de resistir aos desafios ambientais e de produzir frutos nutritivos torna-a num parceiro valioso para a agricultura de amanhã. Ao fundir o conhecimento tradicional com as inovações modernas, o cultivo do figo e as práticas agrícolas sustentáveis unem forças para nutrir a terra, a alma e as gerações futuras.

Capítulo 112: Propagação de Figueiras por Estacas: O Poder da Regeneração

Vegetativo

As estacas, este antigo método de propagação vegetativa, são uma arte que permite aos jardineiros e agricultores criar novas plantas a partir de partes de uma planta-mãe. Entre as árvores que se prestam maravilhosamente a esta técnica, a figueira surge como uma estrela cintilante, oferecendo um caminho real para a propagação.

A ciência do corte de figueiras

O corte de figueiras é uma técnica relativamente simples, mas requer uma compreensão cuidadosa dos fundamentos. Em geral, o corte consiste em retirar uma secção de um ramo em crescimento, cultivá-lo em condições óptimas e incentivá-lo a enraizar para dar origem a uma nova planta.

A escolha das mudas

As estacas de figueira podem ser retiradas de brotos jovens na primavera ou no verão. É melhor escolher mudas saudáveis, não doentes e bem desenvolvidas para garantir o sucesso ideal.

Preparando Estacas

As estacas devem ser cortadas com ferramentas limpas e afiadas para minimizar ferimentos. Eles devem ter entre 15 e 30 centímetros de comprimento e cortados em ângulo logo abaixo do nó.

Estimulação de enraizamento

Antes de plantar as mudas, é recomendável mergulhá-las em um hormônio de enraizamento para estimular o desenvolvimento das raízes. Depois, podem ser plantadas em substrato bem drenado.

Condições ideais de crescimento

As mudas devem ser colocadas em local claro, mas não sob luz solar direta, para evitar a desidratação. Um alto nível de umidade ao redor das mudas também promove o seu enraizamento.

Incentive o crescimento das raízes

Geralmente, as raízes das mudas de figueira podem aparecer depois de algumas semanas a alguns meses. Durante este período, é fundamental manter regas regulares, sem afogar as mudas.

Transplante e cuidados continuados

Uma vez que as mudas tenham desenvolvido um sistema radicular suficiente, elas podem ser transplantadas para vasos maiores ou diretamente no solo, dependendo de onde serão cultivadas a longo prazo.

As mudas de figueira são uma maneira emocionante de criar uma nova vida a partir das antigas. Esta técnica, que se baseia no poder de regeneração vegetativa das figueiras, oferece aos jardineiros e amantes da natureza a oportunidade de participarem ativamente na multiplicação destas magníficas árvores. Ao dominarmos as etapas de corte, continuamos a perpetuar a beleza e a riqueza destas árvores emblemáticas, permitindo assim que as figueiras prosperem e brilhem em novos horizontes.

Capítulo 113: Figueiras nas Culturas Indígenas da Oceania: As Raízes Profundas da
Conexão Natural

As ilhas que pontilham o vasto oceano Pacífico azul abrigam culturas indígenas ricas em tradição, espiritualidade e profundas conexões com a natureza. Entre os elementos que se entrelaçaram harmoniosamente com estas culturas, as figueiras surgem como guardiãs da terra e símbolos da ligação entre o homem e o ecossistema insular.

Significado Espiritual

As figueiras costumam ocupar um lugar central nos mitos e crenças das culturas oceânicas. São reverenciadas como árvores sagradas, consideradas guardiãs da vida e da fertilidade. A figueira é frequentemente associada a deuses, espíritos ou antepassados, representando uma presença divina que zela pelas comunidades.

Alimentos Essenciais

Os figos constituem uma valiosa fonte de alimento nas regiões oceânicas, onde a disponibilidade de recursos pode ser limitada. As frutas suculentas e doces costumam ser consumidas frescas ou secas, proporcionando uma dieta rica em nutrientes e energia.

A figueira Moreton: um ecossistema em si

A figueira Moreton (Ficus macrophylla), icônica na Austrália, ilustra como as figueiras podem criar ecossistemas únicos. As raízes aéreas desta figueira gigante formam uma intrincada rede que abriga uma variedade de criaturas, plantas epífitas e insetos. Esta notável árvore encarna a simbiose entre as figueiras e o seu ambiente, um equilíbrio harmonioso que caracteriza as culturas indígenas da Oceânia.

Convívio e Encontro

As figueiras, muitas vezes com os seus ramos grandes e sombreados, tornam-se naturalmente locais de encontro para as comunidades. Sob a sua sombra benevolente, as pessoas reúnem-se para partilhar histórias, celebrar, meditar e construir ligações sociais.

Artesanato e Materiais

As figueiras fornecem materiais úteis para o artesanato tradicional. As fibras das raízes podem ser tecidas para criar cestos e cordas, enquanto a madeira pode ser esculpida para fazer diversos itens utilitários e decorativos.

A Sustentabilidade do Cultivo da Figueira

Embora as influências modernas possam por vezes transformar tradições, o cultivo de figueiras permanece enraizado nos corações e mentes dos povos indígenas da Oceânia. O respeito por estas árvores icónicas e os ensinamentos transmitidos de geração em geração garantem que as figueiras continuará a desempenhar um papel significativo nas culturas, na espiritualidade e no modo de vida das comunidades do Pacífico.

As figueiras, com suas folhas abundantes, frutas deliciosas e profunda conexão com a natureza, personificam o espírito e a alma das culturas indígenas da Oceania. Estas árvores majestosas transcendem o tempo, simbolizando a continuidade das tradições e a relação harmoniosa entre as pessoas e o seu ambiente.
Na ilha da Oceânia, as figueiras são mais do que apenas árvores – são guardiãs do passado, aliadas do presente e promessas para o futuro.

Capítulo 114: Os Rituais de Celebração do Figo e da Colheita: Um Banquete para os Sentidos e o Espírito

As colheitas, símbolos da fertilidade e da abundância da terra, têm sido celebradas ao longo da história da humanidade. Entre as joias que a terra oferece generosamente, o figo surge como estrela nas cerimônias de colheita. Os seus frutos doces, ricos em sabor e simbolismo, são desde há muito elementos essenciais nos rituais de celebração das colheitas. O figo transforma-se num ícone de festa, despertando os sentidos e unindo comunidades através de rituais que homenageiam a terra e a riqueza que ela oferece.

Festas sazonais

Os rituais de celebração das colheitas marcam as diferentes estações do ano e estão intrinsecamente ligados aos ciclos agrícolas. O figo, com a sua colheita abundante e sazonal, é frequentemente associado às festas de verão e outono, proporcionando um banquete delicioso para paladares famintos.

O Simbolismo da Abundância

Os figos, com o seu interior carnudo e deliciosamente doce, simbolizam abundância e fertilidade. A sua forma evoca redondeza e plenitude, ecoando as bênçãos da terra generosa. Quando os figos são apresentados no centro dos rituais de colheita, eles personificam a gratidão pela nutrição da terra.

Troca e Compartilhamento

Os rituais de celebração das colheitas não são apenas eventos gastronómicos, mas também momentos de partilha comunitária. Os figos, muitas vezes colhidos em abundância, são distribuídos entre os membros da comunidade, fortalecendo os laços sociais e simbolizando a solidariedade entre os indivíduos.

Ritos e celebrações culturais

Os figos, frequentemente associados a costumes e crenças específicos, podem variar no seu papel nos rituais de celebração da colheita de cultura para cultura. Algumas culturas usam figos como oferendas aos deuses em sinal de gratidão, enquanto outras os incorporam em danças rituais ou jogos tradicionais.

Preparação e Culinária Ritual

Os figos, frescos ou secos, podem ser preparados de várias maneiras durante as cerimónias de colheita. Os pratos de figo são muitas vezes confeccionados com cuidado, incorporando ingredientes simbólicos e tradicionais. Estes pratos, preparados com amor e dedicação, tornam-se símbolos de apego cultural e de celebração coletiva.

Conexões com a Terra e a Natureza

Os rituais de celebração da colheita com figos no centro fortalecem as ligações entre as comunidades e a terra que as nutre. Lembram-nos a importância da agricultura sustentável e da preservação da natureza para garantir colheitas futuras.

Os figos, verdadeiras joias da natureza, tornam-se embaixadores dos rituais de celebração das colheitas. Com o seu sabor requintado e profundo simbolismo, os figos unem as pessoas em torno de uma mesa cheia de significado, tradições e festividades. Lembram-nos que as colheitas vão muito além da simples recolha de alimentos; eles personificam a gratidão, a partilha e a ligação vital entre o homem e a terra.

Capítulo 115: Cultivo de Figueira em Clima Tropical: Navegando pelas Brisas Quentes do Prosperidade

Os climas tropicais, com o seu calor e humidade, criam ambientes propícios a uma biodiversidade exuberante. No centro destes ecossistemas dinâmicos está a figueira, uma árvore icónica que encontra terreno fértil nestas condições.

Adaptação a Climas Tropicais

As figueiras, nativas de regiões subtropicais e tropicais, se adaptam bem a climas quentes e úmidos. Suas folhas exuberantes e a capacidade de tolerar altas temperaturas fazem deles residentes naturais dessas regiões.

O desafio da umidade

A umidade, característica dos climas tropicais, pode ser uma faca de dois gumes para as figueiras. Por um lado, promove um crescimento rápido e exuberante, mas, por outro, também pode criar um ambiente favorável para doenças fúngicas. Uma boa circulação de ar e um espaçamento adequado entre as árvores podem ajudar a aliviar esses problemas.

Gestão de rega

Embora as figueiras apreciem a umidade, é importante não regá-las em excesso para evitar o apodrecimento das raízes. Geralmente é recomendada rega moderada e regular.

A escolha das variedades adaptadas

Em climas tropicais, algumas variedades de figueiras são mais adequadas do que outras. Variedades que apresentam resistência natural a doenças fúngicas e capacidade de produzir frutos em condições úmidas terão maior probabilidade de prosperar.

Proteção contra doenças

Os climas tropicais podem estimular o desenvolvimento de doenças fúngicas, como ferrugem e mofo. Tratamentos preventivos, como o uso de fungicidas naturais, podem ajudar a manter a saúde das figueiras.

Tamanho normal

A poda regular é importante para controlar o crescimento excessivo das figueiras em climas tropicais. Isto não só ajuda a manter a sua forma, mas também promove uma melhor circulação de ar, reduzindo o risco de doenças.

Colheitas Generosas

As figueiras cultivadas em climas tropicais costumam ser generosas nas colheitas. O seu rápido crescimento e taxa de frutificação permitem aos jardineiros colher frutos abundantes para si próprios e partilhá-los com a comunidade.

O cultivo de figos em climas tropicais é um empreendimento emocionante que requer uma compreensão profunda da interação entre a árvore e o seu ambiente. Ao enfrentar os desafios da umidade, do calor e das doenças, os jardineiros podem criar oásis de vegetação exuberante e colher frutas suculentas. As figueiras, com as suas folhas grossas e os frutos ensolarados, tornam-se símbolos da abundância e vitalidade que caracterizam os climas tropicais, ao mesmo tempo que proporcionam uma ligação profunda entre o homem e a natureza nestas terras abençoadas pelo sol.

Capítulo 116: A Propagação de Figueiras por Camadas: Um Antigo Método de Cultivo a conexão natural

A propagação de plantas tem sido uma preocupação central da agricultura e jardinagem há milênios. Entre as técnicas que resistiram ao teste do tempo, a estratificação surge como um método confiável e engenhoso para a propagação de figueiras. Essa técnica, que envolve a criação de novas plantas a partir dos galhos da árvore-mãe, tem o poder de criar continuidade genética e ao mesmo tempo celebrar o relacionamento íntima entre o homem e a natureza.

Uma técnica antiga e comprovada

A estratificação é uma técnica de propagação venerável usada desde tempos imemoriais. Envolve encorajar um galho de uma árvore-mãe a desenvolver raízes enquanto permanece preso à planta original. Assim que as raízes estiverem suficientemente desenvolvidas, o galho pode ser separado e plantado como uma nova planta independente.

As etapas da estratificação de figueiras

A estratificação das figueiras segue vários passos. O galho escolhido é levemente incisado ou descascado, estimulando a formação de raízes. Esta área incisada é então envolvida em um substrato úmido e mantida no lugar com um material como plástico ou arame. Assim que as raízes estiverem bem desenvolvidas, a nova planta é cuidadosamente destacada e transplantada.

Camadas Aéreas

A alporquia é um método comumente usado para figueiras porque permite criar uma nova planta sem mover o galho de onde ela está crescendo. Este método é particularmente útil para figueiras que já estão bem estabelecidas e são difíceis de mover.

A profunda conexão com a natureza

A estratificação de figueiras incorpora uma conexão profunda com a natureza e uma compreensão dos processos naturais de crescimento e reprodução. Reflete como os humanos podem trabalhar em harmonia com as plantas, incentivando a sua capacidade intrínseca de regeneração e multiplicação.

A Preservação de Variedades Antigas

A estratificação também é um método valioso para preservar variedades antigas e raras de figueiras. Ao multiplicar estas árvores por camadas, os jardineiros contribuem para manter a diversidade genética e salvar espécies valiosas que de outra forma poderiam desaparecer.

Uma lição de paciência e conexão

O processo de estratificação das figueiras exige tempo e paciência. É um lembrete de que a natureza segue o seu próprio ritmo e que as ligações que estabelecemos com ela exigem atenção constante e profundo respeito.

A estratificação de figueiras é muito mais do que apenas uma técnica de propagação. É uma celebração da relação entre o homem e a natureza, um método de preservação da riqueza genética e uma forma de honrar os ciclos de crescimento. Através das camadas, honramos a sabedoria dos antigos jardineiros e a sua compreensão íntima da magia da natureza.

Capítulo 117: Figueiras em Jardins Históricos: Testemunhas da História Cultivadas com Cuidado

Os jardins históricos são joias intemporais que carregam em si as marcas do passado, as histórias das gerações anteriores e a beleza eterna da natureza domesticada. Entre os elementos vegetais que adornam estes espaços encantadores, as figueiras erguem-se como guardiãs silenciosas do tempo.

Testemunhas da História

As figueiras plantadas nos jardins históricos testemunharam várias épocas, desde a excitação da antiguidade às revoluções industriais e culturais. A sua notável longevidade permitiu-lhes atravessar os séculos, carregando consigo as memórias de épocas passadas.

Conexões entre o passado e o presente

As figueiras plantadas em jardins históricos são muito mais do que apenas árvores. Eles conectam as gerações passadas às gerações atuais, tecendo um fio contínuo de conexão humana com a natureza ao longo dos séculos. A sua presença evoca continuidade, um sentimento de constância num mundo em constante mudança.

Variedades Antigas

Muitos jardins históricos abrigam variedades antigas de figueiras, algumas com centenas de anos. Estas variedades, muitas vezes património, foram valorizadas e cuidadosamente preservadas, porque se tornaram ligações tangíveis com o passado.

Conservação de Espécies Raras

As figueiras em jardins históricos desempenham um papel importante na conservação de espécies raras e ameaçadas de extinção. Suas sementes e mudas são às vezes usadas para preservar variedades únicas que de outra forma poderiam ser perdidas.

Cuidado e atenção

Os jardineiros de jardins históricos, conscientes do valor histórico das suas figueiras, prestam cuidados e atenção meticulosos a estas árvores. Técnicas especiais de poda, tratamentos de doenças e métodos específicos de preservação são frequentemente usados para preservar a vitalidade dessas árvores antigas.

Inspiração Artística

As figueiras, com suas formas esculturais e galhos majestosos, inspiraram frequentemente artistas e designers de jardins ao longo dos tempos. A sua presença carismática acrescenta uma dimensão artística aos jardins históricos, criando composições visuais marcantes.

Reflexão sobre o tempo

As figueiras em jardins históricos são lembranças constantes da passagem do tempo. Eles evocam uma profundidade temporal e uma história que se estende muito além da nossa própria experiência.

As figueiras em jardins históricos são símbolos vivos de história, perseverança e beleza duradoura. A sua presença testemunha a simbiose entre o homem e a natureza, a capacidade da natureza à transcendendo gerações e como os jardins históricos são mais do que apenas espaços físicos, mas legados culturais vivos.

Capítulo 118: Figo e Tradições Culinárias Asiáticas: Uma Fusão Requintada de Sabores e Herança

As tradições culinárias asiáticas, ricas em diversidade e história, são um tesouro de criatividade e harmonia de sabores. Entre os muitos ingredientes que chegaram a estas cozinhas, o figo surge como uma pepita rara, acrescentando uma nota doce e suntuosa à variedade de sabores asiáticos.

O figo na culinária asiática: uma descoberta gourmet

A introdução do figo nas tradições culinárias asiáticas é uma história de descoberta e adaptação. Embora o figo não seja nativo da Ásia, foi recebido de braços abertos e transformado numa deliciosa fonte de inspiração.

A Fusão de Sabores

A culinária asiática é conhecida por sua habilidade em misturar diversos ingredientes para criar sabores complexos e equilibrados. O figo confere um toque doce e delicado a estas composições, criando uma fusão harmoniosa com ingredientes como especiarias, ervas e molhos.

O papel do figo na cozinha

O figo é usado de diversas maneiras na culinária asiática. Pode ser incorporado em pratos doces e salgados, como caril, saladas, sobremesas e marinadas. A sua doçura natural torna-o um excelente complemento para pratos azedos ou picantes.

Sobremesas Gourmet

Em muitas tradições asiáticas, o figo é um elemento chave nas sobremesas. Pode ser transformado em geléias, doces, sorvetes e sopas doces, acrescentando um toque de sofisticação aos refeição.

O Simbolismo da Fig

O figo, com a sua forma graciosa e cor sedutora, é frequentemente associado à beleza e à abundância nas tradições asiáticas. A sua presença nos pratos pode trazer um significado mais profundo às refeições, simbolizando prosperidade e felicidade.

Modernidade e Tradição

O figo conseguiu entrar na cozinha asiática moderna, respeitando as antigas tradições culinárias. É apreciado por sua capacidade de evocar uma sensação de nostalgia ao mesmo tempo que oferece combinações de sabores novas e inovadoras.

O figo, com a sua sumptuosa doçura e versatilidade, integrou-se graciosamente nas tradições culinárias asiáticas. Ela acrescentou uma dimensão nova e excitante às refeições, respeitando ao mesmo tempo a profundidade da história e cultura asiática. O figo encarna o espírito de inovação ao mesmo tempo que honra os fundamentos da gastronomia asiática, criando uma experiência gustativa que casa subtilmente o passado e o presente.

Capítulo 119: Práticas Inovadoras de Enxerto para Figueiras: Cultivando a Criatividade em

Natureza

A enxertia, técnica antiga e essencial na horticultura, evoluiu ao longo dos séculos para se tornar uma tela na qual os jardineiros pintam as suas ideias mais ousadas. Entre as árvores que beneficiaram destas práticas inovadoras de enxertia, as figueiras destacam-se pela sua adaptabilidade e capacidade de se misturarem com uma infinidade de outras espécies de plantas. Neste capítulo exploramos técnicas inovadoras de enxerto para figueiras, o seu papel na expansão das possibilidades hortícolas e a sua contribuição para a diversidade botânica.

A renovação do registro

Jardineiros e pesquisadores têm sido atraídos pelo potencial da enxertia para criar novas variedades e formas de árvores. As figueiras, com o seu carácter robusto e flexibilidade genética, prestam-se perfeitamente a estas experiências.

Enxertia de variedades de frutas

Uma das práticas de enxerto mais populares para figueiras é a enxertia de variedades de frutas. Trata-se de enxertar uma variedade de figueira que produz frutos saborosos em porta-enxertos resistentes a doenças ou com características específicas. Isto combina o melhor dos dois mundos: uma variedade de fruta requintada com melhores qualidades de crescimento e resistência.

O Registro do Emblema

A enxertia de gemas é uma técnica que consiste em retirar uma gema de uma variedade escolhida de figueira e
à insira-o em uma incisão feita no porta-enxerto. Este método permite que características específicas
de uma variedade sejam rapidamente propagadas, preservando a integridade genética.

O enxerto da coroa

O enxerto de coroa, também conhecido como enxerto em T, é usado para fundir duas plantas. Esta técnica pode ser utilizada para combinar diferentes espécies de figueiras, criando formas únicas e combinações inesperadas de sabores.

A Arte da Hibridização

Práticas inovadoras de enxertia para figueiras abriram caminho para a hibridização experimental. Os jardineiros têm a oportunidade de combinar as características de diferentes espécies de figos para criar exemplares únicos e resilientes, adequados a ambientes específicos ou a necessidades gustativas específicas.

Diversidade Botânica

Práticas inovadoras de enxertia ajudaram a enriquecer a diversidade botânica das figueiras. Ao criar novas variedades e promover a hibridização, os jardineiros ajudam a preservar a riqueza genética das figueiras e a prepará-las para se adaptarem aos desafios futuros.

Práticas inovadoras de enxerto de figueiras são uma prova da criatividade do homem e da colaboração com a natureza para criar maravilhas hortícolas. Estas técnicas permitem-nos explorar novas possibilidades, fundir espécies para criar novas e preservar a diversidade botânica num mundo em constante mudança. Graças à enxertia inovadora, as figueiras continuam a prosperar, a adaptar-se e a inspirar uma nova geração de jardineiros e amantes da natureza.

Capítulo 120: Cultivo de figos em solo pobre: a arte da criação abundante

Cultivar a figueira em solo pobre é uma demonstração notável da capacidade da natureza de se adaptar e prosperar em condições aparentemente difíceis. As figueiras, conhecidas pela sua resiliência, encontraram uma forma de transformar os constrangimentos em oportunidades, produzindo frutos doces e abundantes mesmo em solos menos férteis. Vejamos dicas e estratégias que permitem aos jardineiros cultivar figueiras com sucesso em solos pobres, ao mesmo tempo que celebram a tenacidade e a beleza da natureza.

A elegância da resiliência

A figueira, símbolo de resistência e adaptação, está bem adaptada ao cultivo em solos pobres. A sua capacidade de aproveitar os recursos disponíveis e de se adaptar às condições ambientais torna-o ideal para jardineiros que pretendem aproveitar ao máximo os solos menos férteis.

Escolhendo variedades adequadas

A escolha de variedades de figueiras adequadas a solos pobres é um passo crucial para o sucesso. Algumas variedades são mais tolerantes a solos pobres e podem prosperar mesmo com recursos limitados.

Melhorar a estrutura do solo

Embora o solo possa ser pobre em nutrientes, é essencial fornecer-lhe uma estrutura adequada. A adição de matéria orgânica, como composto ou esterco, pode melhorar a retenção de água e a circulação de ar, promovendo assim o crescimento das figueiras.

Gerência de água

A gestão da água é crucial no cultivo de figueiras em solos pobres. A rega regular e adequada é essencial para ajudar as raízes a extrair os nutrientes necessários do solo. No entanto, é importante não regar em excesso, pois o solo encharcado pode causar problemas de apodrecimento das raízes.

Ingestão de nutrientes

Embora o solo possa ter baixo teor de nutrientes, é possível fornecer nutrientes adicionais às figueiras. O uso de fertilizantes naturais e balanceados pode ajudar a compensar a falta de nutrientes no solo.

O tamanho certo

A poda criteriosa de figueiras em solos pobres pode promover um melhor crescimento. A poda regular ajuda a remover galhos mortos ou doentes e concentra recursos nas partes saudáveis da árvore.

A recompensa da paciência

O cultivo de figueiras em solos pobres pode exigir paciência, pois o crescimento pode ser mais lento em comparação com condições mais férteis. No entanto, os jardineiros acabarão por colher os frutos do seu trabalho árduo na forma de figos saborosos e saudáveis.

Cultivar a figueira em solo pobre é uma lição de humildade e confiança na natureza. As figueiras, com a sua determinação de crescer e prosperar apesar dos desafios, lembram-nos a beleza e a resiliência da vida. O cultivo de figueiras em condições menos favoráveis requer uma abordagem cuidadosa e deliberada, mas oferece uma gratificação excepcional em termos de frutos suculentos e uma ligação mais profunda com a terra que os nutre.

Capítulo 121: A Multiplicação de Figueiras por Mudas: Semeando as Raízes da Abundância

A propagação de figueiras por sementes é um método que abre caminho para o crescimento de uma nova geração de árvores, ao mesmo tempo que celebra o ciclo de vida das plantas. Embora outros métodos de propagação, como estacas e enxertia, sejam mais comumente utilizados para figueiras, a semeadura oferece uma experiência única que permite acompanhar de perto o processo de germinação e crescimento. Vejamos as etapas da semeadura da figueira, suas vantagens e as considerações essenciais para o sucesso na utilização deste método de propagação.

A magia da semeadura

Semear figueiras é um convite a mergulhar no mundo da germinação e do crescimento. Este método acompanha a jornada da semente desde o seu estado dormente até a sua transformação em uma árvore florescente.

Colhendo Sementes

O primeiro passo da semeadura é a coleta das sementes de figo. As sementes podem ser extraídas de figos maduros e limpas cuidadosamente para remover qualquer polpa.

Estratificação de Sementes

Algumas variedades de figueiras requerem um período de estratificação, o que significa que devem ser expostas a temperaturas baixas por um período de tempo para quebrar a dormência. Isto pode ser conseguido colocando as sementes na geladeira por algumas semanas.

A semeadura

As sementes estratificadas são então semeadas em vasos preparados ou canteiros com substrato leve e bem drenado. As sementes são cobertas com uma fina camada de terra e regadas suavemente.

Paciência e Observação

Semear figueiras requer paciência e observação cuidadosa. Os jardineiros devem monitorar a germinação das sementes e o crescimento das mudas.

Transplantação

Assim que as mudas atingirem o tamanho adequado, elas poderão ser transplantadas para locais permanentes. No momento do transplante, é fundamental manusear as raízes com cuidado para evitar danos.

Os benefícios da semeadura

A propagação de figueiras por sementes permite que as características genéticas únicas das árvores-mãe sejam preservadas. Também oferece a oportunidade de experimentar e explorar diferentes variedades de figueiras.

Considerações Climáticas

É importante levar em consideração as condições climáticas da sua região na hora de semear figueiras. Algumas variedades podem adaptar-se melhor a climas específicos, o que pode influenciar a escolha das sementes a semear.

Semear figueiras é uma aventura que oferece uma perspectiva fascinante sobre o processo de crescimento das plantas. Este método permite que o jardineiro se conecte de forma mais profunda com o ciclo de vida das plantas e aprecie as fases de germinação, crescimento e transformação. Ao propagar figueiras por sementes, celebramos a diversidade da natureza e ao mesmo tempo ajudamos a preservar estas árvores preciosas e deliciosas para as gerações vindouras.

Capítulo 122: Figueiras em Jardins Zen Modernos: Uma Harmonia entre a Natureza e

Espiritualidade

Os jardins Zen modernos, herdeiros da tradição centenária dos jardins japoneses, personificam uma estética refinada e uma profunda ligação espiritual com a natureza. A incorporação de figueiras nestes espaços é um reflexo da estreita relação entre o homem e a natureza, bem como uma forma de criar um ambiente calmo propício à contemplação e à meditação.

Jardins Zen Modernos: Um Equilíbrio Contemporâneo

Os jardins Zen modernos prosperam em ambientes urbanos onde o ritmo frenético da vida contemporânea pode esgotar a nossa alma. Inspirados na filosofia Zen, convidam à tranquilidade, à contemplação e à imersão no momento presente.

Figueiras: uma ponte para a natureza

A introdução de figueiras em jardins Zen modernos cria uma conexão tangível com a natureza. As figueiras, com seus galhos extensos e folhas distintas, trazem um toque calmo e orgânico a esses espaços cuidadosamente projetados.

O Simbolismo das Figueiras

Nas tradições espirituais e culturais, a figueira é frequentemente associada à sabedoria, ao conhecimento e à estabilidade. A presença de figueiras nos jardins Zen modernos pode incorporar estas qualidades, convidando os visitantes a conectarem-se com a sua própria sabedoria interior.

A Árvore da Meditação

As figueiras proporcionam um refúgio tranquilo para a meditação. A sua sombra generosa e as folhas delicadas criam um espaço de reflexão profunda, permitindo aos visitantes um retiro da agitação do mundo exterior.

A Diversidade de Variedades

As figueiras vêm em diversos formatos e tamanhos, possibilitando a criação de arranjos únicos em jardins Zen modernos. Desde figueiras anãs em vasos até aquelas que se estendem graciosamente ao longo de caminhos de pedra, cada variedade dá a sua própria contribuição para a estética geral.

A pátina do tempo

As figueiras, com o seu crescimento lento e formas evocativas, podem adicionar um toque de maturidade a um jardim Zen moderno. A sua presença lembra-nos que a beleza muitas vezes é moldada pelo tempo e pela paciência.

Mediação entre o Homem e a Natureza

As figueiras nos jardins Zen modernos demonstram a relação íntima entre o homem e a natureza. Ao integrá-los nestes espaços sagrados, designers e visitantes reconhecem que a contemplação e a meditação pacíficas são pontes para uma ligação mais profunda com o mundo natural que nos rodeia.

A presença de figueiras nos modernos jardins Zen oferece uma oportunidade para explorar a dualidade entre a tranquilidade interior e a expressão exterior. Estas magníficas árvores são lembretes vivos da nossa busca por significado e da nossa aspiração pela harmonia. Ao florescer nestes espaços de tranquilidade, as figueiras transcendem o papel de simples vegetação para se tornarem símbolos da relação entre o homem e a natureza, evocando uma poesia visual que fala diretamente à alma.

Capítulo 123: Figo em Receitas Tradicionais de Beleza: Uma Sinfonia de Comida e Cuidado

Durante séculos, os figos foram reverenciados não só pelo seu sabor doce e suculento, mas também pelos seus benefícios para a pele e o cabelo. As civilizações antigas aproveitaram as propriedades nutritivas e revitalizantes desta fruta icónica para criar receitas tradicionais de beleza. A íntima relação entre o figo e os tratamentos de beleza evidencia receitas que foram transmitidas de geração em geração.

Uma reserva de nutrientes naturais

Os figos são ricos em vitaminas, minerais e antioxidantes essenciais que nutrem e protegem a pele. O seu teor de vitamina C estimula a produção de colagénio, melhorando a elasticidade e firmeza da pele.

Um Elixir para a Pele

Os figos podem ser transformados em máscaras, esfoliantes e tonificantes para revitalizar a pele. Uma máscara à base de purê de figo combinada com mel hidrata profundamente, enquanto uma esfoliação à base de figos e açúcar remove suavemente as células mortas, revelando uma pele radiante.

Brilho natural para cabelo

Os figos não são benéficos apenas para a pele, mas também para o cabelo. Máscaras capilares à base de figos e óleos essenciais fortalecem os cabelos, promovem o crescimento e dão brilho.

Equilíbrio Holístico

As receitas de beleza à base de figos representam o equilíbrio entre a natureza e a ciência. As propriedades naturais dos figos combinam-se com a sabedoria tradicional para proporcionar uma abordagem holística aos cuidados de beleza.

Herança cultural

Os figos desempenharam um papel central nas tradições de beleza de muitas culturas. De rituais de banho a máscaras faciais, os figos têm sido usados como ingredientes-chave em receitas de cuidados com a pele, transmitidas de geração em geração.

O poder da sabedoria antiga

As receitas tradicionais de beleza com figos demonstram o poder da sabedoria e do conhecimento antigos transmitidos de geração em geração. As civilizações antigas compreenderam a importância da natureza na manutenção da beleza e da saúde.

Adaptação à Modernidade

As receitas de beleza à base de figo continuam a evoluir para atender às necessidades modernas. Os produtos comerciais incorporam os benefícios dos figos em formulações sofisticadas, proporcionando uma alternativa conveniente às receitas caseiras.

O figo, fruta milenar e venerada, convida-nos a mergulhar no mundo dos tratamentos de beleza tradicionais. Ao explorar receitas apreciadas há séculos, abraçamos a harmonia entre o homem e a natureza, entre a alimentação e o cuidado. Os figos, com as suas propriedades nutritivas e regenerativas, encarnam uma ligação intemporal entre os rituais de beleza do passado e as necessidades atuais da pele e dos cabelos. Através destas receitas, herdamos um legado de cuidado holístico, lembrando que a beleza emana da natureza e que os remédios tradicionais permanecem entre os melhores segredos de beleza que o tempo nunca conseguiu apagar.

Capítulo 124: Cultivo da Figueira na Região Mediterrânea: Uma Dança Eterna com o Sol e

o mar

A região do Mediterrâneo, com as suas paisagens ensolaradas e a suave brisa marítima, é o berço de uma antiga cultura da figueira. Esta fruta icónica, que desde tempos imemoriais entrelaça a sua história com os povos mediterrânicos, tornou-se um símbolo vivo da estreita relação entre o homem e a natureza nesta região. Aqui vamos ver as muitas facetas do cultivo da figueira na região do Mediterrâneo, o seu significado cultural, os seus métodos tradicionais de cultivo e o seu legado que continua através de gerações.

O Doce Abraço do Mediterrâneo

A região do Mediterrâneo oferece um clima ideal para o cultivo de figueiras. Verões quentes e secos, invernos amenos e brisas marítimas criam um ambiente propício à floração e amadurecimento dos figos.

A figueira mediterrânea: uma árvore da vida

A figueira está profundamente enraizada nas culturas mediterrânicas. É celebrado em mitos, culinária, arte e tradição. As figueiras permanecem como guardiãs silenciosas da história do Mediterrâneo, testemunhando a ligação íntima entre o homem e a terra.

Métodos Tradicionais de Cultivo

O cultivo de figueiras na região do Mediterrâneo baseia-se frequentemente em métodos tradicionais transmitidos de geração em geração. Às vezes, as figueiras são plantadas em solos rochosos ou arenosos e são tolerantes à seca, uma vez estabelecidas.

A Simbiose entre a Figueira e a Terra

O cultivo de figueiras na região do Mediterrâneo vai além da agricultura pura. É uma simbiose entre o homem, a terra e a natureza. As figueiras enriquecem o solo e criam um microcosmo rico em biodiversidade.

A festa mediterrânea

Os figos são parte integrante da dieta mediterrânica. Estão disponíveis em pratos doces e salgados, em conservas e compotas, demonstrando a sua versatilidade e valor gastronómico.

Uma herança que resiste ao tempo

As figueiras que pontilham as paisagens mediterrânicas são muitas vezes árvores centenárias. Carregam consigo história e memória colectiva e testemunham a resiliência das comunidades mediterrânicas face aos desafios do tempo.

O sopro da tradição e da inovação

Embora o cultivo da figueira na região mediterrânica se baseie em tradições centenárias, adapta-se também às mudanças modernas. Novos métodos de cultivo, conservação e comercialização surgiram, preservando ao mesmo tempo o carácter único do cultivo do figo.

O cultivo de figueiras na região do Mediterrâneo transcende o simples ato de cultivar uma árvore frutífera. É uma celebração da história, da terra e da vida que se entrelaçam para criar um tecido rico e vibrante. As figueiras mediterrâneas são mais do que árvores frutíferas; são guardiões do património cultural, testemunhas silenciosas dos ciclos da natureza e símbolos vivos da simbiose entre o homem e a terra. Ao cultivar figueiras, os povos mediterrânicos honram uma relação ancestral com a natureza e continuam a trazer o eco do passado para o coração do seu futuro.

Capítulo 125: A Multiplicação de Figueiras por Divisão de Raiz: Uma Forma de Crescimento **Surpreendente**

A propagação da figueira é uma arte antiga que evoluiu ao longo do tempo para incluir vários métodos, incluindo a divisão das raízes. Esta técnica inovadora oferece uma forma intrigante e eficaz de propagar estas árvores majestosas, permitindo aos jardineiros explorar novos caminhos para cultivar e partilhar a beleza e delicadeza das figueiras. Neste capítulo, iremos aprofundar os meandros da propagação de figueiras por divisão de raízes, explorando o seu processo, os seus benefícios e o seu papel na preservação da riqueza das figueiras em todo o mundo.

Uma abordagem fértil

A divisão da raiz é um método de propagação que envolve a separação de parte do sistema radicular de uma figueira madura para criar uma nova planta. Este método explora a capacidade natural das figueiras de desenvolver raízes adventícias a partir de seus caules subterrâneos.

O incrível processo

Para propagar uma figueira por divisão de raízes, você deve desenterrar cuidadosamente uma figueira madura e separar parte de suas raízes cortando-as cuidadosamente. A secção de raízes assim obtida é então replantado em um novo local, onde se desenvolverá em uma nova planta.

Vantagens e benefícios

A propagação de figueiras por divisão de raízes tem várias vantagens. Permite preservar as características genéticas da planta mãe, garantindo ao mesmo tempo um crescimento rápido e vigoroso da nova planta. Além disso, este método pode ser especialmente útil para variedades de figueiras que não são fáceis de propagar por outros métodos.

Preservando a Diversidade

A propagação das figueiras por divisão das raízes desempenha um papel crucial na preservação da diversidade das variedades de figueira. Ao permitir que os jardineiros criem novas plantas a partir de espécimes maduros, este método ajuda a preservar e difundir as características únicas de cada variedade, evitando a perda de algumas variedades mais raras e valiosas.

O Casamento do Antigo e do Moderno

A divisão das raízes une o antigo e o moderno na arte da propagação da figueira. As técnicas tradicionais de cultivo do figo são combinadas com o conhecimento contemporâneo para criar um método que combina a sabedoria antiga e as inovações atuais.

A propagação de figueiras por divisão de raízes é um método cativante que abre novas perspectivas para os amantes da figueira e jardineiros apaixonados. Testemunha a infinita capacidade da natureza de se regenerar e renovar, preservando ao mesmo tempo a riqueza e a variedade das figueiras em todo o mundo. Este método lembra-nos que a arte de cultivar figueiras está em constante evolução, adaptando métodos antigos às necessidades e desafios do presente.

Capítulo 126: Figueiras em Jardins Botânicos Contemporâneos: Uma Viagem Através Património e Inovação

Os jardins botânicos contemporâneos, verdadeiros santuários da biodiversidade e do conhecimento, são os guardiões modernos da flora mundial. No coração destes jardins exuberantes e educativos, as figueiras, com a sua história milenar e as suas muitas variedades, encontram um lugar especial. As figueiras enriquecem os jardins botânicos contemporâneos, preservando o seu património e celebrando a inovação na arte da conservação das plantas.

O papel educativo dos jardins botânicos

Os jardins botânicos contemporâneos são centros de consciência e pesquisa ambiental. Eles fornecem aos visitantes informações essenciais sobre biodiversidade, ecologia e conservação. As figueiras, como elementos-chave da biodiversidade mediterrânica, oferecem uma oportunidade excepcional para aprender sobre a história cultural e as características biológicas destas árvores icónicas.

Figueiras como testemunhas da história e da cultura

As figueiras são frequentemente embaixadoras de culturas e histórias antigas. Nos jardins botânicos contemporâneos, contam histórias cativantes sobre a migração, a interação humana com a natureza e a importância das árvores frutíferas no sustento. Os visitantes podem aprender como as figueiras moldaram as tradições culinárias, médicas e espirituais de várias regiões do mundo.

Conservação de variedades raras

Os jardins botânicos contemporâneos desempenham um papel vital na preservação de variedades raras e ameaçadas de figueiras. Ao cultivar e exibir estas variedades em condições controladas, os jardins ajudam a prevenir o seu desaparecimento e a manter a diversidade genética das figueiras para as gerações futuras.

A Arte da Reprodução e Multiplicação

Os jardins botânicos contemporâneos são laboratórios vivos onde a arte da reprodução das plantas é explorada e aperfeiçoada. As figueiras, com a sua capacidade de serem propagadas por diferentes métodos, oferecem uma oportunidade de desenvolver técnicas avançadas de propagação que possam ser aplicadas a outras espécies de plantas.

Inovação e criação de santuários

Os jardins botânicos contemporâneos não apenas preservam o passado, mas também antecipam o futuro. Alguns jardins integram técnicas agroflorestais, permacultura e de gestão sustentável para criar ecossistemas equilibrados onde as figueiras coexistem com outras plantas e organismos. Esta abordagem holística promove a criação de santuários de biodiversidade dinâmicos e resilientes.

As figueiras, com o seu rico património cultural e diversidade biológica, encontraram um lugar valioso nos jardins botânicos contemporâneos. Eles transcendem as fronteiras geográficas e culturais para se fundirem no tecido vivo destes espaços de conhecimento e preservação. Nos jardins botânicos, as figueiras não são apenas árvores frutíferas, mas guardiãs da história, catalisadoras de curiosidade e símbolos de compromisso com a conservação e a educação ambiental.

Capítulo 127: A Figueira e os Usos Medicinais Xamânicos: Uma Viagem entre a Natureza e Espírito

As práticas xamânicas, ancoradas na sabedoria ancestral das culturas indígenas, tecem um vínculo íntimo entre o homem e a natureza, entre o material e o espiritual. No centro destes rituais e cerimónias está a figueira, uma árvore sagrada cujas propriedades medicinais e simbólicas estão integradas nas tradições xamânicas de todo o mundo. O figo é usado em contextos medicinais xamânicos, abrangendo tanto benefícios físicos quanto conexões espirituais profundas.

A figueira: uma ponte entre mundos

O figo tem sido reverenciado em muitas culturas como uma árvore sagrada, simbolizando fertilidade, vida e conhecimento. Nas tradições xamânicas, o figo muitas vezes atua como uma ponte entre os mundos material e espiritual. Seus deliciosos frutos e folhas medicinais personificam a dualidade da natureza, servindo tanto como alimento quanto como remédio.

As propriedades medicinais da figueira

Os figos são ricos em nutrientes essenciais, como fibras, vitaminas e minerais. Nas práticas xamânicas, são usados para fortalecer o corpo e apoiar a saúde digestiva. As folhas de figueira também possuem propriedades medicinais, frequentemente utilizadas para tratar doenças como diabetes, hipertensão e inflamação.

Cura Espiritual e Emocional

Nas cerimônias xamânicas, o figo é frequentemente associado à cura espiritual e emocional. É considerada um remédio para equilibrar energias, curar feridas emocionais e facilitar a libertação de traumas passados. Alguns xamãs usam os figos como ferramentas de meditação e foco, criando espaço para introspecção e cura interior.

O Ritual e a Conexão com o Divino

O figo é frequentemente usado em rituais xamânicos para estabelecer uma conexão com o mundo divino e espiritual. Os figos são oferecidos como atos de devoção e gratidão à natureza. Em algumas culturas, o figo é considerado um símbolo de abertura espiritual, ajudando os praticantes xamânicos a transcender as limitações do mundo material para aceder a níveis mais profundos de consciência.

A importância do respeito e da responsabilidade

Os usos medicinais xamânicos do figo estão imbuídos de respeito à natureza e responsabilidade com os ensinamentos ancestrais. Os xamãs e os curandeiros tradicionais honram o figo seguindo protocolos rituais específicos e reconhecendo o papel sagrado da planta na sua prática.

O figo, com a sua combinação de propriedades medicinais e simbolismo espiritual, enquadra-se perfeitamente nas práticas xamânicas em todo o mundo. Ele incorpora a profunda conexão entre homem e natureza, entre o terreno e o transcendente. Nos usos medicinais xamânicos do figo, encontramos um lembrete poderoso de que a cura e a espiritualidade estão intimamente ligadas e que a natureza é uma fonte inestimável de sabedoria e apoio para aqueles que estão abertos aos seus ensinamentos.

Capítulo 128: Cultivo de figueiras em climas temperados: a arte da adaptação e Colheita Frutífera

As figueiras, emblemáticas das regiões mediterrânicas, conseguiram conquistar climas temperados graças à à sua notável adaptabilidade. O cultivo de figueiras em ambientes onde os invernos podem ser rigorosos requer uma compreensão precisa das necessidades da árvore e técnicas de proteção adequadas. Os desafios e estratégias do cultivo de figueiras em climas temperados e os entusiastas da horticultura transformaram esses desafios numa experiência gratificante de colheita de doces delícias.

Adaptação de Variedades ao Clima Temperado

O primeiro passo para o cultivo bem-sucedido de figueiras em clima temperado é a seleção de variedades adequadas. Algumas variedades, chamadas de "figueiras resistentes", são especialmente desenvolvidas para tolerar temperaturas mais frias. Estas variedades são escolhidas pela sua capacidade de resistir às geadas do inverno e produzir frutos satisfatórios apesar das estações mais curtas.

O papel da proteção no inverno

As figueiras em climas temperados geralmente requerem proteção contra temperaturas congelantes. As técnicas incluem envolver os galhos em materiais isolantes, cobrir o solo com cobertura morta para conservar o calor e até mesmo cultivar em vasos para facilitar a movimentação dentro de casa durante os meses mais frios do inverno. Essas estratégias permitem que as figueiras sobrevivam ao inverno rigoroso e voltem fortes na primavera.

Poda Poda para colheita abundante

A poda desempenha um papel crucial no cultivo de figueiras em climas temperados. Poda cuidadosa, geralmente realizada no final do inverno, promove melhor circulação do ar, reduz o risco de doenças e facilita o

crescimento dos frutos. Técnicas específicas de poda, como a remoção de galhos danificados ou mal

direcionados, ajudam a criar uma estrutura forte para a figueira.

O Uso de Microclimas

Os microclimas, que resultam da disposição do jardim, das estruturas circundantes e da disposição das

plantas, podem desempenhar um papel crucial no sucesso do cultivo de figueiras em climas temperados.

Plantar figueiras perto de paredes ou edifícios que armazenam e liberam calor pode aumentar as chances de

sobrevivência no inverno e de produção de frutos.

A recompensa da paciência e da perseverança

O cultivo de figueiras em climas temperados requer paciência e perseverança. As figueiras muitas vezes

demoram mais para estabelecer raízes e começar a produzir frutos nesses ambientes. No entanto, quando

os entusiastas da horticultura conseguem superar os desafios climáticos e criar as condições ideais, são

recompensados com figos deliciosos e doces que trazem a assinatura do clima temperado.

O cultivo de figos em climas temperados é uma mistura de arte e ciência, compreensão das necessidades

da planta e adaptação criativa às condições locais. Os jardineiros que embarcam nesta aventura descobrem

que as figueiras, embora não sejam habitantes naturais destes climas, podem prosperar com os devidos

cuidados. Cultivar figueiras em climas temperados torna-se uma lição de paciência, observação atenta e

respeito pelos caprichos da natureza, ao mesmo tempo que celebra a delicadeza dos frutos suculentos que

recompensam esse esforço.

Capítulo 129: A Multiplicação de Figueiras por Enxerto de Escudo: Fusão Artística e
Geração de Vida

A enxertia de escudo é uma técnica ancestral que cria uma união harmoniosa entre diferentes variedades de figueiras. Este método de propagação oferece uma oportunidade de preservar características específicas ao mesmo tempo que promove rápido crescimento e vigor. A arte da enxertia de escudo aplicada à figueira, as etapas, os benefícios e as maravilhas desse processo mesclam o patrimônio genético e a expertise humana.

O emblema: uma forma de arte vegetal

A enxertia de botões é frequentemente comparada a uma forma de arte vegetal. Nessa técnica, um pequeno pedaço da variedade desejada, denominado 'broto', é inserido em um entalhe feito no porta-enxerto. Esta união artística permite que a planta herde as qualidades desejadas da crista, criando uma espécie de homenagem vegetal à beleza e diversidade da natureza.

O processo de enxerto de escudo

A enxertia de botões segue um processo cuidadoso. De uma figueira é retirado um botão com as características desejadas, como sabor, tamanho ou resistência a doenças. A gema é então inserida sob a casca do porta-enxerto, geralmente durante o período de crescimento ativo. Uma vez colocado, o adesivo é fixado e selado com um selante para promover a fusão e prevenir infecções.

As vantagens do enxerto de escudo

A enxertia de botões tem muitas vantagens. Permite a rápida multiplicação das variedades escolhidas, preservando assim as características desejadas. Além disso, oferece uma solução eficaz para a propagação de variedades de figueiras que podem ser difíceis de reproduzir a partir de mudas ou estacas. Ao combinar porta-enxertos adaptados às condições locais com botões selecionados, os horticultores podem criar figueiras robustas e produtivas.

A fusão de duas identidades vegetais

A enxertia de gemas é muito mais do que apenas uma técnica de propagação. É uma cerimônia silenciosa onde duas identidades vegetais se fundem para criar uma nova expressão de vida. O porta-enxerto confere a estrutura e o vigor necessários, enquanto o escudo confere a sua assinatura e beleza únicas. Juntos trabalham em harmonia para produzir uma planta que reflete tradição e inovação.

A transcendência do tempo e do espaço

O enxerto de escudo transcende o tempo e o espaço ao conectar gerações e lugares. Esta técnica é praticada há séculos, atravessando fronteiras e culturas para garantir a sobrevivência e a prosperidade das variedades de figo mais populares. Cada botão enxertado é uma ligação direta com os jardineiros do passado, uma continuação de uma tradição tão antiga quanto a própria horticultura.

A enxertia de botões é um processo que celebra a criatividade humana e a diversidade da natureza. Por meio dessa técnica, o jardineiro homenageia a beleza das figueiras e preserva as características que as tornam especiais. A enxertia de botões é um ato de amor à natureza, um diálogo entre o artista e a planta, e uma oportunidade de tecer um fio contínuo entre gerações, ligando o passado ao presente e ao presente. ;futuro.

Capítulo 130: Figueiras em Jardins Ecológicos: Simbiose Natural e Sustentabilidade Verdejante

Os jardins ecológicos personificam a harmonia entre o homem e a natureza, destacando práticas amigas do ambiente e de preservação da biodiversidade.

A simbiose das figueiras em jardins ecológicos

As figueiras, com seu crescimento exuberante e frutos suculentos, dão uma contribuição significativa à o ecossistema de um jardim ecológico. Suas folhas fornecem sombra e abrigo para diversas criaturas, enquanto seus figos atraem uma variedade de animais, incluindo pássaros, insetos e pequenos mamíferos. Esta simbiose ajuda a fortalecer a cadeia alimentar e a promover a biodiversidade.

Enriquecimento da Diversidade Vegetal

A integração de figueiras num jardim ecológico também fortalece a diversidade vegetal. A figueira, com as suas diferentes variedades, acrescenta uma dimensão nova e interessante à paleta de plantas já presente. A sua folhagem densa e as suas características únicas de crescimento proporcionam habitat para uma variedade de insectos benéficos, criando um equilíbrio ecológico que conduz à saúde do jardim.

Fertilização Natural e o Ciclo de Vida

As figueiras contribuem para a fertilidade do solo através da decomposição das folhas e dos frutos caídos. Isso nutre o solo, liberando nutrientes essenciais para o crescimento de outras plantas. Por serem fonte de matéria orgânica, as figueiras participam do ciclo natural de vida do jardim ecológico.

A Economia da Água e a Resiliência

Algumas figueiras, como a figo da Índia (Opuntia), estão adaptadas a ambientes áridos e podem sobreviver com pouca água. Ao integrá-los num jardim ecológico, os proprietários podem poupar água ao mesmo tempo que acrescentam apelo estético e valor ecológico. A sua capacidade de resistir a condições adversas também aumenta a sustentabilidade do jardim.

Educação e Conscientização

As figueiras, com a sua rica história cultural e contribuição ecológica, também podem ser utilizadas como ferramentas educativas. Eles oferecem uma oportunidade para os visitantes do jardim vivenciarem a diversidade botânica e aprenderem sobre os ecossistemas locais. As figueiras tornam-se assim embaixadoras da sustentabilidade e da preservação ambiental.

As figueiras, com o seu papel vital na criação de ecossistemas sustentáveis, estão a tornar-se intervenientes importantes nos jardins ecológicos. A sua presença promove a biodiversidade, apoia a fertilidade do solo e reforça a resiliência às mudanças ambientais. Ao integrar estas árvores icónicas em jardins ecológicos, os entusiastas da ecologia criam espaços onde a beleza natural, a diversidade biológica e convivência harmoniosa se unem, celebrando uma visão de sustentabilidade e respeito pela Terra.

Capítulo 131: As Práticas de Cura do Figo e dos Nativos Americanos: Antiga Ligação entre a Natureza e

Saúde

Os nativos americanos há muito tempo desfrutam de um relacionamento profundo com a natureza, utilizando plantas e recursos naturais para manter a saúde e o bem-estar. Entre estes recursos, o figo tem ocupado um lugar especial como fonte de alimento, medicina tradicional e símbolo espiritual. O figo foi integrado às práticas de cura dos nativos americanos, ilustrando a profunda conexão entre as tradições indígenas e a natureza.

Figo como alimento e remédio

Para os nativos americanos, o figo não era apenas uma fruta deliciosa, mas também uma fonte de nutrientes essenciais. Os figos fornecem vitaminas, minerais e fibras necessárias para uma dieta equilibrada. Além disso, eles eram usados para fins medicinais. Os figos são reconhecidos pelas suas propriedades digestivas, efeitos anti-inflamatórios e capacidade de apoiar o sistema imunitário.

A figueira na espiritualidade dos nativos americanos

A figueira também ocupou um lugar importante na espiritualidade dos nativos americanos. Algumas tribos consideravam a árvore sagrada e a reverenciavam por sua força e vitalidade. As figueiras eram por vezes utilizadas como marcos na paisagem espiritual e eram associadas a histórias e cerimónias rituais. A figueira personificava a profunda ligação entre o ser humano, a terra e o cosmos.

Práticas de Cura

As folhas, raízes e frutos da figueira eram utilizados em diversas práticas curativas. Os nativos americanos utilizavam as folhas para preparar infusões, acreditando em suas propriedades curativas para aliviar doenças digestivas, inflamações e até problemas respiratórios. As raízes eram às vezes transformado em cataplasmas para aliviar dores musculares. Os figos frescos também eram considerados um alimento benéfico para o corpo.

A transmissão do conhecimento

O conhecimento das propriedades medicinais e dos métodos de cura do figo foi transmitido de geração em geração nas comunidades nativas americanas. Os mais velhos partilharam os seus conhecimentos com os mais novos, garantindo assim a preservação destas práticas tradicionais. Essa transmissão oral e prática ajudou a manter vivos os costumes e crenças indígenas.

Ressonância Contemporânea

Hoje, embora as tradições dos nativos americanos sejam mantidas e respeitadas, o figo continua a desempenhar um papel em certas práticas de cura entre as comunidades indígenas. Embora o acesso aos recursos tradicionais possa variar, o figo continua a ser um poderoso lembrete da sabedoria antiga e da capacidade da natureza de apoiar a saúde e o bem-estar humanos.

O figo, com sua dupla natureza alimentar e medicinal, desempenhou um papel importante nas práticas curativas dos povos nativos americanos. Ela personifica a profunda relação entre as tradições indígenas e a natureza, ilustrando como as plantas podem ser aliadas essenciais na busca pela saúde e pelo bem-estar. Ao explorar o papel do figo nas práticas de cura dos nativos americanos, celebramos a riqueza da sabedoria indígena e o poder da natureza como curadora.

Capítulo 132: Cultivo de figueiras em áreas urbanas restritas: a arte de obter o melhor de uma
Espaço limitado

Nas áreas urbanas onde o espaço é muitas vezes um luxo, o cultivo de figueiras pode parecer um desafio. No entanto, com o conhecimento adequado e técnicas criativas, é possível cultivar estas icónicas árvores de fruto mesmo em espaços apertados. Vejamos estratégias e dicas para o cultivo bem-sucedido de figueiras em ambientes urbanos limitados e como essa prática contribui para o enriquecimento da vida urbana.

Escolhendo variedades adequadas

Ao cultivar figueiras em áreas urbanas restritas, a escolha das variedades é crucial. Opte por variedades anãs ou compactas, adequadas para espaços menores. Figueiras em vasos ou enxertadas em porta-enxertos anões podem ser opções ideais para cultivo em recipientes em varandas, terraços ou até mesmo parapeitos de janelas.

Contêineres e Espaldeiras

A utilização de recipientes adequados para o cultivo de figueiras proporciona uma flexibilidade valiosa em espaços urbanos. As figueiras em vasos podem ser movidas dependendo da luz e das condições sazonais. Além disso, as figueiras podem ser colocadas em forma de espaldeira contra paredes ou cercas, otimizando o aproveitamento do espaço vertical.

Condições ideais de crescimento

Certifique-se de fornecer condições ideais de cultivo para suas figueiras em áreas urbanas. Escolha locais ensolarados onde as árvores possam receber pelo menos 6 horas de luz solar direta por dia. As figueiras precisam de solo bem drenado e de uma dieta balanceada para prosperar. Os recipientes requerem atenção especial à rega e fertilização.

Tamanho e Formação

A poda é um elemento essencial do cultivo da figueira em áreas urbanas restritas. As figueiras podem ser podadas para manter seu tamanho compacto e estimular um formato específico, como a espaldeira. A poda regular também estimula a produção de frutos e evita problemas de apinhamento.

Proteção de inverno

Em áreas com invernos rigorosos, é importante proteger as figueiras do frio.

As figueiras em vasos podem ser transportadas para dentro de casa durante o inverno. Para figueiras no solo, use cobertura morta grossa ao redor da base da árvore para proteger as raízes da geada.

Benefícios para a vida urbana

O cultivo de figueiras em áreas urbanas restritas traz uma série de benefícios para a vida urbana. Além de produzir frutas deliciosas, as figueiras dão um toque de verde e beleza ao ambiente urbano. Proporcionam espaços de relaxamento e meditação e incentivam a ligação com a natureza mesmo nos locais mais densamente povoados.

O cultivo de figueiras numa área urbana restrita pode parecer exigente, mas com a abordagem certa, é completamente alcançável. Ao escolher variedades adequadas, utilizar técnicas de recipientes e espaldeiras e prestar os cuidados necessários, os entusiastas da jardinagem urbana podem desfrutar das delícias dos figos mesmo nos espaços mais pequenos. Esta prática não só traz colheitas saborosas, como também acrescenta um toque natural à vida urbana, fortalecendo a ligação entre o homem e a natureza no coração das cidades.

Capítulo 133: A Propagação de Figueiras por Enxerto Dividido: A Arte de Perpetuar a Tradição

A enxertia dividida é uma técnica de propagação venerada que permite aos jardineiros perpetuar as suas variedades favoritas de figueiras, preservando as suas características únicas. Este método antigo fornece uma maneira confiável de propagar figueiras, ao mesmo tempo que permite aos jardineiros criar novas combinações de raízes e enxertos.

Um antigo elo histórico

A enxertia dividida tem sido usada há séculos para propagar diferentes espécies de plantas, incluindo figueiras. Esta técnica foi transmitida de geração em geração, tornando-se parte integrante da tradição hortícola. Permitiu aos jardineiros preservar e partilhar as suas variedades preferidas, garantindo assim a diversidade e a sustentabilidade das figueiras nos jardins.

As vantagens do enxerto dividido

A enxertia dividida oferece diversas vantagens. Permite que os jardineiros mantenham as características desejáveis de uma variedade específica, como tamanho, sabor e resistência a doenças. Além disso, esta técnica ajuda a reduzir o tempo necessário para que uma figueira jovem atinja a maturidade e comece a crescer. à produzir frutos. A enxertia dividida também fornece controle preciso sobre o processo de propagação, permitindo aos jardineiros escolher porta-enxertos adequados às condições locais.

Etapas do enxerto dividido

1. **Seleção de mudas e porta-enxertos:**Escolha um porta-enxerto saudável e vigoroso, bem como mudas de uma figueira madura e produtiva.

2.**Preparação do Enxerto:** Corte um rebento do galho da figueira-mãe, certificando-se de que tenha vários botões.

3.**Preparação do porta-enxerto:** Faça uma incisão em forma de fenda no porta-enxerto, rente ao solo. Lá slot deve ser limpo e preciso.4.**Insira o plug-in:**Insira cuidadosamente o rebento na ranhura do porta-enxerto, certificando-se de que as camadas internas coincidem.

5. **Ligadura e Proteção:**Use uma ligadura para segurar o enxerto no lugar. Aplique massa ou fita de enxerto para proteger a área de enxerto.

6.**Entrevista :**Coloque o jovem rebento em condições ideais de crescimento. Mantenha o solo úmido e evite estresse excessivo.

7. **Eliminação de brotos indesejados:**À medida que o rebento cresce, remova os brotos indesejados que emergem do porta-enxerto.

A transmissão do conhecimento

A enxertia de fenda transcende o simples ato de multiplicação. Representa a transmissão de conhecimento entre gerações, com cada jardineiro aprendendo com os mais velhos e agregando sua própria experiência à tradição. Esta técnica homenageia a história das figueiras e contribui para o seu futuro, preservando a riqueza genética e a diversidade de variedades.

A enxertia dividida é muito mais do que uma técnica de propagação de figueiras. É um ato de preservação, de transmitir tradição e criar o futuro. Os jardineiros que dominam esse método homenageiam as gerações passadas e deixam sua marca nas figueiras futuras. É uma homenagem à simbiose entre a natureza e a mão do homem, que durante séculos permitiu que as figueiras prosperassem e enriquecessem os nossos jardins e as nossas vidas.

Capítulo 134: Figueiras em Jardins com Telhados Verdes: Uma Elegante Fusão da Natureza e
Urbanidade

Os jardins em telhados verdes ganharam popularidade em áreas urbanas densamente povoadas, proporcionando um oásis verde no coração da urbanidade. A incorporação de figueiras nestes espaços elevados acrescenta uma nova dimensão a esta tendência, oferecendo não só a estética sedutora das figueiras, mas também os benefícios ecológicos e a ligação natural que trazem. As figueiras integram-se harmoniosamente nos jardins verdes, enriquecendo a experiência urbana e promovendo a sustentabilidade.

A ascensão dos jardins com telhados verdes

Os jardins em telhados verdes são muito mais do que características estéticas. Desempenham um papel vital na regulação da temperatura urbana, na melhoria da qualidade do ar e na gestão das águas pluviais. Também proporcionam espaços de relaxamento, recreação e até jardinagem, essenciais em ambientes urbanos onde a área útil é limitada. A integração da natureza em altura oferece uma experiência renovada de vida na cidade.

A elegância das figueiras

As figueiras trazem um toque mediterrâneo atemporal aos jardins verdes. Suas folhas

Verduras exuberantes criam uma atmosfera refrescante e relaxante, enquanto frutas suculentas acrescentam uma paleta de cores e sabores. As figueiras também são perfeitas para poda em espaldeira, sendo a escolha ideal para maximizar o aproveitamento do espaço vertical em jardins elevados.

Benefícios ambientais

A incorporação de figueiras em jardins verdes traz uma série de benefícios ambientais. Suas folhas auxiliam na regulação térmica, proporcionando sombra e reduzindo o calor radiante. Além disso, as figueiras absorvem CO_2 e emitem oxigênio, ajudando a melhorar a qualidade do ar.

Ao adicionar camadas de vegetação, as figueiras ajudam a filtrar os poluentes atmosféricos e a mitigar os efeitos das ilhas de calor urbanas.

Conexão com a Natureza em Altura

Os jardins verdes nas coberturas oferecem aos moradores momentos preciosos de conexão com a natureza bem no coração da cidade. A presença das figueiras acrescenta uma dimensão orgânica e viva a este espaço, incentivando os citadinos a conectarem-se com os ciclos naturais de crescimento e colheita. A possibilidade de cultivar figueiras nos telhados aproxima a produção de alimentos do consumidor, promovendo uma maior valorização da origem dos alimentos.

Conservação da Biodiversidade Urbana

A integração de figueiras em coberturas verdes contribui para a conservação da biodiversidade nas zonas urbanas. As figueiras fornecem habitat para diversas espécies de insetos, pássaros e outras pequenas criaturas, fortalecendo assim o equilíbrio ecológico do ambiente urbano. Os jardins verdes com figueiras tornam-se assim refúgios de biodiversidade em desertos de concreto.

As figueiras, com a sua elegância intemporal e benefícios ambientais, encontram o seu lugar natural nos jardins verdes. Ao integrar estas icónicas árvores de fruto em espaços urbanos elevados, fortalecemos a ligação entre a natureza e a vida urbana. As figueiras trazem

Toque mediterrânico e uma ligação vital com a terra, transformando telhados em paraísos verdes e reservatórios de sustentabilidade.

Capítulo 135: Figo em Remédios Asiáticos Tradicionais: Um Tesouro de Benefícios para o
Saúde

Durante milénios, os remédios tradicionais asiáticos recorreram às riquezas da natureza para promover a saúde e o bem-estar. O figo, com as suas diversas propriedades medicinais, ocupava um lugar especial nestas práticas ancestrais.

Uma fonte de nutrientes essenciais

Os figos são há muito reconhecidos nos remédios tradicionais asiáticos pelo seu valor nutricional. Rico em fibras, minerais como potássio, cálcio e magnésio, além de vitaminas, os figos são uma valiosa fonte de nutrientes essenciais para o corpo. Esses nutrientes apoiam a saúde do coração, a digestão e a saúde óssea, tornando-os um componente-chave de muitos remédios naturais.

Equilíbrio Yin e Yang

Na medicina tradicional chinesa, o equilíbrio entre Yin e Yang é fundamental para a manutenção da saúde. Os figos, com seu sabor doce e fresco, são frequentemente considerados Yin, o que significa que têm um efeito refrescante no corpo. Eles são usados para combater o excesso de calor interno, acalmar a agitação e acalmar irritações da pele. Os figos também estão associados ao rim e ao baço na medicina chinesa, apoiando a saúde digestiva e renal.

Figo no Ayurveda

No Ayurveda, o sistema de medicina tradicional da Índia, os figos são reconhecidos pelas suas qualidades refrescantes e calmantes. Eles são usados para reduzir o calor e a inflamação no corpo, especialmente durante as épocas quentes do ano. Os figos também são considerados um tônico para o sistema digestivo e são frequentemente recomendados para tratar problemas de constipação.

Um remédio para doenças respiratórias

Em muitas culturas asiáticas, os figos têm sido usados para tratar doenças respiratórias, como tosse e infecções do trato respiratório. O xarope de figo é feito fervendo os figos em água com mel ou açúcar e depois coando o líquido. Este xarope é frequentemente usado como remédio natural para aliviar dores de garganta e tosse.

Antioxidantes e saúde imunológica

Os figos são ricos em antioxidantes como os polifenóis, que ajudam a neutralizar os radicais livres e a proteger as células dos danos oxidativos. Esta capacidade antioxidante fortalece o sistema imunológico e pode ajudar a prevenir doenças crônicas. Também foi demonstrado que os figos têm propriedades antiinflamatórias, o que os torna benéficos para várias condições inflamatórias.

O figo, com a sua riqueza em nutrientes, o seu equilíbrio Yin e Yang e os seus diversos benefícios medicinais, desempenha um papel significativo nos remédios tradicionais asiáticos. Várias culturas incorporaram o figo nas suas práticas curativas, reconhecendo as suas propriedades calmantes, antioxidantes e nutricionais. Como um tesouro natural para a saúde, o figo continua a brilhar nos remédios tradicionais asiáticos, oferecendo os seus valiosos benefícios às gerações atuais e futuras.

Capítulo 136: Cultivo de Figo em Terras Secas: Uma Odisséia de Resiliência e Sobrevivência

O cultivo de figos em terras áridas é um exemplo cativante de como a natureza e o homem podem trabalhar juntos para criar uma simbiose duradoura. As figueiras, com a sua capacidade de prosperar em condições adversas, personificam a resiliência da vida vegetal face às adversidades climáticas. Este capítulo explora a arte e a ciência do cultivo do figo em terras áridas, destacando os desafios únicos, as estratégias inovadoras e as recompensas que o acompanham.

Adaptação às restrições áridas

As figueiras evoluíram para se adaptarem a ambientes áridos, desenvolvendo características fisiológicas e morfológicas que lhes permitem sobreviver em condições de seca. Sua folhagem densa e brilhante reduz a perda de água por evaporação, enquanto suas raízes profundas exploram os lençóis freáticos em busca de umidade. Estas adaptações permitem-lhes resistir aos rigores do clima árido, tornando-os símbolos de resistência e tenacidade.

Gerência de água

Em áreas áridas, a gestão da água é essencial para o cultivo bem-sucedido de figueiras. Os sistemas de irrigação por gotejamento, o uso de água reciclada e a captação de água da chuva são técnicas vitais para manter a umidade do solo. Os métodos tradicionais, como a construção de lagoas de retenção para recolher a água da chuva, são frequentemente utilizados para maximizar a eficiência da irrigação e reduzir o desperdício.

Fertilização e alterações do solo

A fertilidade do solo em terras áridas pode ser um grande desafio. As figueiras beneficiam de solos bem drenados, ricos em matéria orgânica e nutrientes. Adicionar composto, esterco e materiais orgânicos ajuda à melhorar a estrutura do solo e reter a umidade. Práticas de fertilização equilibradas, adaptadas às necessidades específicas da figueira, são essenciais para apoiar o crescimento saudável da árvore.

Proteção contra extremos climáticos

As figueiras de sequeiro enfrentam extremos climáticos, como altas temperaturas durante o dia e quedas significativas à noite. Plantar figueiras perto de edifícios ou estruturas pode fornecer alguma proteção contra o vento e criar microclimas mais favoráveis. Usar cobertura orgânica ao redor das árvores ajuda a reter a umidade do solo e a proteger as raízes de temperaturas extremas.

Recompensas do cultivo de figos em zonas áridas

O cultivo de figueiras em terras áridas apresenta recompensas significativas. As figueiras constituem uma valiosa fonte de alimento em áreas onde os recursos alimentares podem ser limitados. A sua sombra densa proporciona refúgio do sol escaldante, criando espaços agradáveis de relaxamento e convívio. Além disso, as figueiras contribuem para a regeneração de ecossistemas áridos, melhorando a qualidade do solo e promovendo a biodiversidade.

O cultivo do figo em terras áridas é uma ilustração viva da capacidade de adaptação da natureza e da engenhosidade humana para aproveitar os recursos locais. As figueiras resilientes personificam a perseverança face aos desafios climáticos, ao mesmo tempo que oferecem benefícios ecológicos e nutricionais. Num mundo que enfrenta as alterações climáticas e as crescentes tensões ambientais, a arte de cultivar figueiras em terras áridas lembra-nos a importância da colaboração entre o homem e a natureza para criar um futuro sustentável.

Capítulo 137: A multiplicação de figueiras por enxertia de galhos: a arte da perpetuação
Vegetal

A propagação de figueiras por enxertia de ramos é uma técnica tradicional e comprovada que preserva as características desejáveis de uma determinada figueira ao mesmo tempo que acelera o seu crescimento e propagação. Este método especializado, uma mistura de habilidade e ciência, revela a engenhosidade do homem em imitar os processos naturais de reprodução das plantas para criar árvores fortes e produtivas.

A Ciência do Enxerto de Rameau

A enxertia de galho, também conhecida como enxertia de estilo inglês, envolve a união de um galho da variedade de figo desejada (chamado de rebento) em um porta-enxerto compatível. O sucesso desta técnica depende do alinhamento preciso dos tecidos vasculares entre a copa e o porta-enxerto, o que permite o fluxo eficiente de nutrientes e água.

Seleção de mudas e porta-enxertos

A chave para o sucesso da enxertia de ramos está na escolha criteriosa de mudas e porta-enxertos. O

As mudas são retiradas de figueiras maduras e saudáveis, de preferência durante o período de dormência. Os porta-enxertos, que podem ser mudas ou figueiras silvestres, devem ser compatíveis com a variedade do enxerto. Esta compatibilidade garante um bom contato e um crescimento harmonioso.

Etapas de enxerto

O procedimento de enxertia de galho geralmente segue estas etapas: Primeiramente é feito um corte preciso no porta-enxerto, criando uma superfície plana. Em seguida, é retirado um enxerto, cortado em ângulo para maximizar a superfície de contato. As duas seções são montadas de forma que os câmbios (camadas vasculares) coincidam, garantindo um fluxo contínuo de seiva.

Tipos de enxerto de ramos

Existem vários métodos de enxerto de ramos, incluindo enxerto dividido, enxerto de botão e enxerto de coroa. Cada uma dessas técnicas tem suas vantagens e limitações, mas todas visam conseguir uma união forte entre a copa e o porta-enxerto.

Resultados e Benefícios

A enxertia de ramos permite multiplicar rapidamente figueiras com características específicas, como sabor a fruta, resistência a doenças ou crescimento vigoroso. Este método também promove um crescimento mais rápido e uma produção precoce de frutos em comparação com o cultivo a partir de sementes. Ao preservar as características genéticas de uma variedade valiosa, a enxertia de ramos contribui para a diversidade das figueiras cultivadas.

Patrimônio Vegetal

A enxertia de galhos transcende o tempo e conecta gerações, permitindo a transmissão de árvores preciosas de uma geração para outra. Variedades especiais e habilidades de enxerto são preservadas, garantindo que árvores com qualidades excepcionais continuem a prosperar. Este processo de perpetuação

A planta representa uma forma de património cultural e natural que liga jardineiros, pomares e amantes da natureza a um passado enriquecedor.

A enxertia de ramos para propagação de figueiras é uma expressão da engenhosidade humana e do amor pela natureza. Ao combinar o conhecimento botânico com a precisão técnica, este método permite a propagação rápida e eficiente das variedades de figo desejadas. Ao celebrar e preservar estas árvores excecionais, a enxertia de ramos garante a sustentabilidade de árvores de fruto únicas e contribui para a riqueza do património vegetal.

Capítulo 138: Figo e Cuidado Natural com Animais: Uma Aliança Benéfica

Durante séculos, o figo foi reconhecido pelos seus benefícios nutricionais e medicinais para o ser humano. No entanto, a sua influência benéfica também se estende ao reino animal. De alimentos a remédios naturais, os figos chegaram ao cuidado de animais de estimação e gado.

Alimentação Saudável e Natural

Os figos são uma adição nutritiva e saborosa à dieta animal. Ricos em fibras, vitaminas e minerais, oferecem benefícios à digestão, ao sistema imunológico e à saúde em geral. Dar figos aos animais de estimação, como cães e cavalos, pode contribuir para uma alimentação variada e equilibrada.

Remédios naturais para a saúde animal

Os figos também são utilizados na medicina veterinária natural. Por exemplo, figos secos podem ser usados para tratar constipação em animais de estimação. Seu conteúdo de fibra promove o trânsito intestinal regular. As propriedades antioxidantes dos figos também podem ajudar a estimular o sistema imunológico dos animais, assim como acontece com os humanos.

Prevenção e tratamento de problemas de pele

O figo possui propriedades calmantes e antiinflamatórias que podem beneficiar a pele dos animais de estimação. Preparações de figo podem ser usadas para aliviar coceira, irritação e erupções cutâneas em animais de estimação com problemas dermatológicos. As enzimas naturais encontradas nos figos podem ajudar na cicatrização de pequenas feridas.

Cuidado holístico para animais de fazenda

Agricultores e pecuaristas também reconhecem os benefícios dos figos para o gado. Os figos podem ser usados como suplementos dietéticos para melhorar a saúde geral do gado. As propriedades digestivas e antiinflamatórias dos figos podem ajudar a manter a saúde intestinal do gado, reduzindo a necessidade de medicamentos químicos.

Respeito ao Meio Ambiente

O uso de figos no cuidado natural dos animais faz parte de uma abordagem ecologicamente correta. Os métodos naturais e orgânicos para a saúde animal minimizam o uso de produtos químicos nocivos, o que beneficia tanto os animais como o ecossistema circundante.

O figo é um excelente exemplo de como a natureza fornece uma abundância de recursos benéficos para a saúde e o bem-estar animal. De suplementos nutricionais a remédios para a pele e digestivos, o figo provou seu potencial no cuidado natural de animais de estimação e gado. Ao integrar esta guloseima deliciosa e nutritiva nos cuidados com os animais de estimação, os proprietários e criadores adotam uma abordagem holística que promove a saúde e a vitalidade a longo prazo.

Capítulo 139: Figueiras em Hortas Educacionais: Cultivando o Conhecimento Através das Estações

As hortas educativas desempenham um papel vital na aprendizagem e na sensibilização sobre o ambiente, a agricultura sustentável e a natureza. Entre as diversas plantas que encontram o seu lugar nestes jardins, a figueira ocupa uma posição particularmente enriquecedora. O cultivo de figueiras em jardins educativos vai além do simples cultivo de plantas – é uma oportunidade para ensinar às gerações futuras o valor de natureza, a beleza da diversidade botânica e as profundas ligações entre o homem e a terra.

Lições de Biologia e Ecologia

O cultivo de figueiras em jardins educativos oferece uma oportunidade única para ensinar aos alunos sobre biologia vegetal, incluindo polinização, crescimento, propagação e ciclos de vida. As figueiras são particularmente adequado para ilustrar os conceitos de interações ecológicas, mutualismo entre plantas e polinizadores e a dependência de muitos animais dos frutos produzidos pelas figueiras.

Aprendizagem Prática de Agricultura Sustentável

As figueiras, por serem resistentes e pouco exigentes no cuidado, são ideais para apresentar aos alunos a agricultura sustentável. Ao envolver os alunos na plantação, poda, rega e colheita de figueiras, os educadores podem ensinar os princípios da gestão dos recursos naturais, da preservação da biodiversidade e da utilização responsável das figueiras, da água e dos nutrientes.

Descoberta da Cultura e da História

O cultivo de figueiras em jardins educativos também oferece a oportunidade de explorar os aspectos culturais e históricos desta planta. Os alunos podem aprender como as figueiras foram cultivadas e utilizadas em diferentes sociedades ao longo do tempo. Eles poderão aprender sobre as tradições culinárias, costumes e mitos associados às figueiras em diversas culturas ao redor do mundo.

Conscientização sobre Alimentação Saudável

Os figos, ricos em nutrientes, fibras e antioxidantes, podem ser utilizados para educar os alunos sobre a importância de uma alimentação saudável e equilibrada. Ao integrar os figos em programas de educação nutricional, os professores podem mostrar aos alunos como as escolhas alimentares podem influenciar a sua saúde e bem-estar.

Promova a valorização da natureza

O cultivo de figueiras em hortas educativas permite que os alunos se conectem mais profundamente com a natureza. Ao observar o crescimento das figueiras, admirando as suas folhas e frutos, os alunos desenvolvem uma compreensão e apreciação mais profundas da beleza e da complexidade do mundo natural que os rodeia.

As figueiras em jardins educativos representam a fusão perfeita de aprendizagem prática, consciência ambiental e descoberta cultural. Ao proporcionar aos alunos oportunidades de crescer, observar e interagir com estas árvores excepcionais, os educadores abrem portas para uma aprendizagem enriquecedora e envolvente. As lições aprendidas com o cultivo de figueiras em hortas educativas vão muito além das habilidades hortícolas – elas moldam as mentes e os corações dos alunos como administradores responsáveis do planeta, do conhecimento e da beleza da natureza.

Capítulo 140: Técnicas de controle biológico de pragas e figos: uma abordagem
Natural para proteção de culturas

A luta contra parasitas e pragas é um dos maiores desafios da agricultura moderna. Enquanto muitos agricultores recorrem a métodos químicos para proteger as suas culturas, está a surgir uma alternativa que respeita mais o ambiente e a saúde humana: o controlo biológico. Neste contexto, a figueira destaca-se como um valioso aliado graças às suas propriedades intrínsecas que promovem a regulação natural das populações de parasitas. A relação entre o figo e as técnicas de controle biológico destaca os benefícios desta abordagem para a sustentabilidade agrícola.

Promoção da Biodiversidade e do Equilíbrio Ecológico

As figueiras, como habitat natural e recurso alimentar para uma variedade de animais, atraem uma infinidade de espécies. Aves, morcegos e insetos predadores encontram refúgio nas figueiras, criando um ecossistema diversificado que promove a regulação natural das populações de pragas. As figueiras funcionam como "hotéis" biológico, atraindo predadores parasitas, que ajuda a manter o equilíbrio ecológico nos campos.

Atraente para predadores naturais

Os figos produzem compostos voláteis que atraem insetos predadores, como vespas parasitóides. Sabe-se que essas vespas parasitam larvas de muitas pragas agrícolas, como pulgões e lagartas. Ao cultivar figueiras perto de culturas vulneráveis, os agricultores podem incentivar a presença destas vespas, reduzindo assim a pressão das pragas.

Crie áreas de refúgio para predadores

As figueiras também podem servir como áreas de refúgio para predadores naturais. Essas árvores fornecem abrigo e criadouros para insetos benéficos que se alimentam de pragas. As figueiras funcionam assim como oásis biológicos nas culturas, promovendo a reprodução e preservação de predadores naturais.

Reduzindo o uso de pesticidas

O uso de técnicas de controle biológico envolvendo figueiras pode reduzir a dependência de pesticidas químicos. Ao encorajar a presença de predadores naturais, os agricultores podem manter as populações de pragas em níveis aceitáveis sem recorrer a produtos químicos potencialmente prejudiciais ao ambiente e à saúde humana.

Educação e Conscientização

A combinação do cultivo de figueiras e da utilização de técnicas de controlo biológico também pode ser uma oportunidade educativa para os agricultores. Ao aprender a observar as interacções entre figueiras, pragas e predadores, os agricultores podem obter uma compreensão mais profunda da ecologia agrícola e das formas de promover a saúde das culturas de forma sustentável.

O figo, com suas propriedades que estimulam a biodiversidade e a presença de predadores naturais, enquadra-se perfeitamente em abordagens de controle biológico contra parasitas. Ao utilizar as figueiras como ferramenta para criar ecossistemas equilibrados nos campos, os agricultores podem reduzir a sua dependência de pesticidas químicos, mantendo ao mesmo tempo a saúde das culturas e do ambiente. Esta aliança entre o figo e as técnicas de controlo biológico ilustra a importância de trabalhar com a natureza para garantir uma agricultura sustentável e resiliente.

Capítulo 141: Cultivo de figueiras em hortas urbanas: elevando a natureza no coração da cidade

À À medida que os espaços urbanos se desenvolvem e se intensificam, as hortas urbanas tornam-se verdadeiros oásis de vegetação dentro do ambiente urbano. Entre as plantas que encontram o seu lugar nestes jardins urbanos, a figueira brilha pela sua capacidade de trazer um toque mediterrânico e uma colheita saborosa a estes espaços restritos. O cultivo de figueiras numa horta urbana não se limita apenas ao aspecto prático da produção de alimentos, mas também fortalece a ligação entre os moradores da cidade e o
natureza, ao mesmo tempo que convida um pedaço do campo para o coração da cidade.

A Adaptabilidade Urbana da Figueira

A figueira é uma planta perfeitamente adequada para cultivo em horta urbana. Seu crescimento lento e tamanho moderado tornam-no uma escolha ideal para espaços pequenos. Com os devidos cuidados, uma figueira pode prosperar em um vaso, produzindo folhas exuberantes e frutos suculentos, trazendo um toque de verde ao ambiente urbano.

Promoção da Biodiversidade Urbana

O cultivo de figueiras em hortas urbanas oferece uma oportunidade valiosa para promover a biodiversidade nas áreas urbanas. As figueiras atraem uma variedade de insetos polinizadores, pássaros e outros pequenos animais, criando um miniecossistema no coração da cidade. Esta biodiversidade contribui para o equilíbrio ecológico e a resiliência dos ecossistemas urbanos.

Educação e Conscientização Ambiental

A presença de figueiras nas hortas urbanas também pode desempenhar um papel essencial na educação ambiental. Os moradores das cidades, ao observarem o ciclo de vida das figueiras, desde a floração até a colheita, podem adquirir uma compreensão mais profunda dos processos naturais. Isso promove a consciência da natureza e incentiva uma atitude mais respeitosa em relação ao meio ambiente.

Envolvimento comunitário e bem-estar

O cultivo de figueiras em hortas urbanas pode fortalecer o sentido de comunidade entre os residentes locais. Os espaços de jardinagem partilhados proporcionam um local de encontro onde as pessoas podem interagir, trocar conhecimentos e partilhar colheitas. A participação ativa no cultivo do figo também pode melhorar o bem-estar mental, proporcionando aos moradores das cidades uma fuga pacífica da agitação urbana.

Desafios e recompensas

No entanto, deve-se notar que o cultivo de figueiras numa horta urbana pode apresentar desafios. Cuidados regulares, rega adequada e proteção contra pragas são aspectos a ter em conta para garantir o sucesso da cultura. Apesar disso, as recompensas são inúmeras. Vale a pena a satisfação de colher figos frescos em ambiente urbano, a beleza ornamental das árvores e a oportunidade de educar e conscientizar a comunidade.

Cultivar a figueira em uma horta urbana transcende o simples ato de cultivar plantas. É uma afirmação a favor da natureza em plena urbanização, uma oportunidade de aproximar os citadinos do ambiente natural e uma forma de embelezar os espaços urbanos. Ao colocar figueiras nas hortas urbanas, celebramos a intersecção entre a natureza e a vida urbana, lembrando aos citadinos a riqueza e a beleza do mundo natural, mesmo no coração da cidade.

Capítulo 142: Métodos de Conservação de Figos e Solo: Cultivar para Proteger

A conservação do solo é um dos pilares fundamentais da agricultura sustentável. Solos saudáveis e férteis são essenciais para manter a produtividade agrícola, preservar a biodiversidade e mitigar os efeitos das alterações climáticas. Nesta busca para proteger e restaurar os nossos preciosos recursos do solo, a figueira surge como um aliado inesperado mas poderoso.

Raízes fortes e sistema radicular estendido

O cultivo da figueira traz benefícios únicos para a conservação do solo devido ao seu sistema radicular profundo e extenso. As raízes da figueira ajudam a estabilizar os solos e a prevenir a erosão, especialmente em áreas propensas a chuvas fortes ou ventos fortes. Estas raízes profundas também desempenham um papel crucial na prevenção do esgotamento do solo, uma vez que extraem nutrientes das profundezas e os trazem para a superfície.

Proteção contra a erosão

As figueiras, plantadas em fileiras ou sebes, podem servir como barreiras naturais contra a erosão. Suas folhas grandes e densas criam uma cobertura do solo que retarda o escoamento da água e reduz o risco de erosão do solo. Ao proteger o solo contra a erosão, as figueiras ajudam a manter a estrutura do solo e a preservar a sua fertilidade.

Melhoria da Matéria Orgânica do Solo

As folhas que caem das figueiras, ricas em nutrientes, se decompõem e formam uma camada de matéria orgânica no solo. Esta matéria orgânica ajuda a melhorar a estrutura do solo, aumenta a sua capacidade de retenção de água e promove a atividade microbiana benéfica. Ao nutrir naturalmente o solo, as figueiras apoiam a saúde geral do ecossistema agrícola.

Associação Benéfica com Outras Culturas

A prática do cultivo consorciado de figueiras com outras culturas também pode contribuir para a conservação do solo. As figueiras, por serem árvores perenes, podem criar microclimas mais estáveis, reduzindo a evaporação da água do solo. Eles também podem desempenhar um papel como quebra-vento, protegendo as plantações sensível a ventos fortes e reduzindo a perda de umidade do solo.

A figueira, com a sua natureza robusta e poderoso sistema radicular, revela-se um ator fundamental na preservação do solo. Numa época em que os solos férteis estão ameaçados pela urbanização, pela agricultura intensiva e pelas alterações climáticas, a integração das figueiras nos sistemas agrícolas pode oferecer soluções valiosas para a conservação do solo. As figueiras ilustram assim como a simbiose entre as plantas e a terra pode criar um futuro mais sustentável e resiliente para a nossa agricultura e o nosso ambiente.

Capítulo 143: Cuidados Sazonais para uma Figueira Saudável: Nutrir, Proteger e Cultivar

O cultivo e a manutenção de uma figueira saudável requerem atenção constante ao longo do ano, adaptada às mudanças sazonais. Da poda de primavera à proteção no inverno, cada estação traz suas próprias exigências para manter a saúde e a vitalidade desta árvore frutífera excepcional.

Primavera: a hora do crescimento

A primavera marca o início de uma nova estação de crescimento da figueira. Agora é a hora de podar galhos mortos, doentes ou danificados para estimular um crescimento vigoroso. Podar também os galhos cruzados para permitir melhor circulação de ar e luz. Nesse período, a aplicação de fertilizante balanceado promove o desenvolvimento de novos botões e a formação de frutos.

Verão: Florescimento e Colheita

No verão, a figueira entra na fase de floração e frutificação. Nesse período, é importante manter regas regulares para evitar que o solo resseque muito, o que pode levar à queda prematura dos frutos. Adicionar uma camada de cobertura morta ao redor da base da figueira ajuda a conservar a umidade e reduzir a competição com ervas daninhas.

Outono: Preparando-se para o Inverno

À À medida que o outono se aproxima, a figueira começa a desacelerar o seu crescimento. Este é o momento de parar de aplicar fertilizantes para evitar um surto de crescimento tardio que pode ser vulnerável à geada. Por outro lado, é importante manter uma rega adequada até que a árvore fique dormente. Os frutos maduros são colhidos gradativamente, com cuidado para não danificar os galhos.

Inverno: Proteção Contra o Frio

O inverno é a época em que a figueira fica dormente. Em áreas com invernos rigorosos, pode ser necessário proteger a árvore do frio envolvendo os galhos com material isolante ou cobrindo-a com uma lona. Também é importante monitorar a umidade do solo e garantir que não fique muito seco.

O cuidado sazonal é essencial para manter a saúde e a produtividade de uma figueira durante todo o ano. Ao compreender as necessidades específicas da árvore em cada estação, os jardineiros podem promover um crescimento ideal, colheitas abundantes e maior resistência a doenças e tensões ambientais. Cuidar de uma figueira de maneira cuidadosa e consistente não apenas recompensa os jardineiros com frutas saborosas, mas também cria uma conexão profunda com o ritmo da natureza e os ciclos da vida vegetal.

Capítulo 144: Cultivo de Figo em Condições de Seca: Um Guia para Agricultura Resiliente

A seca tornou-se um grande desafio para a agricultura em muitas partes do mundo. Confrontados com recursos hídricos cada vez mais limitados e condições climáticas em mudança, os agricultores procuram soluções sustentáveis para cultivar culturas resistentes à seca. Neste contexto, a figueira apresenta-se como uma opção promissora graças à sua capacidade de adaptação a condições de baixa disponibilidade hídrica. Este capítulo explora estratégias e práticas para o cultivo da figueira em condições de seca, destacando o seu potencial para contribuir para a segurança alimentar e a resiliência dos sistemas agrícolas.

Adaptação Natural à Seca

A figueira, nativa das regiões áridas do Mediterrâneo, está naturalmente adaptada às condições de seca. As suas folhas grossas e carnudas permitem-lhe armazenar água, conferindo-lhe a capacidade de resistir a períodos de falta de humidade. Além disso, seu sistema radicular profundo e extenso permite acessar a umidade nas profundezas do solo, fornecendo uma fonte vital de água quando as camadas superficiais estão secas.

Escolha de variedades resistentes

Para cultivar figueiras com sucesso em condições de seca, é essencial escolher variedades adequadas. Algumas variedades são mais adequadas a níveis de umidade mais baixos do que outras. As variedades locais e as variedades indígenas podem ter desenvolvido uma melhor tolerância à seca ao longo do tempo, tornando-as escolhas sábias para o cultivo em regiões áridas.

Gerência de água

A gestão eficaz da água é crucial no cultivo do figo em condições de seca. A irrigação por gotejamento é um método recomendado, pois leva água diretamente às raízes, minimizando o desperdício e evitando a evaporação excessiva. Também é importante cobrir o solo ao redor da figueira para reduzir a evaporação e conservar a umidade.

Preparação e fertilização do solo

Preparar o solo com antecedência é essencial para ajudar as figueiras a sobreviver e prosperar em condições de seca. Enriquecer o solo com matéria orgânica pode melhorar a sua capacidade de reter humidade e fornecer nutrientes essenciais. Fertilizantes de liberação lenta ou compostos bem podres podem alimentar as figueiras regularmente, sem criar um surto de crescimento excessivo.

O cultivo da figueira em condições de seca ilustra a capacidade das plantas de se adaptarem e prosperarem em ambientes adversos. Através de suas adaptações naturais e práticas de manejo

Se for adequado, a figueira pode desempenhar um papel importante na segurança alimentar e na sustentabilidade dos sistemas agrícolas em regiões que enfrentam desafios relacionados com a seca. Ao promover a resiliência das culturas face às alterações climáticas e à diminuição dos recursos hídricos, o cultivo da figueira mostra como a colaboração entre a natureza e a agricultura pode fornecer soluções para um futuro mais sustentável.

Capítulo 145: O figo e o uso de suas folhas como fertilizante natural: uma abordagem

Fertilização Ecológica

No mundo da agricultura sustentável e amiga do ambiente, a utilização de recursos naturais para fertilizar o solo é cada vez mais incentivada. As folhas de figueira, muitas vezes esquecidas, escondem um potencial incrível como fonte de fertilizante natural rico em nutrientes. As folhas de figueira podem ser colhidas, preparadas e utilizadas como fertilizante orgânico para promover a saúde do solo e aumentar a fertilidade das culturas.

O valor nutricional das folhas de figueira

As folhas de figueira, ricas em nutrientes como nitrogênio, fósforo e potássio, são uma ótima forma de nutrir o solo naturalmente. O nitrogênio, em particular, é essencial para o crescimento das plantas e a formação de proteínas. As folhas também contêm minerais como cálcio, magnésio e ferro, que são essenciais para o crescimento saudável das culturas.

Coleta e Preparação de Folhas

Para utilizar as folhas de figueira como fertilizante natural, é importante colhê-las corretamente. Escolha folhas saudáveis, não danificadas por doenças ou pragas. Depois que as folhas caírem no outono, junte-as e deixe-as secar à sombra. Depois de secas, as folhas podem ser trituradas para facilitar sua incorporação ao solo.

Use como fertilizante

As folhas da figueira se decompõem lentamente no solo, liberando gradativamente seus nutrientes ao longo do tempo. Eles podem ser usados de diferentes maneiras:

1. **Compostagem**: Folhas de figueira podem ser adicionadas a uma pilha de composto para aumentar seu conteúdo de nutrientes. Quando o composto se decompõe, pode ser adicionado ao solo para melhorar a sua fertilidade.

2. **Adubo**: Colocar uma camada de folhas desfiadas ao redor das plantas atua como uma cobertura natural, ajudando a reter a umidade, evitando o crescimento de ervas daninhas e nutrindo o solo à medida que as folhas se decompõem.

3. **Infusão**: Mergulhar as folhas de figueira em água durante vários dias cria uma infusão rica em nutrientes. Esta solução pode ser utilizada para regar plantas, proporcionando nutrição imediata.

Benefícios Ecológicos e Económicos

Usar folhas de figueira como fertilizante natural oferece vários benefícios. Reduz a dependência de fertilizantes químicos, contribuindo assim para a saúde do solo e a preservação ambiental. Além disso, utiliza um recurso muitas vezes esquecido, reduzindo custos e minimizando os resíduos agrícolas.

Aproveitar as folhas de figueira como fertilizante natural é uma abordagem amiga do ambiente para enriquecer os solos e promover o crescimento das culturas. Ao adoptar esta prática, os agricultores podem cultivar as suas terras de forma sustentável, criando um ecossistema equilibrado onde os resíduos naturais nutrem o solo e o solo nutre as plantas. O figo, frequentemente celebrado pelos seus deliciosos frutos, pode assim oferecer um valioso contributo para a fertilidade do solo e a prosperidade das culturas.

Capítulo 146: Poda de verão para promover a frutificação: elemento-chave no manejo da figueira

A poda é uma prática essencial no cultivo da figueira, desempenhando um papel crucial na sua saúde, forma e capacidade de produzir frutos abundantes. Embora a poda de inverno seja bem conhecida, a poda de verão é igualmente importante, especialmente quando se trata de promover a frutificação. Este capítulo explora o princípios e benefícios da poda de verão para estimular a produção de figos, mantendo a vitalidade e o vigor das árvores.

Poda de verão: uma função específica

A poda de verão difere da poda de inverno porque visa principalmente controlar o crescimento excessivo e direcionar a energia da árvore para a produção de frutos. No verão, as figueiras tendem a desenvolver brotos longos e vigorosos. Ao podar criteriosamente neste período, pode-se controlar o tamanho da árvore e estimular o desenvolvimento de botões florais que se transformarão em deliciosos figos.

Noções básicas de poda de verão

1. **Fotografar desbaste**: Remova brotos fracos, danificados ou mal colocados. Concentre-se na remoção de galhos que se cruzam ou se esfregam, o que pode criar áreas propensas a doenças.

2. **Incentivo aos botões florais**: Identifique os brotos que estão produzindo botões de flores para a próxima estação de frutificação. Evite podar excessivamente essas áreas, pois isso pode eliminar locais produtores de frutas.

3. **Controle de crescimento**: Reduza o comprimento dos rebentos excessivamente longos para estimular um crescimento mais compacto e concentrado. Isso permitirá que a árvore dedique mais energia à produção de frutos, em vez de ao crescimento excessivo.

Benefícios da poda de verão para frutificação

1. **Aumento na produção de frutas**: Ao remover ramos desnecessários e promover botões florais, a poda de verão cria um ambiente propício à produção abundante de frutos.

2. **Melhoria da Qualidade da Fruta**: Ao concentrar a energia da árvore em menos frutos, a poda de verão pode resultar em melhor tamanho e qualidade alimentar dos figos.

3. **Gerenciando o tamanho da árvore**: A poda de verão mantém a árvore em um tamanho manejável, evitando o crescimento excessivo

descontrolado, o que pode prejudicar a saúde da árvore e a facilidade de colheita.

Técnicas específicas de poda de verão

1. **Dicas de poda**: Corte as pontas dos brotos em crescimento para estimular uma ramificação mais densa e a formação de botões florais.

2. **Redução do comprimento da filmagem** : Podar brotos que são muito longos para estimular o crescimento compactar.

3. **Eliminação de brotos secundários**: Remova os pequenos brotos laterais que se formam perto dos figos em desenvolvimento, pois eles podem desviar a energia do crescimento dos frutos.

A poda de verão para promover a frutificação é uma prática essencial para maximizar a produção e qualidade do figo. Ao compreender os princípios básicos da poda de verão e aplicar técnicas específicas, o jardineiro pode não só desfrutar de colheitas mais abundantes e saborosas, mas também manter a saúde e a forma das suas figueiras. A poda de verão é um método proativo para o cultivo de figueiras equilibradas e produtivas, criando um ambiente ideal para os amantes destas deliciosas frutas.

Capítulo 147: Cultivo da Figueira na Permacultura: Uma Sinergia Harmoniosa com a Natureza

A permacultura, uma abordagem de design agrícola baseada nos princípios dos ecossistemas naturais, oferece uma visão inovadora e sustentável para o cultivo de alimentos.

Promova a Diversidade

Um pilar fundamental da permacultura é a diversidade. As figueiras acrescentam uma dimensão única a esta diversidade graças à sua adaptabilidade a diferentes climas e solos. Ao colocar figueiras sabiamente num ecossistema permacultural, podemos criar microclimas favoráveis ao crescimento de outras plantas e estimular a biodiversidade.

Uso ideal de recursos

A permacultura valoriza o uso otimizado dos recursos disponíveis. As figueiras, com a sua capacidade de crescer em solos variados e a sua resistência à seca, alinham-se perfeitamente com esta filosofia. Suas raízes profundas também podem ajudar a prevenir a erosão do solo.

Ciclo de Recursos e Energia

Na permacultura, a ênfase está na criação de ciclos fechados de recursos e energia. As figueiras, ao produzirem abundância de folhas, frutos e ramos, constituem uma valiosa fonte de matéria orgânica para compostagem e fertilização. As figueiras também podem ser fonte de sombra para outras plantas, ajudando a regular a temperatura do solo e a preservar a umidade.

Promovendo a resiliência

A permacultura visa criar sistemas resilientes capazes de lidar com as alterações e perturbações climáticas. As figueiras, graças à sua capacidade de adaptação a condições variadas, contribuem para a resiliência do ecossistema. Ao promover a diversidade de culturas e incluir figueiras, criamos um ecossistema mais robusto e resiliente.

Cooperação com a vida selvagem

As figueiras são frequentemente polinizadas por insetos e pássaros, o que as torna valiosas para sistemas de permacultura que buscam incentivar a vida selvagem benéfica. As figueiras também podem fornecer alimento para a vida selvagem, contribuindo para a cadeia alimentar local.

O cultivo de figos em permacultura incorpora o espírito de cooperação com a natureza, ao mesmo tempo que cria sistemas sustentáveis e resilientes. Ao integrar as figueiras num ecossistema permacultural, criamos uma simbiose entre o homem e a natureza, onde a diversidade, a sustentabilidade e a regeneração são as palavras-chave. As figueiras não são apenas árvores frutíferas, mas também contribuições valiosas para a criação de um mundo agrícola em harmonia com os ciclos naturais.

Capítulo 148: O Figo e os Benefícios do Cultivo em Recipientes: Saboreando a Generosidade em um Espaço

Restrito

O cultivo em recipientes oferece uma oportunidade fascinante para os amantes do figo desfrutarem das delícias destas frutas doces, mesmo em espaços limitados.

Otimização de espaço limitado

Em ambientes urbanos ou pequenos jardins, o espaço é precioso. Cultivar em recipientes maximiza o uso de espaço limitado, ao mesmo tempo que proporciona um toque de vegetação exuberante. As figueiras cultivadas em recipientes podem ser colocadas em varandas, decks ou mesmo pátios, permitindo que todos participem da alegria de cultivar e colher seus próprios figos.

Mobilidade e Flexibilidade

Os contêineres oferecem a capacidade de mover facilmente as figueiras dependendo das necessidades sazonais, da luz solar ideal e das condições climáticas. Esta mobilidade garante que as árvores recebam a exposição necessária para um crescimento saudável, ao mesmo tempo que permite aos jardineiros criar configurações esteticamente variáveis no seu espaço exterior.

Controle de Qualidade do Solo

O cultivo em recipientes permite um controle preciso da qualidade do solo. Isto é particularmente útil em solos pobres em nutrientes ou em áreas onde o solo não é adequado para o cultivo de figueiras. Ao usar um solo para vasos de alta qualidade e uma mistura de composto, os jardineiros podem fornecer às figueiras todos os nutrientes de que precisam para florescer e frutificar.

Facilidade de manejo de doenças e pragas

O cultivo em recipientes permite maior controle de doenças e pragas. As figueiras em recipientes ficam mais isoladas de pragas e patógenos do solo que poderiam prejudicar sua saúde. Isto pode reduzir o necessidade de utilizar pesticidas e promover uma abordagem mais respeitadora do ambiente.

Estética e Versatilidade

As figueiras containers trazem beleza natural e elegância a qualquer espaço. Suas folhas exuberantes e seu hábito gracioso dão um toque decorativo ao mesmo tempo que proporcionam frutas deliciosas. Além disso, as caixas podem ser escolhidas de acordo com a estética desejada, permitindo a criação de composições harmoniosas.

Cultivar figueiras em recipientes é uma maneira inteligente e gratificante de cultivar essas magníficas árvores frutíferas, mesmo nos menores espaços. Oferece a oportunidade de desfrutar dos benefícios dos figos, da sua doce doçura e da sua beleza encantadora, ao mesmo tempo que é criativo na disposição do espaço exterior. Os benefícios práticos, estéticos e funcionais do cultivo em recipientes fazem da figueira uma opção atraente para quem deseja saborear a generosidade da natureza, independentemente do tamanho do seu jardim.

Capítulo 149: Gerenciando doenças comuns da figueira: preservando uma fonte preciosa de frutas

Cultivar figueiras pode ser uma experiência gratificante, mas também pode trazer desafios, principalmente quando se trata de doenças que podem afetar essas árvores frutíferas. Este capítulo examina as doenças comuns das figueiras, explora as suas causas e oferece estratégias de gestão para preservar estas valiosas fontes de frutos.

Antracnose: um inimigo fúngico

A antracnose é uma das doenças fúngicas mais comuns que afetam as figueiras. Aparece como manchas marrons ou pretas nas folhas, frutos e galhos. Condições úmidas favorecem a propagação da antracnose. Para controlá-lo é fundamental manter uma boa circulação de ar ao redor das árvores, podar galhos infectados e evitar o excesso de umidade.

Fig Rust: sinais a serem observados

A ferrugem do figo é outra doença comum. Causa o aparecimento de pústulas de cor laranja nas folhas, levando à sua descoloração e queda prematura. Para evitar a propagação da ferrugem, é importante remover e destruir as folhas infectadas o mais rápido possível. A aplicação de tratamentos à base de cobre também pode ajudar a conter a doença.

Podridão cinzenta: uma ameaça úmida

A podridão cinzenta, causada pelo fungo Botrytis cinerea, prospera em condições úmidas e pode afetar figos maduros e partes vegetativas da árvore. Para evitá-lo, é recomendável manter uma boa ventilação ao redor das árvores e evitar o excesso de umidade. A remoção das partes infectadas e a colheita regular dos figos também ajudam no manejo da doença.

Cancro bacteriano: um sério desafio

O cancro bacteriano é uma doença bacteriana que causa lesões nos galhos e caules das figueiras. As lesões podem causar a morte dos ramos e reduzir o vigor das árvores. A prevenção envolve poda adequada para evitar a propagação e aplicação de tratamentos à base de cobre.

O manejo de doenças comuns nas figueiras é essencial para preservar essas valiosas árvores frutíferas e continuar a desfrutar de seus deliciosos frutos. Adotando práticas culturais adequadas, monitorando de perto os sinais de doenças e intervindo rapidamente quando necessário, é possível minimizar os efeitos das doenças nas figueiras. Estratégias de prevenção e gestão, combinadas com uma abordagem holística à saúde das árvores, ajudarão a manter a beleza e a produtividade das figueiras nos nossos jardins.

Capítulo 150: Cultivo de Figueiras em Espaços Restritos: Uma Delícia ao Alcance

No mundo moderno, onde o espaço exterior é muitas vezes limitado, o cultivo de figueiras pode parecer um desafio. Contudo, com métodos apropriados e um planejamento cuidadoso, é possível fazer estas majestosas árvores frutíferas mesmo em espaços confinados. Este capítulo explora estratégias e dicas para o cultivo bem-sucedido de figueiras em ambientes compactos.

Escolha de variedades adaptadas

O primeiro passo para cultivar figueiras em espaços apertados é escolher variedades adequadas a essa situação. Opte por variedades anãs ou compactas que prosperarão melhor em recipientes ou pequenos jardins. As figueiras anãs geralmente produzem menos galhos longos, tornando-as mais fáceis de adaptar a espaços limitados.

Escolha bem recipientes e caixas

Recipientes e caixotes são aliados valiosos quando o espaço é limitado. Opte por recipientes adequados ao tamanho adulto esperado da árvore. Certifique-se de que tenham orifícios de drenagem para evitar o excesso de umidade. Os contêineres também oferecem flexibilidade para mover figueiras dependendo das condições de luz e clima.

Tamanho e forma controlados

A poda criteriosa das figueiras é essencial em espaços apertados. Ao podar galhos longos e promover um formato compacto, você incentiva o crescimento vertical e minimiza a desordem horizontal. A poda regular também ajuda a evitar que os ramos se tornem invasivos.

Uso de espaldeiras e treliças

As figueiras podem ser transformadas em espaldeiras ao longo de paredes ou treliças, maximizando o uso do espaço vertical. As espaldeiras não só economizam espaço, mas também dão um toque decorativo ao ambiente. Ao moldá-los de acordo com suas necessidades, você pode criar formas artísticas enquanto otimiza o espaço.

Seleção de localização ideal

Escolha cuidadosamente o local para suas figueiras em espaços apertados. Procure uma área que receba luz solar direta suficiente, pois as figueiras precisam de pelo menos seis horas de luz solar por dia para produzir frutos de qualidade. Se possível, mantenha-os longe de áreas com muita sombra e certifique-se de que não fiquem expostos a ventos fortes.

Gestão de rega e fertilização

As figueiras em espaços apertados podem ser mais sensíveis à qualidade da água e dos nutrientes. Monitore a umidade do solo cuidadosamente e regue adequadamente. Use um fertilizante balanceado para apoiar o crescimento e a frutificação. Os tamanhos dos recipientes podem exigir fertilização mais frequente, portanto ajuste suas práticas de acordo.

O cultivo de figueiras em espaços apertados requer paciência, planejamento e atenção aos detalhes. No entanto, as recompensas são muitas: figos frescos, deliciosos e perfumados ao seu alcance, um toque natural em ambientes urbanos e a satisfação de cultivar uma árvore de fruto excepcional apesar das limitações de espaço. Com as práticas corretas, você pode desfrutar do esplendor da figueira mesmo no espaço limitado de um quintal, pátio ou pequeno jardim, criando um recanto de natureza exuberante onde a alegria de cultivar e colher frutos é plenamente realizada.

capítulo 151: O figo e associações benéficas com outras plantas: uma simbiose natural

Quando se trata de jardinagem, a prática de combinar plantas é uma abordagem estratégica que pode melhorar a saúde das culturas, estimular o crescimento e maximizar a utilização do espaço pelas plantas. Neste contexto, o figo revela-se um valioso aliado, oferecendo benefícios mútuos quando combinado com determinadas plantas. Associações benéficas com outras plantas enriquecem o cultivo da figueira.

Flores companheiras: atraindo polinizadores

A integração de plantas com flores companheiras perto de figueiras pode estimular a polinização cruzada, aumentando assim a produção de frutos. As flores atraem polinizadores como as abelhas, que desempenham um papel essencial na produção de figo. Plantas como lavanda, alecrim e sálvia atraem as abelhas ao mesmo tempo que proporcionam benefícios estéticos e aromáticos.

Plantas de cobertura do solo: preservando a umidade

As plantas de cobertura do solo têm a capacidade de manter a umidade do solo e reduzir a competição com ervas daninhas. Quando combinados com figueiras, ajudam a manter o solo fresco e evitam o crescimento excessivo de ervas daninhas que podem prejudicar o crescimento das árvores. Escolhas como hortelã, erva-cidreira e trevos podem ser sábias.

Legumes Companheiros: Maximizando o Espaço

Combinar vegetais com figueiras pode ser benéfico para maximizar o uso do espaço. Legumes de crescimento rápido, como rabanetes e espinafres, podem ser plantados entre fileiras de figueiras para aproveitar o espaço disponível antes que as figueiras floresçam completamente. Isto permite uma colheita dupla na mesma parcela.

Ervas repelentes: mantendo as pragas afastadas

Algumas ervas têm propriedades repelentes naturais que podem ajudar a manter possíveis pragas longe das figueiras. Por exemplo, a sálvia pode repelir insetos nocivos ao mesmo tempo que adiciona um toque aromático ao jardim. Essa combinação pode reduzir a necessidade do uso de pesticidas e, ao mesmo tempo, manter a saúde das figueiras.

Árvores Companheiras: Criando um Microclima

A combinação de figueiras com outras árvores pode ajudar a criar um microclima favorável. As árvores mais altas proporcionam sombra parcial, o que pode ser benéfico para as figueiras, pois podem evitar o estresse causado pela exposição excessiva ao sol. Esta abordagem é especialmente útil em áreas onde a luz solar intensa pode afetar o crescimento das figueiras.

A associação de plantas é uma forma engenhosa de aproveitar as interações naturais entre espécies de plantas. Ao combinar as características e benefícios de diferentes plantas, pode-se criar um ecossistema equilibrado e produtivo. No caso da figueira, associações benéficas com outras plantas podem melhorar a polinização, a saúde do solo, a proteção contra pragas e a utilização do espaço. Ao aplicar os princípios de associação de plantas, os jardineiros podem não só cultivar figueiras prósperas, mas também criar jardins diversificados e resilientes que beneficiam todo o ambiente.

Capítulo 152: Rotação de Culturas para Figueiras Saudáveis: Uma Estratégia Inteligente

A rotação de culturas é uma prática antiga e comprovada de planejamento e rotação de culturas em um terreno para otimizar a saúde das plantas, prevenir doenças e manter a fertilidade do solo. Embora esta prática esteja frequentemente associada a culturas anuais, também pode ser adaptada para árvores de fruto, como as figueiras.

Diversificação e Prevenção de Doenças

A rotação de culturas para figueiras envolve variar os tipos de plantas cultivadas na mesma parcela. Isso ajuda a prevenir o acúmulo de patógenos específicos do figo no solo. Certas doenças, como a podridão das raízes ou problemas de míldio, podem desenvolver-se se as figueiras forem cultivadas no mesmo local durante muitos anos. A rotação de culturas reduz o risco de infecções recorrentes e mantém a saúde geral das figueiras.

Otimização da Fertilidade do Solo

A rotação de culturas também promove a fertilidade do solo. Cada tipo de planta possui necessidades nutricionais específicas. A alternância de culturas evita o esgotamento dos mesmos nutrientes no solo, o que pode ocorrer se as figueiras forem cultivadas continuamente no mesmo local. Algumas culturas, como as leguminosas, podem até ajudar a enriquecer o solo, fixando o azoto atmosférico e fornecendo-o ao solo, o que beneficia indirectamente as figueiras.

Redução de pragas e doenças

Uma rotação de culturas bem planeada também pode ajudar a reduzir a pressão de pragas e doenças específicas das figueiras. As pragas de insectos e os agentes patogénicos que prosperam num tipo de planta podem ter dificuldades em sobreviver na ausência do seu hospedeiro preferido. Ao introduzir outras culturas entre as figueiras, perturbamos o ciclo de vida destes organismos nocivos e reduzimos a sua presença.

Melhoria da Estrutura do Solo

A rotação de culturas também pode melhorar a estrutura do solo. Plantas com raízes profundas podem penetrar profundamente no solo, melhorando a drenagem e a estrutura geral do solo. Isto pode ser particularmente benéfico para as figueiras, pois o solo bem drenado estimula o seu crescimento e reduz o risco de apodrecimento das raízes.

Planejamento de rotação de culturas para figueiras

A rotação de culturas para figueiras pode ser planeada ao longo de vários anos. É importante selecionar culturas que não sejam suscetíveis às mesmas doenças que as figueiras. Legumes, ervas e culturas de rápido crescimento podem ser ótimas opções. Ao alternar estas culturas com figueiras, incentivamos a diversidade e a saúde do ecossistema.

A rotação de culturas é uma estratégia inteligente para manter a saúde das figueiras e prevenir doenças e pragas. Ao variar as culturas na mesma parcela, promovemos a fertilidade do solo, reduzimos o risco de doenças específicas da figueira e melhoramos a estrutura do solo. Esta prática centenária é uma ferramenta poderosa para os jardineiros preocupados com a saúde das suas figueiras e pode contribuir para uma colheita abundante e para o crescimento vigoroso das árvores frutíferas.

Capítulo 153: Cultivo de Figo em Clima Úmido: Desafios e Soluções

O cultivo de figueiras em um clima úmido apresenta benefícios e desafios únicos. Enquanto

As figueiras geralmente prosperam em regiões mediterrânicas com climas secos; é perfeitamente possível cultivá-las com sucesso em climas mais húmidos, tomando medidas específicas para prevenir problemas relacionados com a humidade excessiva.

Desafios do clima úmido

A umidade excessiva pode causar diversos problemas às figueiras. Condições úmidas estimulam o crescimento de fungos, mofo e doenças fúngicas, como podridão e bolor das raízes. Além disso, as figueiras são mais suscetíveis a doenças em climas úmidos porque a umidade estimula a propagação de patógenos. As raízes das figueiras também podem apodrecer devido à saturação do solo, o que pode resultar num desenvolvimento vegetativo limitado e numa frutificação deficiente.

Soluções para o cultivo de figueiras em clima úmido

1. **Seleção de Variedades Adaptadas:**Opte por variedades de figueiras adaptadas a climas úmidos. Algumas variedades são mais resistentes à umidade do que outras. Procure variedades menos suscetíveis a doenças fúngicas e que tenham melhor tolerância à umidade.

2. **Drenagem Melhorada:**Melhore a drenagem do solo usando métodos como elevar o canteiro, adicionar cascalho ou areia ao solo e criar montes elevados. Uma boa drenagem evita o acúmulo de água ao redor das raízes.

3. **Escolha do local:**Escolha um local onde as figueiras tenham boa circulação de ar para reduzir a umidade estagnada. Evite áreas baixas onde a água possa se acumular.

4. **Poda e Aeração:**Podar os galhos da figueira para promover melhor circulação de ar e maior exposição solar. Isso ajudará a reduzir a umidade nas folhas e a prevenir doenças fúngicas.

5. **Rega moderada:**Embora as figueiras adorem água, a rega excessiva pode causar umidade excessiva no solo. Regue moderadamente e evite regar diretamente nas folhas para reduzir o risco de

doenças fúngicas.

6. **Evite fertilização excessiva:**O excesso de fertilizante pode estimular o crescimento excessivo das folhas e aumentar a suscetibilidade a doenças. Use fertilizantes balanceados e siga as recomendações para evitar fertilização excessiva.

7. **Prevenção de doença:**Aplique tratamentos preventivos contra doenças fúngicas, como sprays de cobre ou enxofre. Realize inspeções regulares em busca de sinais de doença e aja rapidamente, se necessário.

Cultivar a figueira em um clima úmido pode ser um desafio, mas com as medidas certas implementadas, é perfeitamente possível conseguir uma colheita bem-sucedida de figos saborosos. A selecção de variedades adequadas, a melhoria da drenagem, a gestão da irrigação e a prevenção de doenças são fundamentais para o sucesso do cultivo de figueiras num ambiente húmido. Combinando estas estratégias, os amantes do figo podem desfrutar do cultivo desta árvore frutífera excepcional, mesmo em climas onde predomina a umidade.

Capítulo 154: Figo e Proteção contra Pragas Comuns: Estratégias para Cultivo

Florescente

O cultivo de figueiras pode ser uma tarefa gratificante, mas, como qualquer cultura frutífera, está sujeito ao ataque de pragas. Esses pequenos insetos vorazes podem causar danos consideráveis às folhas, flores e frutos das figueiras. No entanto, ao compreender as pragas mais comuns e implementar estratégias de proteção adequadas, é possível manter a saúde das suas figueiras e garantir uma colheita abundante.

Pragas comuns que afetam figueiras

1. **Pulgões:**Esses insetos sugadores de seiva podem infestar as folhas e os brotos das figueiras, fazendo com que as folhas enrolem e a árvore perca vigor.

2. **Moscas da fruta:**As fêmeas dessas moscas depositam seus ovos nos frutos em desenvolvimento, causando manchas marrons e apodrecimento dos frutos.

3.**Cochonilhas:** Esses insetos semelhantes a pequenas escamas fixam-se em galhos e folhas, sugando o seiva e enfraquecendo a árvore.4.**Mariposa da maçã:**As larvas desta borboleta enterram-se nos figos, tornando os frutos impróprios para consumo.5.**Ácaros aranha:**Os ácaros podem atacar as folhas das figueiras, fazendo com que as folhas amarelem e murchem.

Estratégias de Proteção

1. **Monitoramento Regular:**Inspecione suas figueiras regularmente em busca de sinais de pragas. A detecção precoce permite uma intervenção rápida.

2. **Cultivo de plantas companheiras:**Algumas plantas repelem naturalmente as pragas. Plantar ervas aromáticas como hortelã, alecrim ou lavanda nas proximidades pode ajudar a deter pragas.

3. **Uso de inseticidas naturais:**Escolha inseticidas à base de produtos naturais, como sabonete inseticida ou óleo de nim, para tratar infestações leves.

4. **Incentivando predadores naturais:**Joaninhas, crisopídeos e vespas parasitóides são predadores naturais de pragas. Criar um ambiente propício à sua presença pode ajudar a manter o equilíbrio ecológico.

5. **Tamanho das peças afetadas:**Se você identificar partes da árvore que estão gravemente afetadas por pragas, considere podá-las e removê-las para evitar a propagação.

6.**Armadilha:** Use armadilhas pegajosas ou armadilhas de feromônios para capturar pragas antes para que não danifiquem as suas figueiras.

7. **Rotação de colheitas:**Se você tem várias figueiras, experimente plantá-las em locais diferentes de um ano para outro para evitar a concentração de pragas.

Proteger as figueiras das pragas é essencial para garantir uma colheita saudável e abundante. Ao combinar monitorização regular, métodos naturais de prevenção e intervenção direcionada em caso de infestação, é possível minimizar os danos causados pelas pragas e manter o vigor das suas figueiras. Seguindo essas estratégias, você poderá saborear as suculentas delícias dos figos e ao mesmo tempo manter a saúde de suas árvores frutíferas.

Capítulo 155: A Importância da Poda para a Produtividade da Figueira: Cultivando Resultados **Bem-sucedido**

A poda, prática muitas vezes considerada uma arte, desempenha um papel vital na saúde e produtividade das figueiras. Estas árvores frutíferas elegantes e nutritivas beneficiam muito de uma gestão cuidadosa do seu crescimento. A poda não é apenas uma técnica de corte, mas uma disciplina que exige um conhecimento profundo das necessidades específicas da figueira e dos seus ciclos de crescimento. À medida que exploramos a importância da poda para a produtividade da figueira, descobrimos como esta prática pode levar a resultados bem-sucedidos.

1. Estimular o crescimento e a frutificação

A poda estratégica estimula o desenvolvimento de novos brotos e galhos, estimulando o crescimento da árvore. A poda de galhos mortos, doentes ou danificados estimula a circulação de ar e luz dentro da copa, permitindo que as figueiras produzam mais energia por meio da fotossíntese. Essa energia é então direcionada para o crescimento de novos ramos e a formação de flores e frutos, melhorando assim a produtividade geral.

2. Controle de tamanho e forma

Uma figueira não podada pode tornar-se volumosa e desorganizada, o que pode dificultar a penetração da luz e a aeração da árvore. A poda regular mantém o tamanho e a forma desejados, facilitando a colheita dos frutos e o manejo geral das árvores. A poda adequada também evita que a árvore fique muito densa, o que reduziria a quantidade e a qualidade dos figos produzidos.

3. Eliminação de Doenças e Pragas

A poda pode ajudar a remover partes da árvore afetadas por doenças ou invadidas por pragas. A remoção dessas peças evita a propagação de problemas e preserva a saúde geral da árvore. Além disso, a abertura da copa por meio de podas facilita a aplicação de tratamentos naturais ou orgânicos no combate a infecções.

4. Incentivo à Ramificação e Ramificação Secundária

A poda adequada estimula a ramificação e a ramificação secundária dos ramos. Isso significa que a árvore desenvolve mais locais potenciais de frutificação, aumentando a capacidade de produção de frutos. A ramificação bem distribuída também garante que os frutos recebam exposição adequada à luz solar, o que pode melhorar seu sabor e amadurecimento.

5. Gerenciamento de recursos de árvores

A poda permite que a árvore gerencie seus recursos com eficiência. As figueiras têm uma capacidade limitada de produzir nutrientes e água. A poda ajuda a árvore a concentrar os seus recursos nas partes mais vitais, como o crescimento de novos rebentos e a produção de frutos, em vez de desperdiçá-los em partes velhas e improdutivas.

A poda meticulosa é uma prática essencial para maximizar a produtividade e a saúde das figueiras. Ao adaptar as técnicas de poda às especificidades de cada figueira, podemos promover um crescimento vigoroso, frutificação abundante e resistência a doenças. Para qualquer jardineiro ou agricultor que deseja colher figos saborosos e abundantes, a poda cuidadosa é a chave para obter resultados frutíferos.

Capítulo 156: Cultivo de figueiras no clima mediterrâneo: uma aliança elegante entre aridez e

Abundância

O clima mediterrânico, caracterizado por verões quentes e secos e invernos amenos e húmidos, oferece uma ambiente ideal para o cultivo de figueiras. Este casamento harmonioso entre as condições climáticas específicas e as necessidades desta árvore frutífera resulta numa cultura próspera e sustentável, marcada pela abundância de saborosos figos. Vamos mergulhar nos detalhes do cultivo da figueira em clima mediterrâneo e descobrir como se concretiza esta elegante aliança entre aridez e abundância.

1. Resistência à seca

As figueiras desenvolveram uma adaptação natural à seca, tornando-as ideais para as regiões mediterrânicas, onde os verões são frequentemente marcados por calor intenso e chuvas limitadas. Suas folhas grossas e carnudas reduzem a perda de água por evaporação, enquanto suas raízes profundas permitem que alcancem as reservas de umidade nas profundezas do solo. Esta resistência à seca é um trunfo valioso num clima mediterrânico onde a irrigação pode ser limitada.

2. Adaptação a invernos amenos

Os invernos amenos do clima mediterrâneo proporcionam um ambiente ameno para as figueiras. Estas árvores toleram temperaturas moderadamente frias, o que significa que não necessitam de medidas extremas de proteção durante os meses mais frios. No entanto, invernos muito chuvosos podem ser problemáticos, pois podem causar doenças fúngicas. Uma boa circulação de ar e um solo bem drenado são essenciais para prevenir estes problemas.

3. Requisito de calor para amadurecimento de frutas

Os figos requerem um período de calor suficiente para amadurecer adequadamente. Num clima mediterrâneo, o verão quente proporciona um calor constante e prolongado, que estimula o amadurecimento ideal dos figos. As altas temperaturas ajudam a desenvolver o teor de açúcar das frutas e contribuem para o seu sabor doce e delicioso.

4. Gestão de irrigação

Embora as figueiras sejam tolerantes à seca, a irrigação controlada é essencial para garantir boa produção de frutos. Durante o período de crescimento ativo, é melhor manter o solo úmido, mas não encharcado. A irrigação regular ajuda a garantir que os figos amadureçam uniformemente e evita problemas como a quebra dos frutos.

5. Escolha de variedades

Num clima mediterrânico, uma variedade bem adaptada é essencial. Variedades de figo tolerantes à seca, com necessidades moderadas de calor e características de maturação adequadas são as melhores candidatas. Algumas variedades populares nas regiões mediterrâneas incluem 'Noire de Caromb', 'Violette de Sollies' e 'Blanche du Languedoc'.

O cultivo da figueira num clima mediterrâneo é uma história de colaboração entre a árvore e o meio ambiente. As figueiras integram-se harmoniosamente na paisagem árida, aproveitando o calor do verão e a resistência à seca. A abundância de figos maduros durante os verões mediterrâneos é um lembrete da capacidade da natureza de produzir colheitas deliciosas mesmo nas condições mais quentes. O cultivo da figueira neste clima é uma ode à aliança subtil entre a planta e o seu local de crescimento, criando um quadro nutritivo e artístico que enriquece a região mediterrânica.

Capítulo 157: Fig e Métodos de Controle

Cogumelos: preservando uma colheita valiosa

O figo, fruta suculenta e nutritiva, é uma maravilha da natureza. Porém, sua delicadeza o torna sujeito a ataques de fungos, que podem prejudicar seu crescimento e qualidade. Controlar estes fungos invasores é uma tarefa crucial para garantir uma colheita abundante e saudável.

1. Práticas de Gestão Cultural

A primeira linha de defesa contra fungos é a implementação de práticas adequadas de manejo cultural. Garantir a circulação de ar adequada ao redor das árvores, evitando o plantio muito denso, ajuda a reduzir a umidade, o que estimula o crescimento de fungos. Além disso, a seleção de variedades resistente a doenças fúngicas pode reduzir o risco de infecções.

2. Poda e poda adequada

A poda regular e o corte de galhos mortos ou doentes são essenciais para evitar a propagação de fungos. Ao remover as partes afetadas, você limita as áreas adequadas ao crescimento de fungos. É importante desinfetar as ferramentas de corte entre cada árvore para evitar a propagação de esporos.

3. Uso de fungicidas naturais

Fungicidas naturais, como bicarbonato de sódio e óleo de nim, podem ser usados para prevenir e controlar infecções fúngicas. Estas substâncias atuam alterando o ambiente favorável ao crescimento de fungos, ao mesmo tempo que minimizam os efeitos no ecossistema circundante.

4. Aplicação de Cobre

O cobre é um elemento reconhecido pela sua eficácia no combate aos fungos. Os tratamentos com cobre, aplicados criteriosamente e conforme recomendado, podem ajudar a controlar infecções fúngicas. No entanto, o uso excessivo de cobre pode levar ao acúmulo no solo e ter efeitos negativos no meio ambiente.

5. Rotação de culturas

A rotação de culturas é uma estratégia eficaz para reduzir a presença de esporos de fungos no solo. Evitar o cultivo de figueiras ou outras plantas suscetíveis aos mesmos fungos no mesmo local, ano após ano, pode prevenir a propagação contínua de doenças.

6. Monitoramento Regular

A vigilância é essencial para detectar os primeiros sinais de infecções fúngicas. O monitoramento regular de folhas, frutos e galhos em busca de manchas, descolorações ou outras anormalidades pode permitir uma intervenção rápida caso surja um problema.

O cultivo do figo requer atenção especial para prevenir e controlar infecções fúngicas que podem comprometer a colheita. Combinando práticas de manejo cultural, métodos naturais de controle de fungos e monitoramento regular, é possível preservar esta valiosa cultura. O combate aos fungos no cultivo do figo é uma expressão de respeito por esta planta excepcional e uma garantia para as gerações futuras desfrutarem destas delícias doces e nutritivas.

Capítulo 158: Cuidados de inverno para proteger a figueira do frio: nutrindo a vida no período de **Descansar**

A figueira, símbolo de generosidade e vitalidade, também passa por períodos de descanso invernal onde necessita de cuidados especiais para enfrentar o frio. Proteger esta delicada árvore frutífera do rigoroso inverno é crucial para garantir uma saúde robusta e frutificação abundante na primavera.

1. Proteção raiz

As raízes da figueira são vulneráveis às geadas e às flutuações de temperatura. A aplicação de cobertura morta espessa ao redor da base da árvore ajuda a manter uma temperatura mais estável e evita danos causados por congelamentos e descongelamentos repetidos.

2. Rega reduzida

No inverno, as necessidades de água da figueira são significativamente reduzidas porque o crescimento é retardado. Reduza a rega para evitar o excesso de umidade ao redor das raízes e minimizar o risco de apodrecimento das raízes.

3. Proteção dos botões

Os botões da figueira são sensíveis ao frio intenso. Envolver os botões com materiais isolantes, como palha ou tecidos não tecidos, pode ajudar a prevenir danos causados pelo gelo.

4. Anti-desidratação

O vento e o frio do inverno podem causar perda excessiva de umidade das folhas. Pulverizar uma fina névoa de água nas folhas em tempo seco pode ajudar a reduzir a desidratação.

5. Tamanho leve

No inverno, quando a árvore está dormente, pode-se fazer podas leves para remover galhos mortos, doentes ou danificados. Isso promove a circulação de ar e evita o acúmulo de umidade que favorece o crescimento de fungos.

6. Vela de inverno

O uso de velas de inverno especialmente projetadas ajuda a proteger a árvore e ao mesmo tempo permite a circulação de ar. Estas velas funcionam como uma barreira contra ventos frios e geadas.

7. Preparação antecipada

Começar os preparativos para os cuidados de inverno no outono permite que a árvore se aclimate gradualmente ao frio. Reduza gradualmente a rega e aplique cobertura morta antes que cheguem as temperaturas congelantes.

O cuidado da figueira no inverno é uma parte vital do seu cultivo. Ao tomar medidas para proteger as raízes, botões e folhas, você garante a preservação desta majestosa árvore e de suas colheitas futuras. Esse cuidado atento demonstra nossa ligação com a natureza e nosso compromisso em zelar pela vida mesmo em momentos de aparente descanso. Ao combinar conhecimentos tradicionais e práticas modernas, continuamos a celebrar a beleza e a resiliência da figueira ao longo das estações.

Capítulo 159: Cultivo de Figueira em Solos Argilosos: Transformando Obstáculo em Oportunidade

Cultivar figueiras em solos argilosos pode parecer um desafio assustador, mas com a abordagem e as técnicas corretas, é perfeitamente possível prosperar nestas condições.

1. Compreendendo os solos argilosos

Solos argilosos são caracterizados por sua textura fina e compacta, o que pode resultar em drenagem lenta e alto potencial de compactação. No entanto, estes solos são ricos em nutrientes e têm a capacidade de reter humidade.

2. Melhoria da Estrutura do Solo

Um dos primeiros passos para o cultivo de figueiras em solos argilosos é melhorar a sua estrutura. Isto pode ser conseguido adicionando composto, estrume decomposto e materiais orgânicos para aumentar a porosidade do solo e melhorar a drenagem.

3. Criação de montículos de plantação

Para melhorar a drenagem, é aconselhável criar montículos elevados para plantio. Isso permite que o excesso de água escoe mais facilmente e evita a estagnação ao redor das raízes.

4. Seleção de variedades adequadas

Algumas variedades de figueiras são mais adequadas para solos argilosos devido à sua tolerância à umidade e
à compactação. É importante escolher variedades que possam prosperar nestas condições específicas.

5. Gestão de rega

Embora os solos argilosos retenham umidade, é essencial administrar a rega para evitar o excesso de umidade ao redor das raízes. A rega regular e moderada é melhor para evitar o apodrecimento das raízes.

6. Adição de materiais orgânicos

Ao continuar a adicionar matéria orgânica ao solo todos os anos, você ajuda a melhorar sua estrutura ao longo do tempo. Isto também promove a vida microbiana do solo, que é essencial para a saúde geral da árvore.

7. Eleve os canteiros

Se você estiver plantando em fileiras ou em canteiros, a elevação desses canteiros pode ajudar a reduzir a compactação do solo e melhorar a drenagem.

8. Evite compactação

Evitar caminhar ou trabalhar o solo quando estiver muito úmido pode evitar a compactação excessiva do solo argiloso.

Cultivar figueiras em solos argilosos pode ser uma experiência gratificante quando se consideram as necessidades específicas desta árvore frutífera. Com a adopção de técnicas de melhoramento do solo, gestão da rega e selecção de variedades adequadas, é possível transformar solos considerados difíceis num ambiente propício ao crescimento exuberante e à frutificação abundante das figueiras. Isto é uma prova da capacidade da agricultura para se adaptar aos desafios e aproveitar as oportunidades para cultivar alimentos ricos e nutritivos, mesmo em condições menos favoráveis.

Capítulo 160:

O figo e as práticas de fertilização natural: nutrir a terra para nutrir as árvores

A fertilização é um componente crucial do cultivo de figueiras, pois influencia diretamente o crescimento, a saúde e a frutificação destas deliciosas árvores frutíferas.

1. Compostagem: Ouro Negro para Figueiras

A compostagem é uma prática natural de fertilização que recicla resíduos orgânicos em um fertilizante rico em nutrientes. Restos de cozinha, resíduos de jardim e folhas caídas podem ser transformados em composto de alta qualidade, fornecendo às figueiras uma fonte contínua de nutrientes essenciais.

2. Estrume decomposto: um rico fertilizante natural

O esterco decomposto de animais herbívoros é uma fonte valiosa de nutrientes orgânicos para as figueiras. Pode ser incorporado ao solo para melhorar sua estrutura e enriquecer seu conteúdo de nutrientes.

3. Cobertura orgânica: protege e nutre

A aplicação de cobertura morta orgânica ao redor da base das figueiras oferece muitos benefícios. Além de reduzir a evaporação da umidade, a cobertura morta se decompõe gradualmente para liberar nutrientes no solo.

4. Chá de compostagem: um coquetel nutritivo

O chá composto é um líquido enriquecido com nutrientes feito pela imersão do composto em água. Pode ser pulverizado nas folhas e no solo para fornecer nutrição adicional às figueiras.

5. Uso de plantas companheiras

Certas plantas companheiras podem promover a saúde das figueiras, fixando o nitrogênio do ar no solo e repelindo pragas. Leguminosas como os trevos são bons exemplos.

6. Algas Marinhas e Farinha de Pedra: Enriquecem o Solo Naturalmente

As algas marinhas e a farinha de rocha são fontes ricas em minerais e oligoelementos essenciais para o crescimento das figueiras. Eles podem ser usados como corretivos do solo para aumentar sua fertilidade.

7. Rotação de Culturas: Equilibrando Nutrientes

A rotação de culturas no seu jardim pode ajudar a equilibrar as necessidades nutricionais das figueiras, evitando o esgotamento do solo.

8. Evite overdose

É importante ressaltar que a fertilização excessiva pode causar desequilíbrios nutricionais e danos às figueiras. Uma abordagem ponderada e cuidadosa é essencial para evitar overdoses de fertilizantes.

O cultivo da figueira pode ser pautado por práticas de fertilização natural ecologicamente corretas. Ao adoptar métodos como a compostagem, a utilização de estrume decomposto, coberturas orgânicas e corretivos naturais, pode fornecer às suas figueiras os nutrientes de que necessitam para um crescimento vigoroso e uma frutificação abundante. Ao honrar os ciclos naturais da Terra e promover a biodiversidade, você cria um ambiente propício à saúde a longo prazo das suas figueiras e do seu ecossistema como um todo.

Capítulo 161: Gerenciando Pragas Específicas da Figueira: Protegendo a Colheita Naturalmente

O cultivo de figueiras oferece uma infinidade de doces delícias, mas também pode atrair uma variedade de pragas específicas que ameaçam a saúde e a produtividade dessas árvores frutíferas.

1. Mosca da fruta: um invasor ganancioso

A mosca da fruta é uma das principais pragas da figueira, danificando os frutos ao depositar seus ovos e formar galhas. Para combatê-los, armadilhas de feromônios podem ser usadas para capturar moscas machos e interromper seu ciclo reprodutivo.

2. Fig Pulgão: pequena ameaça, grande impacto

Os pulgões da figueira se alimentam da seiva das folhas, o que pode enfraquecer as árvores. A introdução de insetos predadores como joaninhas e crisopídeos pode ajudar a controlar sua população naturalmente.

3. Lagartas desfolhantes: controle biológico direcionado

Algumas lagartas se alimentam de folhas de figueiras, reduzindo sua capacidade de fotossíntese. A introdução de parasitas naturais, como parasitóides e vespas parasitas, pode ajudar a conter a sua proliferação.

4. Cochonilhas: Prevenção e Controle

As cochonilhas, pequenos insetos sugadores, podem causar danos às figueiras, enfraquecendo seu crescimento. Usar soluções de sabão ou óleo de nim pode ajudar a controlar sua presença.

5. Aranhas Vermelhas: Combate no Jardineiro Prudente

Os ácaros se alimentam da seiva das folhas e deixam pequenas teias. A rega regular das folhas e a introdução de predadores naturais como os ácaros predadores podem reduzir o seu número.

6. Ácaros: Equilibrando o Ecossistema

Os ácaros podem se alimentar das folhas e caules das figueiras. Incentivar a biodiversidade no seu jardim, incluindo habitat para ácaros predadores, pode ajudar a manter a sua população sob controlo.

7. Caracóis e Lesmas: Barreiras Físicas e Biológicas

Caracóis e lesmas podem danificar os frutos e folhas das figueiras. Usar barreiras físicas como copos cheios de cerveja pode atraí-los e mantê-los longe das árvores. Predadores naturais, como patos ou besouros terrestres, também podem ajudar a controlar a sua população.

8. Uso de Plantas Repelentes

Certas plantas podem atuar como repelentes naturais de pragas. Plantar plantas aromáticas como hortelã ou alecrim perto de figueiras pode deter insetos nocivos.

A gestão de pragas específicas da figueira requer uma abordagem equilibrada e amiga do ambiente. Ao promover a biodiversidade, utilizando métodos de controlo biológico, introduzindo predadores naturais e adoptando práticas culturais adequadas, é possível proteger as figueiras de pragas sem recorrer a produtos químicos agressivos. Compreender os ciclos de vida das pragas e a sua interação com o ecossistema é essencial para preservar a saúde das árvores de fruto e garantir colheitas abundantes e saudáveis.

Capítulo 162: Cultivo de Figueira em Clima Subtropical: Adaptação e Recompensas

A figueira, emblema da doçura mediterrânica, também pode prosperar em climas subtropicais, onde as temperaturas são mais elevadas e a humidade ambiente é mais pronunciada.

1. Adaptação aos Climas Subtropicais

As figueiras, nativas das regiões mediterrânicas, podem ser adaptadas com sucesso aos climas subtropicais seguindo alguns princípios fundamentais. A escolha de variedades adaptadas a temperaturas mais elevadas e ao aumento da humidade é essencial para garantir o sucesso do cultivo.

2. Escolha de variedades

Algumas variedades de figueiras são mais adequadas aos climas subtropicais do que outras. Variedades como 'Black Mission', 'Brown Turkey' e 'Brown Turkey'. e 'Kadota' são conhecidos por sua capacidade de tolerar temperaturas mais altas e produzir frutos de qualidade em condições subtropicais.

3. Gerenciamento de umidade

Os climas subtropicais podem ser caracterizados por períodos de alta umidade, o que pode favorecer o desenvolvimento de doenças fúngicas. A circulação de ar, a poda adequada para promover uma boa ventilação e evitar a estagnação da umidade ao redor das árvores são medidas fundamentais para reduzir o risco de doenças.

4. Irrigação Adaptada

Em climas subtropicais, onde as chuvas podem ser irregulares, a irrigação regular e adequada é essencial para garantir o crescimento e desenvolvimento das figueiras. É importante manter um equilíbrio entre a umidade do solo e a evaporação.

5. Proteção contra temperaturas extremas

Embora as figueiras possam tolerar altas temperaturas, ondas de calor prolongadas podem afetar a sua saúde. Fornecer sombra parcial durante os dias mais quentes e usar cobertura morta para manter a temperatura estável do solo pode ajudar a proteger as árvores.

6. Práticas de poda e treinamento

A poda regular das figueiras em climas subtropicais é importante para manter uma estrutura saudável e promover uma boa circulação de ar. Isso ajuda a reduzir o risco de doenças fúngicas e maximizar a produção de frutas.

7. Fertilização Equilibrada

As figueiras em climas subtropicais beneficiam de uma fertilização equilibrada para apoiar o seu crescimento e desenvolvimento. O fornecimento de nutrientes essenciais, como nitrogênio, fósforo e potássio, deve ser ajustado de acordo com as necessidades específicas da variedade e das condições do solo.

8. Recompensas da Cultura em Clima Subtropical

O cultivo de figueiras em climas subtropicais pode oferecer recompensas únicas. As condições quentes promovem um amadurecimento mais rápido dos frutos, criando uma época de colheita mais longa. Os figos cultivados nestes ambientes também podem desenvolver aromas e sabores mais intensos, principalmente quando expostos a variações de temperatura.

O cultivo de figueiras em climas subtropicais pode ser uma experiência gratificante para os amantes de frutas doces e suculentas. Adaptando as práticas de cultivo às condições específicas dessas regiões, é possível superar desafios e colher frutos deliciosos. A selecção de variedades adequadas, a gestão da humidade, a protecção contra temperaturas extremas e a manutenção regular são factores que contribuem para o sucesso do cultivo num clima subtropical.

Capítulo 163: O Figo e as Soluções Ecológicas para Problemas de Pragas: Rumo à Coexistência

Harmonioso

O cultivo de figueiras oferece uma abundância de delícias doces e nutritivas, mas às vezes pode ser prejudicado por pragas. No entanto, em vez de recorrer a produtos químicos agressivos, existem soluções ecológicas e sustentáveis para prevenir e gerir pragas de uma forma amiga do ambiente.

1. Compreendendo os Parasitas

O primeiro passo no desenvolvimento de soluções ecologicamente corretas para problemas de pragas é compreender a biologia e o comportamento de pragas específicas que afetam as figueiras. Este conhecimento ajuda a identificar momentos críticos do seu ciclo de vida onde podem ser tomadas medidas preventivas.

2. Uso de predadores naturais

Uma das abordagens mais ecológicas para controlar pragas é encorajar predadores naturais. Joaninhas, crisopídeos e vespas parasitóides são exemplos de predadores que se alimentam de parasitas como pulgões e lagartas.

3. Rotação de culturas

A rotação de culturas é uma prática eficaz para reduzir o acúmulo de pragas no solo. Ao mudar a localização das figueiras todos os anos, as pragas que têm uma afinidade específica com estas árvores terão mais dificuldade em estabelecer-se de forma sustentável.

4. Uso de plantas companheiras

Certas plantas atuam como repelentes naturais contra pragas específicas. Plantar ervas aromáticas como hortelã, manjericão e sálvia perto de figueiras pode desencorajar pragas e, ao mesmo tempo, adicionar um toque aromático ao jardim.

5. Práticas de poda e higiene

Mantenha a poda adequada das figueiras e remova regularmente as partes danificadas ou infectadas pode impedir a propagação de parasitas. Práticas de higiene, como a recolha de folhas caídas e a sua eliminação, também reduzem potenciais criadouros de pragas.

6. Uso de produtos naturais

Inseticidas naturais feitos de substâncias como nim, sabonete inseticida e bicarbonato de sódio podem ser usados para tratar infestações de pragas. Esses produtos são menos tóxicos ao meio ambiente e aos organismos não-alvo do que os pesticidas químicos.

7. Incentive a diversidade

A criação de um ecossistema diversificado em torno das figueiras pode ajudar a equilibrar a população de pragas. Ao fornecer uma variedade de plantas, habitats e recursos, você pode atrair uma variedade de organismos benéficos que ajudam a controlar naturalmente as populações de pragas.

A coexistência harmoniosa entre figueiras e pragas é possível graças a soluções ecológicas e sustentáveis. Em vez de comprometer a saúde do ambiente e das figueiras com produtos químicos tóxicos, é melhor adoptar abordagens amigas do ecossistema. Ao compreender os ciclos de vida das pragas, utilizar predadores naturais, promover a biodiversidade e aplicar práticas de cultivo saudáveis, os amantes do figo podem proteger as suas colheitas, ajudando ao mesmo tempo a preservar o equilíbrio ecológico.

Capítulo 164: Cultivo de Figueiras em Áreas Expostas ao Vento: Desafios e Soluções

Cultivar a figueira pode ser gratificante, pois proporciona uma abundância de figos deliciosos e doces. No entanto, em algumas regiões, as figueiras enfrentam desafios específicos, especialmente em áreas expostas ao vento.

Efeitos do vento nas figueiras

As áreas expostas ao vento podem causar vários problemas para o desenvolvimento das figueiras. Os efeitos mais comuns incluem:

1. Desidratação:O vento pode aumentar a evaporação da umidade das folhas e do solo, o que pode causar a desidratação rápida das figueiras.

2. Estresse hídrico:A combinação do vento e do aumento da evaporação pode causar estresse hídrico, tornando as figueiras mais vulneráveis a doenças e pragas.

3. Quebra de galho: Fortes rajadas de vento podem quebrar galhos, o que pode danificar a estrutura da árvore e comprometer a colheita futura.

4. Polinização reduzida:O vento pode atrapalhar o processo de polinização, impedindo que as flores da figueira polinizem adequadamente, resultando na redução da produção de frutos.

Soluções para o cultivo de figueiras em áreas ventosas

1. Escolha de variedades resistentes: Opte por variedades de figueiras que sejam naturalmente resistentes aos ventos fortes. Algumas variedades apresentam folhas mais duras e caules mais flexíveis, tornando-as mais adequadas a condições de vento.

2. Proteção contra vento: Plante sebes, cercas ou outras estruturas contra o vento para proteger as figueiras dos ventos fortes. Isto pode ajudar a reduzir a força do vento e criar áreas mais protegidas.

3. Tamanho Prudente: Praticando uma poda adequada, removendo galhos mortos e mantendo uma estrutura forte, você pode reduzir o risco de galhos serem quebrados pelo vento.

4. Irrigação Adaptada: Em áreas com muito vento, a irrigação regular é essencial para compensar o aumento da evaporação. Use sistemas de irrigação por gotejamento ou imersão para manter o solo úmido.

5. Proteção de Flores: Para proteger as flores das perturbações do vento, considere o uso de redes ou tecidos leves para cobri-las durante o período de floração.

6. Ancoragem sólida: Ao plantar figueiras, certifique-se de que elas estejam devidamente ancoradas no solo para resistir a ventos fortes. Uma base forte e uma estrutura radicular bem desenvolvida são essenciais.

O cultivo de figueiras em áreas com muito vento pode parecer difícil, mas com as práticas e soluções certas pode ser bem-sucedido. Ao escolher variedades resistentes, proteger as figueiras dos ventos fortes, manter uma estrutura forte e fornecer irrigação adequada, os jardineiros podem superar os desafios do vento e colher figos deliciosos. A perseverança e a aplicação de técnicas adequadas são a chave para transformar um desafio numa oportunidade de cultivar figueiras saudáveis e produtivas, mesmo em condições de vento.

Capítulo 165: Figos e remédios orgânicos contra insetos nocivos: crescendo de forma saudável

Cultivar figueiras pode ser uma experiência gratificante, mas como acontece com qualquer planta, pode estar sujeita ao ataque de pragas de insetos. Em vez de recorrer a produtos químicos agressivos, muitos jardineiros estão a adoptar métodos de controlo orgânico para preservar a saúde das suas figueiras e do ambiente.

Pragas de insetos comuns para figueiras

Antes de explorar soluções orgânicas, é importante reconhecer algumas das pragas de insetos que podem afetar as figueiras:

1. **Pulgões:**Esses pequenos insetos se alimentam da seiva das figueiras, fazendo com que a planta enfraqueça e as folhas fiquem distorcidas.

2. **Tripes:**Os tripes se alimentam das folhas e frutos das figueiras, causando danos visíveis e potencialmente espalhando vírus.

3. **Cochonilhas:**Essas pragas se fixam nas folhas e caules das figueiras, sugando a seiva e causando enfraquecimento geral.

4. **As lagartas:**Algumas lagartas podem se alimentar das folhas das figueiras, o que pode reduzir a capacidade de fotossíntese e enfraquecer a árvore. Soluções biológicas para combater insetos

Pragas

1. Prevenção:A primeira linha de defesa é manter a saúde geral das figueiras. Um bom chão equilibrado em nutrientes, irrigação adequada e poda adequada podem ajudar a aumentar a resistência das árvores contra pragas.

2. Uso de predadores naturais:A introdução de predadores naturais, como joaninhas, vespas parasitóides e chapins, pode ajudar a controlar as populações de insetos-praga.

3. Repelentes Naturais: Use repelentes naturais como óleo de nim, óleo de semente de toranja ou alho diluído para desencorajar as pragas.

4. Armadilhas: Coloque armadilhas adesivas amarelas ou armadilhas de feromônios para atrair e capturar pragas.

5. Sabonete inseticida: Use um sabonete inseticida orgânico para eliminar suavemente as pragas. Certifique-se de não afetar predadores benéficos.

6. Rotação de colheitas:A rotação de culturas pode ajudar a evitar que pragas de insectos se estabeleçam permanentemente numa determinada área. 7. Spray de água: Use um jato forte de água para remover fisicamente os insetos das folhas e caules.

8. Fertilizantes Naturais: Utilize fertilizantes naturais ricos em nitrogênio para promover o crescimento saudável das figueiras, fortalecendo sua resistência às pragas.

O controle biológico de pragas nas figueiras é uma abordagem ecologicamente correta que promove a saúde a longo prazo das árvores e do ecossistema circundante. Ao utilizar métodos preventivos, predadores naturais, repelentes e soluções biológicas suaves, os jardineiros podem manter a vitalidade das suas figueiras, minimizando os impactos negativos no ambiente. Os remédios orgânicos permitem cultivar figueiras saudáveis e produtivas sem a utilização de produtos químicos nocivos, criando um equilíbrio harmonioso entre a natureza e a agricultura.

Capítulo 166: Protegendo a Figueira de Condições Climáticas Extremas: Estratégias

para preservar a vitalidade

Cultivar a figueira pode ser uma experiência gratificante, mas como qualquer planta, ela está sujeita aos caprichos do clima, principalmente às condições climáticas extremas. As figueiras podem ser vulneráveis a geadas, calor extremo, ventos fortes e outros eventos climáticos.

Preparando-se para o inverno: protegendo-se contra o frio

1. Cobertura morta: Aplicar uma espessa camada de cobertura morta ao redor da base da figueira ajuda a proteger as raízes do frio intenso e das flutuações de temperatura.

2. Enrolar : Envolver figueiras com materiais como estopa ou tecido não tecido durante o inverno pode proteger partes sensíveis da árvore da geada.

3. Proteção de raiz: Usar um material isolante como palha para cobrir as raízes durante o inverno pode evitar o congelamento excessivo. Adaptação ao Calor Intenso: Reduzindo o Estresse Térmico

1. Rega: Durante os períodos de calor intenso, garanta regas regulares e profundas para manter a umidade adequada no solo.

2. Sombreamento: Use panos ou tecidos de sombra para criar sombra parcial, ajudando a proteger as folhas e frutos do sol quente.

3. Adubo: Aplique uma camada de cobertura orgânica ao redor da árvore para preservar a umidade do solo e reduzir a evaporação.

4. Rega noturna: Evite regar nas horas mais quentes do dia. Prefira regar à noite para minimizar a evaporação. Resistência a Ventos Violentos: Fortalecendo Estruturas

1. Tutores: Usar estacas para apoiar árvores jovens pode evitar que caiam ou quebrem com ventos fortes.

2. Tamanho Prudente:A remoção de galhos mortos ou fracos pode evitar que os galhos se quebrem durante ventos fortes.

3. Cerca à prova de vento: Plantar uma cerca viva ou quebra-vento pode reduzir a força do vento ao redor das figueiras.

Prevenindo o mau tempo repentino: sendo proativo

1. Monitoramento meteorológico: Monitore as previsões meteorológicas e tome medidas preventivas com base nas condições futuras.

2. Reação rápida: No caso de condições extremas repentinas, como uma geada inesperada na primavera, responda rapidamente aplicando métodos de proteção.

3. Variedades Resistentes: Opte por variedades de figueiras resistentes às condições climáticas específicas da sua região.

Proteger a figueira das condições climáticas extremas é essencial para manter sua saúde e produtividade. Ao adotar estratégias de preparação para o inverno, de adaptação ao calor intenso, de resistência aos ventos violentos e de prevenção de intempéries repentinas, os jardineiros podem garantir a vitalidade das suas figueiras face aos desafios climáticos. A observação meteorológica regular e a tomada de medidas preventivas proativas são elementos-chave para preservar a resiliência das figueiras e a sua capacidade
à prosperar apesar das mudanças nas condições climáticas. Através destes esforços, as figueiras continuarão a dar frutos deliciosos e a embelezar os nossos espaços exteriores, mesmo nos momentos mais difíceis.

Capítulo 167: Cultivo de Figo em Solos Arenosos: Desafios e Soluções para Colheita

Abundante

O cultivo de figueiras em solos arenosos pode apresentar benefícios e desafios únicos. Embora os solos arenosos proporcionem boa drenagem e alta permeabilidade, eles tendem a secar rapidamente e carecem de nutrientes essenciais.

Os benefícios dos solos arenosos para figueiras

Os solos arenosos apresentam algumas vantagens para o cultivo de figueiras, incluindo:

1. **Drenagem Eficaz:**Os solos arenosos têm uma capacidade de drenagem excepcional, evitando que a água se acumule à volta das raízes e reduzindo assim o risco de apodrecimento.

2. **Calor inicial:**Devido à sua capacidade de aquecer rapidamente, os solos arenosos estimulam o crescimento precoce das figueiras na primavera.

3.**Ventilação melhorada:** A estrutura granular dos solos arenosos facilita a aeração das raízes, o que é benéfico para a saúde da árvore.

Desafios do solo arenoso para figueiras

No entanto, os solos arenosos também apresentam desafios:

1. **Retenção limitada de água:**Os solos arenosos têm baixa capacidade de retenção de água, o que pode causar estresse hídrico nas figueiras, especialmente durante os períodos quentes e secos.

2. **Esgotamento de nutrientes:**Os nutrientes têm menor probabilidade de permanecer em solos arenosos devido à sua alta permeabilidade, o que pode levar à deficiência nutricional das figueiras.

3. **Erosão Potencial:**Devido à sua estrutura leve, os solos arenosos são propensos à erosão, o que pode danificar as raízes e reduzir a estabilidade das árvores.

Estratégias para o cultivo de figueiras em solos arenosos

1. **Melhoria do solo:**Adicionar matéria orgânica como composto ou esterco pode melhorar a retenção de água e a fertilidade do solo arenoso.

2.**Irrigação regular:** Fornecer rega regular e profunda é crucial para evitar o estresse água das figueiras.

3. **Cobertura morta:**Aplicar uma cobertura espessa ao redor da base da figueira pode ajudar a conservar a umidade, reduzir a erosão e fornecer nutrientes ao solo.

4. **Fertilização Equilibrada:**Use fertilizantes balanceados para fornecer nutrientes essenciais às figueiras

que podem faltar em solos arenosos.

5. **Escolha de variedades adequadas:**Optar por variedades de figueiras mais tolerantes a solos arenosos pode aumentar as chances de sucesso.

O cultivo de figueiras em solos arenosos requer atenção especial e cuidados adequados para garantir um crescimento saudável e uma colheita abundante. Ao utilizar a gestão da água, a melhoria do solo e práticas criteriosas de fertilização, os jardineiros podem superar os desafios dos solos arenosos e desfrutar da drenagem e dos benefícios do solo que eles oferecem. Com uma abordagem proativa e um cuidado cuidadoso, é perfeitamente possível cultivar figueiras exuberantes e produtivas em solo arenoso, aproveitando as suas qualidades únicas para uma colheita deliciosa e gratificante.

Capítulo 168: Usando cobertura vegetal natural para promover raízes de figo saudáveis

No cultivo da figueira, o bem-estar das raízes é fundamental para garantir um crescimento vigoroso e uma colheita abundante. O uso de coberturas naturais pode desempenhar um papel crucial na promoção da saúde das raízes, criando um ambiente propício ao seu desenvolvimento e proporcionando uma série de benefícios à árvore.

Os benefícios da cobertura morta natural para raízes de figueira

1. **Conservação de umidade:**Coberturas naturais, como lascas de madeira, folhas caídas ou palha, retêm a umidade do solo criando uma barreira que reduz a evaporação. Isso mantém as raízes da figueira hidratadas, mesmo nos períodos quentes e secos.

2. **Regulação de temperatura:**A cobertura morta atua como uma camada isolante, protegendo as raízes da figueira das flutuações extremas de temperatura. Eles minimizam as variações de calor e frio, proporcionando um ambiente mais estável para o crescimento das raízes.

3.**Prevenção de Erosão:** A cobertura morta ajuda a prevenir a erosão do solo causada pelo clima e pelo vento, mantendo assim as raízes da figueira firmemente ancoradas e protegidas.

4. **Controle de ervas daninhas:**A cobertura morta natural evita o crescimento de ervas daninhas, o que reduz a competição por nutrientes e água e permite que as raízes da figueira prosperem.

5. **Fornecimento de Nutrientes:**Algumas coberturas, como folhas mortas e composto, decompõem-se gradativamente e liberam nutrientes no solo, nutrindo as raízes da figueira.

Práticas de cobertura morta para a saúde da raiz do figo

1. **Escolhendo a cobertura certa:**Opte por coberturas naturais não tratadas quimicamente, como lascas de madeira incolores, palha, folhas caídas ou cascas de nozes. Evite cobertura morta que pode ser prejudicial à figueira.

2. **Espessura adequada:**Aplique uma camada de cobertura morta com cerca de 5 a 10 centímetros de espessura ao redor da base da figueira. Certifique-se de não empilhar a cobertura morta contra o tronco, pois isso pode causar apodrecimento.

3. **Renovação regular:**As coberturas se decompõem com o tempo, por isso é recomendável renová-las anualmente para manter uma cobertura eficaz.

4.**Ventilação:** Evite compactar a cobertura morta, pois a aeração adequada é essencial para permitir raízes para respirar.

5. **Distância do tronco:**Deixe um espaço de cerca de 10 centímetros ao redor do tronco da figueira sem cobertura morta para evitar apodrecimento e circulação de ar inadequada.

O uso de cobertura morta natural pode melhorar significativamente a saúde das raízes da figueira, proporcionando uma série de benefícios, desde a conservação da umidade até a regulação da temperatura e a supressão de ervas daninhas. Ao adotar práticas adequadas de cobertura morta, os jardineiros podem criar um ambiente propício ao crescimento saudável das raízes, promovendo assim o crescimento e a produtividade.

figueira global. A combinação de cobertura morta natural e cuidados adequados ajudará a garantir que as raízes da figueira prosperem, levando a uma colheita abundante e a uma árvore forte e próspera.

Capítulo 169: As vantagens do cultivo de figueiras na agrossilvicultura

A agrossilvicultura, uma abordagem sustentável e integrada à gestão de terras agrícolas, está a crescer em popularidade devido aos seus muitos benefícios ecológicos, económicos e sociais. O cultivo de figueiras em sistemas agroflorestais oferece uma oportunidade única de aproveitar os múltiplos benefícios desta prática para os ecossistemas, os agricultores e as comunidades locais.

Biodiversidade Melhorada

A integração da figueira nos sistemas agroflorestais contribui para a diversificação das culturas e para a criação de habitats propícios a uma variedade de espécies vegetais e animais. As figueiras fornecem nichos ecológicos para a polinização de insetos, pássaros e outros organismos benéficos, promovendo a biodiversidade e a regulação natural de pragas.

Conservação do Solo e da Água

Os sistemas agroflorestais que incluem figueiras ajudam a reduzir a erosão do solo, estabilizando a terra e minimizando o escoamento. O sistema radicular profundo da figueira contribui para a estabilidade do solo, enquanto a cobertura vegetal reduz o impacto das gotas de chuva. Além disso, as figueiras desempenham um papel crucial na conservação da água, regulando o ciclo hídrico do solo.

Fixação de nitrogênio

Certos tipos de figueiras, como os figos estranguladores, são capazes de fixar o nitrogênio atmosférico no solo por meio de uma simbiose com bactérias específicas. Isto enriquece o conteúdo de nutrientes do solo, beneficiando as culturas vizinhas e reduzindo a necessidade de aplicações de fertilizantes químicos.

Produção Sustentável de Alimentos

As figueiras fornecem uma fonte alimentar diversificada e rica em nutrientes para os agricultores e as comunidades locais. Os figos, ricos em fibras, minerais e antioxidantes, oferecem uma opção alimentar saudável e saborosa. Além disso, os sistemas agroflorestais diversificados permitem aos agricultores cultivar múltiplas culturas simultaneamente, fortalecendo assim a segurança alimentar e o rendimento.

Melhor renda e meios de subsistência

O cultivo de figueiras pode proporcionar uma fonte adicional de rendimento aos agricultores. Os figos frescos e secos podem ser vendidos nos mercados locais ou transformados em produtos de valor acrescentado, como compotas, geleias de fruta e cosméticos. Esta diversificação económica fortalece a resiliência das famílias agrícolas face às flutuações do mercado.

Mitigando os efeitos das mudanças climáticas

As figueiras, por serem árvores de rápido crescimento, absorvem dióxido de carbono da atmosfera, ajudando a mitigar os efeitos das mudanças climáticas. A sua presença em sistemas agroflorestais ajuda a regular o microclima, reduzir temperaturas extremas e melhorar a resiliência das culturas.

O cultivo da figueira na agrossilvicultura oferece uma infinidade de benefícios que vão além da simples produção de frutas. Promove a biodiversidade, protege o solo e a água, enriquece o solo com nutrientes, garante a produção alimentar sustentável e contribui para a luta contra as alterações climáticas. Ao integrar cuidadosamente as figueiras nos sistemas agrícolas, os agricultores podem criar ambientes equilibrados e resilientes, promovendo a sustentabilidade a longo prazo dos ecossistemas e das comunidades agrícolas.

Capítulo 170: A Luta Integrada Contra os Inimigos da Figueira

A gestão integrada de pragas da figueira, uma abordagem holística e sustentável, visa manter a saúde das figueiras, equilibrando métodos de gestão para minimizar os danos causados pelas pragas, doenças e outras pragas. Em vez de depender de soluções químicas agressivas, esta abordagem incentiva a utilização de métodos biológicos, culturais e físicos para preservar as figueiras e promover ecossistemas equilibrados.

Princípios do Manejo Integrado de Pragas

1. **Identificação precisa:**O primeiro passo no manejo integrado de pragas é identificar com precisão as pragas e doenças específicas que afetam as figueiras. Isto permite-lhe escolher os melhores métodos de gestão adaptados a cada situação.

2. **Prevenção:**A prevenção é essencial para evitar a introdução de pragas e doenças. Isto pode incluir medidas como a utilização de plantas saudáveis e resilientes, a rotação de culturas e a manutenção de uma higiene adequada nos pomares.

3. **Favorece inimigos naturais:**Incentivar a presença de organismos benéficos, como predadores naturais, parasitas e insetos polinizadores, pode ajudar a manter o equilíbrio ecológico. Por exemplo, atrair joaninhas para combater pulgões.

4. **Uso de barreiras físicas:**Colocar armadilhas, redes ou outras barreiras físicas pode impedir que as pragas cheguem às figueiras. Isto pode ser particularmente eficaz na prevenção de pragas em movimento ativo.

5. **Métodos Culturais:**A rotação de culturas, a poda correta, a gestão da irrigação e a nutrição equilibrada podem fortalecer a resiliência das figueiras e torná-las menos vulneráveis ao ataque de pragas.

6. **Uso Seletivo de Produtos Químicos:**Se necessário, o uso de pesticidas químicos deverá ser a última opção e deverá ser realizado de forma seletiva para minimizar os impactos negativos no meio ambiente e na saúde humana.

Vantagens do manejo integrado de pragas

1. **Sustentabilidade ambiental:**Ao favorecer métodos biológicos e não químicos, a gestão integrada de pragas respeita a biodiversidade e preserva os ecossistemas naturais.

2. **Saúde humana :**A redução do uso de pesticidas químicos diminui a exposição a produtos tóxicos, protegendo a saúde dos agricultores e consumidores.

3.**Lucratividade:** O manejo integrado de pragas pode reduzir os custos associados à compra de pesticidas, ao mesmo tempo que promove melhor produtividade a longo prazo.

4. **Preservação da Qualidade da Fruta:**Ao minimizar os ataques de pragas e doenças, o manejo integrado de pragas contribui para a produção de frutos de melhor qualidade.

5. **Resistência a longo prazo:**A adoção de métodos sustentáveis fortalece a resiliência das figueiras, evitando assim o desenvolvimento de resistência aos pesticidas.

O manejo integrado de pragas do figo é uma abordagem eficaz e ecologicamente correta para manter a saúde das árvores e, ao mesmo tempo, minimizar o uso de produtos químicos tóxicos. Ao combinar o conhecimento sobre pragas e doenças, práticas culturais criteriosas e métodos orgânicos, esta abordagem promove ecossistemas mais equilibrados, melhor qualidade dos frutos e sistemas agrícolas sustentáveis a longo prazo.

Capítulo 171: Cultivo de figueiras em solos calcários: desafios e soluções

O cultivo de figueiras em solos calcários apresenta um desafio único para agricultores e jardineiros. Solos calcários, ricos em carbonato de cálcio, podem ter impacto na nutrição e no crescimento das figueiras. No entanto, com práticas adequadas, é possível superar estes desafios e cultivar figueiras produtivas e saudáveis nessas condições.

Os desafios dos solos calcários

1.**Necessidades nutricionais:** Solos calcários podem limitar a absorção de certos nutrientes essenciais, como ferro, zinco e cobre, devido à fixação destes elementos pelo cálcio.

2. **Reação do solo:**Os solos calcários tendem a ser alcalinos, o que pode afetar a absorção de nutrientes pelas raízes da figueira, principalmente elementos como ferro, manganês e zinco.

3. **Compactação e Drenagem:**Os solos calcários podem por vezes ficar compactados, o que limita a drenagem e pode levar à estagnação da água, causando problemas de podridão das raízes.

Soluções para o cultivo de figueiras em solos calcários

1. **Escolha de variedades:**Algumas variedades de figueiras são mais tolerantes aos solos calcários do que outras. É importante escolher variedades adaptadas a estas condições para aumentar as chances de sucesso.

2. **Alterações Orgânicas:**A adição de matéria orgânica sob a forma de composto ou estrume melhora a estrutura dos solos calcários, melhora a drenagem e fornece nutrientes adicionais.

3. **Ingestão de nutrientes direcionada:**Dependendo das necessidades nutricionais específicas da figueira, pode ser necessária a aplicação de fertilizantes ricos em micronutrientes como ferro, zinco e manganês. No entanto, isto deve ser feito com moderação para evitar desequilíbrios.

4. **Quelação de nutrientes:**O uso de aditivos quelados pode ajudar a tornar certos nutrientes mais acessíveis às raízes, evitando que sejam absorvidos pelo cálcio.

5. **Gestão de rega:**A drenagem adequada é essencial em solos calcários. Evitar a irrigação excessiva e o acúmulo de água ao redor das raízes evitará problemas de apodrecimento.

6. **Aplicação de Cal:**Em alguns casos pode ser necessária a aplicação de cal para ajustar o pH do solo, embora deva ser feita com cautela e de acordo com as necessidades reais.

Vantagens do cultivo de figueiras em solos calcários

1. **Resistência a doenças:**Os solos calcários podem por vezes ser menos favoráveis ao desenvolvimento de

certas doenças, que podem contribuir para a saúde geral das figueiras.

2. **Resistência à Salinidade:**Em algumas áreas, os solos calcários podem estar associados a elevados níveis de salinidade. As figueiras tendem a tolerar melhor essas condições do que outras culturas.

3.**Sabores melhorados:** As figueiras cultivadas em solos calcários podem produzir frutos com sabores e aromas mais concentrados.

Embora o cultivo de figueiras em solos calcários apresente desafios específicos, estes desafios podem ser superados com práticas de gestão adequadas. Ao escolher as variedades certas, corrigir o solo com matéria orgânica e fornecer nutrientes essenciais de forma direcionada, é possível cultivar figueiras produtivas e saudáveis nestas condições. Com especial atenção à irrigação e à gestão do ambiente radicular, os jardineiros e agricultores podem aproveitar os benefícios do cultivo de figueiras em solos calcários.

Capítulo 172: Métodos de Prevenção de Figos e Doenças: Cultivo Saudável

O figo, com a sua rica história e sabor suculento, é um tesouro para os amantes da fruta. No entanto, para que as figueiras prosperem e produzam frutos abundantes, é essencial protegê-las de doenças que podem enfraquecê-las. A prevenção de doenças da figueira depende de práticas de cultivo cuidadosamente planejadas e estratégias de manejo adequadas.

1. Escolha de variedades resistentes: Optar por variedades de figueiras conhecidas pela sua resistência a doenças é uma primeira linha de defesa. Algumas variedades apresentam naturalmente melhor resistência a certas infecções.

2. Solo Saudável e Drenagem: Solo saudável e bem drenado é crucial para prevenir o acúmulo de umidade que estimula o desenvolvimento de doenças fúngicas. Uma boa estrutura do solo também promove raízes vigorosas e um crescimento saudável.

3. Evite o excesso de umidade: Regar adequadamente a figueira é essencial. Evite regar excessivo, o que pode causar o desenvolvimento de mofo e fungos.

4. Higiene das ferramentas:O uso de ferramentas limpas e desinfetadas durante a poda ou outro trabalho minimiza a propagação de patógenos.

5. Tamanho correto:A poda adequada permite a circulação adequada de ar dentro da árvore, evitando que a umidade fique presa e reduzindo o risco de doenças.

6. Remoção de folhas doentes: Remova as folhas infectadas regularmente para evitar a propagação de doenças.

7. Uso de cobertura morta:A aplicação de cobertura morta orgânica ao redor da base da figueira ajuda a manter o solo limpo e evita que respingos de água contaminada atinjam as folhas.

8. Rotação de colheitas: Se possível, evite plantar figueiras no mesmo local todos os anos. A rotação de culturas evita o acúmulo de patógenos no solo.

9. Tratamento Natural: Algumas soluções naturais à base de ervas ou minerais podem ajudar a prevenir doenças. Por exemplo, um spray de bicarbonato de sódio diluído pode ajudar a prevenir infecções fúngicas.

10. Monitoramento Regular: Inspecione suas figueiras regularmente para identificar rapidamente quaisquer sinais de doença. A intervenção precoce é muitas vezes a chave para prevenir a propagação.

11. Resistência Biológica: Melhorar a saúde geral das figueiras, através da utilização de práticas culturais adequadas, pode aumentar a sua resistência natural às doenças.

12. Fertilização Equilibrada: Fornecer às suas figueiras uma dieta balanceada de nutrientes promove um crescimento saudável e maior resistência a doenças.

13. Proteção contra pragas: Certas pragas podem danificar as figueiras e torná-las mais suscetíveis a doenças. Ao controlar as pragas, você reduz indiretamente o risco de doenças. Em última análise, uma combinação de práticas preventivas é a chave para o cultivo de figueiras saudáveis. A vigilância, conhecer os sinais de alerta de doenças e adotar métodos ecológicos são formas eficazes de preservar a saúde das suas figueiras e colher frutos deliciosos e abundantes.

Capítulo 173: A Importância da Irrigação Adequada para a Figueira: Nutrindo a Prosperidade

A irrigação, ou abastecimento de água, é um componente fundamental do cultivo de qualquer árvore, inclusive a figueira. Esta prática crucial determina a saúde, o crescimento e a produtividade da árvore. A figueira, com a sua história milenar e o seu apelo gustativo, merece especial atenção ao nível da rega.

1. Fornecendo a água necessária: A figueira precisa de uma quantidade adequada de água para crescer adequadamente. A irrigação regular garante o crescimento saudável das raízes e partes aéreas, promovendo assim a produção de frutos.

2. Atendendo às necessidades variáveis: As necessidades de água da figueira variam dependendo de fatores como estação, temperatura, estágio de crescimento e tamanho da árvore. A irrigação deve ser ajustada em conformidade para responder a estas flutuações.

3. Evite o excesso de água: O excesso de água pode causar asfixia das raízes e promover o desenvolvimento de doenças fúngicas. A irrigação excessiva deve ser evitada para manter o equilíbrio ideal.

4. Incentive a frutificação: A irrigação regular durante o período de desenvolvimento dos frutos estimula o crescimento do figo e a produção abundante de frutos de qualidade.

5. Prevenção do estresse hídrico: A falta de água pode estressar a figueira, causando crescimento lento, folhas murchas e redução da produção de frutos.

6. Fortalecer a resistência: A irrigação adequada ajuda a fortalecer a resistência da figueira à doenças e pragas, mantendo sua saúde geral.

7. Economia de água:A irrigação bem planejada e gerenciada permite que a água seja utilizada de forma eficiente, evitando desperdícios e ao mesmo tempo atendendo às necessidades da árvore.

8. Métodos de irrigação: Diferentes métodos de irrigação, como gotejamento, mangueira porosa ou irrigação manual, podem ser usados dependendo das condições locais e das preferências do produtor.

9. Evite respingos:A rega direta nas folhas pode favorecer o desenvolvimento de doenças. É melhor regar o solo diretamente para minimizar respingos.

10. Considere o tipo de solo: Solos argilosos retêm água por mais tempo do que solos arenosos. A frequência e a duração da irrigação devem ser ajustadas dependendo do tipo de solo.

11. Evite irrigação superficial:A rega superficial pode estimular o crescimento das raízes perto da superfície, tornando-as vulneráveis a condições climáticas extremas.

12. Usar tecnologia: Os sistemas de irrigação inteligentes podem ajudar a monitorar e controlar o abastecimento de água com base nas necessidades da árvore.

Em suma, a irrigação adequada é um elemento essencial para garantir a prosperidade da figueira. A atenção cuidadosa às necessidades de água, às variações sazonais e à saúde geral da árvore pode levar a um crescimento vigoroso, frutificação abundante e à preservação da beleza e sabor característicos dos figos. Um cuidadoso equilíbrio entre a ingestão de água e outros cuidados culturais constitui a base para o sucesso no cultivo desta árvore valorizada desde a antiguidade.

Capítulo 174: Cultivo de figueiras em zonas geladas: desafios e recompensas

O cultivo de figueiras em áreas geladas apresenta um desafio emocionante para os jardineiros que desejam cultivar esta árvore frutífera icônica, apesar das condições climáticas menos favoráveis. Se a figueira é frequentemente associada às regiões quentes do Mediterrâneo, é possível cultivá-la com sucesso em áreas propenso à geada, usando técnicas específicas e entendendo as necessidades exclusivas da árvore.

1. Escolha de variedades resistentes:O primeiro passo para o cultivo bem-sucedido de figueiras em zonas geladas é escolher variedades resistentes ao frio. Algumas variedades, como 'Chicago Hardy', 'Brown Turkey' e 'Brown Turkey'. e 'Celeste', são mais adaptadas a climas frios e toleram temperaturas mais baixas no inverno.

2. Preparação para resfriado: Antes da chegada do inverno, é recomendável preparar a figueira regando-a abundantemente e cobrindo o solo ao redor da árvore. Isso ajuda a proteger as raízes do congelamento.

3. Localização estratégica: Plante a figueira em local que receba sol, de preferência contra uma parede ou cerca que possa funcionar como radiador térmico natural e ajudar a reter o calor.

4. Uso de velas de inverno: Cubra a figueira com velas de inverno antes dos períodos de geada para proteger os galhos e botões do frio intenso.

5. Proteção de raiz: Proteja as raízes da figueira aplicando uma camada espessa de cobertura morta ao redor da base da árvore. Isso ajuda a manter uma temperatura do solo mais estável.

6. Tamanho refletido: Podar a figueira antes do inverno pode ajudar a reduzir os danos causados pela geada, removendo as partes fracas e estimulando o crescimento de novos ramos fortes.

7. Enxertando e embrulhando as hastes: Alguns jardineiros optam por enxertar variedades resistentes ao frio em porta-enxertos mais adequados às condições de inverno. Envolver as hastes com material isolante, como palha, também pode ajudar a minimizar os danos.

8. Paciência e Observações:À medida que as temperaturas começam a subir na primavera, fique de olho nos botões e no novo crescimento. Se ocorrerem danos, pode levar algum tempo para a figueira se recuperar. Seja paciente e forneça os cuidados necessários.

9. Recompensas exclusivas: Cultivar figueiras em zonas geladas pode parecer intimidante, mas as recompensas são múltiplas. Colher figos frescos em um clima onde eles não são naturalmente abundante pode trazer grande satisfação. Os figos cultivados em áreas congeladas podem muitas vezes ser mais doces e saborosos devido às variações de temperatura que influenciam a concentração de açúcares na fruta.

10. Conexão com a Natureza: Cultivar a figueira em condições difíceis fortalece a ligação com a natureza e permite ao jardineiro adaptar-se e aprender a trabalhar em harmonia com o seu ambiente.

O cultivo de figueiras em zonas geladas requer atenção especial e preparação cuidadosa, mas pode ser gratificante para jardineiros determinados. Com as técnicas adequadas e uma compreensão das necessidades específicas da figueira em condições frias, os jardineiros podem desfrutar das delícias desta fruta excepcional mesmo em climas mais frios.

Capítulo 175: Práticas de Controle de Figos e Pragas: Equilibrando Proteção e
durabilidade

O cultivo da figueira é muitas vezes um empreendimento excitante e gratificante, mas tem os seus desafios, incluindo a presença de pragas de insectos que podem danificar as folhas, os botões e os frutos. A gestão de pragas de insectos no cultivo do figo é um aspecto crucial para garantir rendimentos saudáveis e abundantes, mantendo ao mesmo tempo a sustentabilidade do ecossistema.

1. Identificação precisa:O primeiro passo para o manejo de insetos-praga na figueira é identificar corretamente as pragas específicas presentes na área. Cada espécie pode exigir diferentes estratégias de controle.

2. Métodos de prevenção:A prevenção é a chave para evitar uma grande infestação. Utilize métodos de prevenção como plantar variedades resistentes a insetos, manter o jardim limpo e higiénico e utilizar redes ou velas para evitar que os insectos pousem nas plantas.

3. Práticas culturais: Manter o vigor das figueiras através de práticas culturais saudáveis, como

A poda regular, a rega adequada e a fertilização adequada podem aumentar a sua resistência natural aos insectos nocivos.

4. Uso de predadores naturais: Incentivar a presença de predadores naturais, como joaninhas e vespas parasitóides, pode ajudar a controlar as populações de pragas.

5. Usando armadilhas:O uso de armadilhas adesivas ou armadilhas de feromônios específicas pode ajudar a capturar certas pragas e reduzir seu número.

6. Inseticidas Orgânicos: Em caso de infestação, privilegie inseticidas biológicos à base de bactérias, fungos ou outros agentes naturais específicos de pragas.

7. Rotação de colheitas: Praticar a rotação de culturas ajuda a perturbar o ciclo de vida das pragas de insectos, reduzindo assim o seu impacto nas figueiras.

8. Evite tratamentos excessivos:O uso excessivo de inseticidas pode ter efeitos prejudiciais ao ecossistema, eliminando predadores naturais e causando resistência nos insetos-alvo. Use tratamentos direcionados e com moderação.

9. Monitore regularmente:O monitoramento regular das figueiras é essencial para detectar rapidamente quaisquer infestações incipientes e tomar medidas antes que as populações de pragas fiquem fora de controle.

10. Educação e Conscientização: Aumentar a conscientização sobre métodos de controle de pragas ecologicamente corretos e incentivar outros jardineiros a adotarem práticas sustentáveis.

É importante compreender que o uso excessivo de produtos químicos pode ter consequências prejudiciais para a saúde humana, para os polinizadores e para o ambiente em geral. Portanto, a implementação de práticas de controlo de pragas amigas do ambiente é essencial para manter o equilíbrio do jardim e preservar a saúde das figueiras, bem como a biodiversidade envolvente. Em última análise, a combinação de métodos preventivos, técnicas biológicas e gestão responsável por insectos nocivos contribuirá para uma cultura de figo próspera e sustentável.

Capítulo 176: Selecionando variedades de figo adequadas para sua área: cultivando com sucesso

O cultivo bem-sucedido de figueiras depende em grande parte da escolha das variedades certas para sua região específica. Cada região tem o seu clima, solo e condições de cultivo únicos, e a seleção das variedades de figueiras adequadas pode garantir rendimentos abundantes e de alta qualidade.

1. Clima :O clima da sua região é um dos fatores mais importantes a considerar na escolha das variedades de figueira. Algumas variedades são mais adequadas a climas quentes e secos, enquanto outras podem suportar invernos mais frios. Certifique-se de escolher variedades que sejam compatíveis com as temperaturas e condições climáticas da sua região.

2. Duração da estação de cultivo: Algumas variedades de figueiras requerem um longo período de crescimento para produzir frutos maduros. Se você mora em uma área com verões curtos, opte por variedades de maturação mais precoce para garantir uma colheita bem-sucedida.

3. Chão :O tipo de solo da sua região influencia o crescimento e desenvolvimento das figueiras. Alguns solos são mais drenantes, enquanto outros retêm mais água. Escolha variedades que se adaptem bem ao solo da sua região.

4. Resistência a doenças: Algumas variedades de figueiras são mais resistentes a doenças comuns, como o míldio ou a ferrugem. A opção por variedades resistentes pode reduzir a necessidade de tratamentos químicos.

5. Tamanho da árvore:O tamanho maduro da árvore também é um fator a considerar. Se você tiver espaço limitado, escolha variedades anãs ou semianãs que melhor se adaptem ao seu jardim.

6. Sabor e Uso: As figueiras produzem frutos com diversos sabores, texturas e cores. Escolha variedades que correspondam às suas preferências gustativas e à forma como pretende utilizá-las, seja para consumo in natura, para cozinhar, em compota ou para secar.

7. Recursos disponíveis: Considere os recursos disponíveis na sua área, tais como abastecimento de água e requisitos de cuidados para as variedades que você está considerando. Algumas variedades podem precisar de mais atenção do que outras.

8. Pesquisa e aconselhamento local: Pesquise variedades que já foram cultivadas com sucesso na sua região. Os conselhos de jardineiros, viveiristas ou especialistas em horticultura locais também podem ser valiosos para ajudá-lo a escolher as variedades mais adequadas.

9. Experimentação: Pode ser uma boa ideia experimentar plantar diversas variedades para determinar quais delas prosperam melhor em sua região. Observe o crescimento, a produção de frutos e a resistência às condições locais.

A escolha de variedades de figueira adequadas à sua região é um passo essencial para garantir o sucesso da sua cultura. Ao considerar cuidadosamente o clima, o solo, a resistência a doenças e os fatores de poda de árvores, você pode criar um jardim de figos próspero e produtivo que prospere harmoniosamente em seu ambiente local.

Capítulo 177: Cultivo de Figo em Solos Ácidos: Desafios e Soluções

O cultivo de figueiras em solos ácidos pode apresentar desafios únicos, mas com um planeamento cuidadoso e cuidados adequados, é possível cultivar estes deliciosos frutos em condições menos favoráveis ao pH.

Desafios:

1. **PH do solo:**As figueiras geralmente preferem solos neutros a ligeiramente alcalinos, com pH entre 6 e 7. Solos ácidos, com pH abaixo de 6, podem dificultar a absorção de nutrientes essenciais pelas raízes das figueiras.

2. **Nutrientes inacessíveis:**Em solos ácidos, alguns nutrientes vitais como o cálcio, o magnésio e o fósforo podem ser quimicamente ligados e tornar-se menos disponíveis para as plantas,

o que pode levar a deficiências nutricionais.

As soluções :

1. **Teste de solo:**Antes de plantar figueiras em solo ácido, é recomendável testar o solo para determinar seu pH exato. Isso ajudará a entender o quão ácido é o solo e quais ajustes podem ser necessários.

2. **Emendas de calcário:**Para aumentar o pH do solo ácido, a adição de corretivos de calcário, como cal agrícola, pode ser eficaz. Isso ajudará a tornar o solo mais neutro ou ligeiramente alcalino, o que é mais adequado para figueiras.

3. **Enriquecimento Nutricional:**Solos ácidos podem carecer de certos nutrientes essenciais. Ao adicionar corretivos orgânicos ricos em nutrientes, como composto, esterco bem podre ou fertilizantes de liberação lenta, você pode melhorar a qualidade do solo e fornecer às figueiras os nutrientes necessários.

4. **Cobertura orgânica:**O uso de cobertura morta orgânica ao redor da base das figueiras pode ajudar a manter a umidade do solo e criar um ambiente propício ao crescimento, promovendo também a decomposição da matéria orgânica que pode ajudar a ajustar gradualmente o pH do solo.

5. **Escolha de variedades:**Algumas variedades de figueiras são mais tolerantes a solos ácidos do que outras. Faça sua pesquisa para escolher variedades que apresentem melhor adaptação às condições ácidas.

6. **Acompanhamento e Ajustes:**Depois de implementar as alterações e práticas recomendadas, monitore regularmente o pH do solo e a saúde da figueira. Se necessário, faça ajustes adicionais para manter um ambiente favorável.

7. **Irrigação regular:**Em solos ácidos, a irrigação regular é importante para manter a umidade constante. Certifique-se de não deixar o solo secar excessivamente, o que pode aumentar os desafios do pH ácido.

O cultivo de figueiras em solos ácidos pode exigir um pouco mais de cuidado e esforço para criar um ambiente propício ao seu crescimento e produção de frutos. Seguindo práticas como testes de solo, correção, enriquecimento de nutrientes e escolha de variedades apropriadas, os jardineiros podem superar os desafios do solo ácido e desfrutar de uma colheita bem-sucedida de deliciosos figos.

Concluindo, "Fig Trees Galore: The Global Encyclopedia" levou-nos numa viagem cativante pelo rico e diversificado mundo das figueiras. Da busca pela variedade perfeita à propagação, do cultivo tradicional aos métodos inovadores, dos rituais espirituais aos usos medicinais, este livro explorou todas as facetas desta árvore incrível que moldou culturas e culturas.

civilizações através dos tempos.

À Através destas páginas descobrimos como as figueiras transcenderam fronteiras geográficas e culturais, deixando a sua marca nas artes, na literatura, na gastronomia, na espiritualidade e muito mais. Da mitologia antiga às práticas modernas de cultivo sustentável, cada capítulo deste livro nos mostrou como as figueiras estão profundamente enraizadas em nossas vidas.

Ao longo desta enciclopédia, exploramos os inúmeros usos das figueiras, desde receitas tradicionais a aplicações medicinais até ao seu papel crucial na biodiversidade e na preservação ambiental. Testemunhamos como as figueiras inspiraram a arte, a espiritualidade, a culinária e a tecnologia ao longo dos tempos, permanecendo ao mesmo tempo um símbolo de sustentabilidade, conexão e crescimento.

"Figueiras em abundância: a enciclopédia global" incorpora a paixão e devoção dos amantes da figueira em todo o mundo. Através destas páginas, não só expandimos o nosso conhecimento sobre estas árvores notáveis, mas também descobrimos o incrível potencial que elas oferecem para o futuro do nosso planeta e das nossas sociedades.

Ao encerrarmos este livro, somos convidados a continuar nossa jornada com as figueiras, a plantá-las e apreciá-las em nossas próprias vidas. Seja pelos seus frutos suculentos, pelo seu rico simbolismo espirituais ou pela sua capacidade de nutrir o nosso planeta, as figueiras continuam a ser um poderoso lembrete da nossa ligação à natureza e do nosso papel como administradores da terra. "Figueiras em abundância: a enciclopédia global" continuará sendo um recurso valioso para quem deseja explorar profundamente a vida, a história e as muitas dimensões das figueiras. Que este livro continue a inspirar e iluminar, tal como as próprias figueiras continuam a enriquecer as nossas vidas com os seus frutos, a sua beleza e a sua presença benéfica.

www.ingramcontent.com/pod-product-compliance
Lightning Source LLC
Chambersburg PA
CBHW070921260726
48661CB00003B/780